U0213470

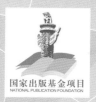

国家出版基金项目
NATIONAL PUBLICATION FOUNDATION

数字骨科学丛书
Digital Orthopaedics Series

主　审　钟世镇　戴尅戎　邱贵兴
总主编　裴国献

数字脊柱外科学
Digital Spine Surgery

主　编　周　跃

山东科学技术出版社

图书在版编目（CIP）数据

数字脊柱外科学 / 周跃主编. —济南：山东科学
技术出版社，2019.2
（数字骨科学丛书）
ISBN 978-7-5331-9725-4

Ⅰ. ①数… Ⅱ. ①周… Ⅲ. ①数字技术—应用—脊
柱病—外科学 Ⅳ. ①R681.5-39

中国版本图书馆CIP数据核字（2019）第016873号

数字脊柱外科学
SHUZI JIZHU WAIKEXUE

责任编辑：王　涛　徐日强
装帧设计：魏　然

主管单位：山东出版传媒股份有限公司
出 版 者：山东科学技术出版社
　　　　　　地址：济南市市中区英雄山路 189 号
　　　　　　邮编：250002　电话：（0531）82098088
　　　　　　网址：www.lkj.com.cn
　　　　　　电子邮件：sdkj@sdpress.com.cn
发 行 者：山东科学技术出版社
　　　　　　地址：济南市市中区英雄山路 189 号
　　　　　　邮编：250002　电话：（0531）82098071
印 刷 者：山东临沂新华印刷物流集团有限责任公司
　　　　　　地址：山东省临沂市高新技术产业开发区
　　　　　　新华路1号
　　　　　　邮编：276017　电话：（0539）2925659

规格：16开（210mm×285mm）
印张：14.5　字数：380 千
版次：2019 年 2 月第 1 版　　2019 年 2 月第 1 次印刷
定价：180.00元

主　审

钟世镇　　南方医科大学

戴尅戎　　上海交通大学医学院附属第九人民医院

邱贵兴　　北京协和医院

总主编

裴国献　　空军军医大学

主　编

周　跃　　陆军军医大学附属新桥医院

副主编

李长青　　陆军军医大学附属新桥医院

张　鹤　　陆军军医大学附属新桥医院

陆　声　　解放军联勤保障部队第九二〇医院

（原成都军区昆明总医院）

编　者（以姓氏笔画为序）

马维虎　　宁波市第六医院

王　杨　　宁波市第六医院

方　博　　南方医科大学深圳医院

刘　寰　　陆军军医大学附属新桥医院

李　杰　　陆军军医大学附属新桥医院

李国庆　　宁波市第六医院

李海音　　陆军军医大学附属新桥医院

杨一帆　　广东省中医院

张　超　　陆军军医大学附属新桥医院

陈博来　　广东省中医院

罗浩天　　解放军联勤保障部队第九二〇医院

（原成都军区昆明总医院）

郑文杰　　陆军军医大学附属新桥医院

桑宏勋　　南方医科大学深圳医院

黄　博　　陆军军医大学附属新桥医院

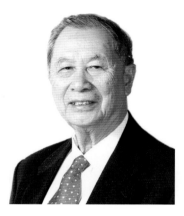

"十年树木，百年树人。" 10年前(2008年)，我曾经为《数字骨科学》的出版写过序文，期望对这部数字医学园地里破土而出的新苗，加以精心呵护、培育成长。该部著作融集了骨科学家、影像学家、生物力学家、计算机学家、机械工程学家等多学科专家们，在裴国献教授率领下，成为第一批敢于尝试"食螃蟹"的群体，探索、创新、开花、结果。

"忽如一夜春风来，千树万树梨花开。" 皇天不负有心人，有志者事竟成。由山东科学技术出版社出版的"数字骨科学丛书"，共有五个分册：《数字骨科学基础》《数字创伤骨科学》《数字脊柱外科学》《数字关节外科学》《数字骨肿瘤外科学》。这部丛书集我国数字骨科学领域学术经验之大成，是一部能够反映我国数字骨科学领域发展现状的专著。

"不忘初心，砥砺前行。" 环顾我国数字骨科学的创立、发展和未来，任重道远，前景辉煌。2011年，由裴国献教授任首任组长的中华医学会医学工程学分会数字骨科学组正式成立，在这个全国性数字骨科学术团体的领引下，诸多骨科医生涌入信息科学技术引发的数字化革命洪流中。

"看似寻常最奇崛，成如容易却艰辛。" 编著这部丛书的学术团队，在骨科学领域中引进了前沿性的数字化理论、理念、设备、技术和方法。他们研究了医学影像学领域不同类型设备的原理和优势，心灵手巧地分析、设计各种操作，把三维重建可视化技术、手术导航技术、3D打印技术、虚拟仿真技术、生物力学有限元分析技术等在临床上的应用发挥得淋漓尽致。"玉经琢磨多成器，百炼功成始自然"，他们既重视"阳春白雪"式创新驱动，深入研究了骨科前沿的内植物材料学和医用机器人，同时关注"下里巴人"式普罗大众，在康复支具和训练上大力着墨，建立造福广大群众的数字化骨库。丛书的出版，也验证了学术团队的艰辛奋斗历程，"若将世路比山路，世路更多千万盘"。

"涓涓细流，归为江海；纤纤白云，终成蓝图"，我诚挚地衷心祝贺丛书的出版，为我国骨科医师提供特点鲜明、内容翔实、实用性强的优秀参考书。在这里，还要感谢山东科学技术出版社的鼎力支持，将丛书成功申报国家出版基金资助项目。"不要人夸颜色好，只留清气满乾坤"，在医学之路上，只有探索、创新，才会有发展、前进。

庆贺"数字骨科学丛书"出版之际，欣为之序。

中国工程院资深院士
南方医科大学教授　钟世镇

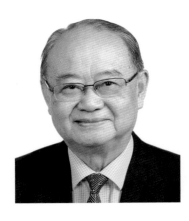

每当我们回顾21世纪以来的医学进步时，我们必然会提及数字技术与医学结合所带来的巨大进步，都会发现互联网、云计算、大数据、导航、机器人、人工智能等均以不可思议的速度进入我们的日常生活和工作。

在这同时，数字技术融入了各种疾病的预防和治疗，在实现精确化、个性化、微创化、远程化等多个方面都发挥了不可替代的作用，促进了医疗质量的提高。

在骨科领域，我们比过去更加迫切地需要医学与工程知识的互补与沟通，医工结合已经成为发展现代骨科技术不可或缺的基础，成为推动现代化医疗和创造新技术的原动力。

在发展数字化医疗服务的过程中，一切原有的医疗秩序被"打乱"了。医生们无论年资高低，在新的数字技术面前，都将重新成为"小学生"。而工程师们，都要从医学一二年级的解剖、生理知识学起。然后，他们将一起从医工结合的"学校"毕业，逐渐成为数字医学技术的拥有者乃至创造者。"数字骨科学丛书"的出版，将为介绍与普及数字骨科学领域医工交叉的新成果、新知识和促进医工之间的沟通、融汇做出贡献。

由裴国献教授担任总主编的"数字骨科学丛书"包括5个分册，各分册自成体系，但又互相衔接，涉及骨科的各亚专科。本套丛书以骨科临床需求为基础，由来自生物力学、机械工程学、信息科学、解剖学、医学基础研究及骨科临床的百余位专家共同撰写完成。内容涵盖了数字骨科学基础知识、基本技术及骨科各专业的数字化手术，汇集了数字技术用于骨科领域的最新进展，是骨科临床技术与数字技术紧密整合的多学科专家集体智慧的结晶。

感谢编撰本丛书的工程学和医学专家们付出的辛勤劳动！

中国工程院院士

上海交通大学医学院附属第九人民医院终身教授

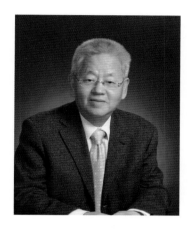

云计算、互联网、物联网、大数据、虚拟仿真、人工智能、5G网络等数字化、智能化新技术已全方位到来，数字化高科技成果极大地改变了传统社会模式与医学实践模式。21世纪以来，数字医学得到了迅猛发展。有限元分析、计算机辅助设计（CAD）、计算机辅助制造（CAM）与计算机辅助骨科手术（CCAS）、图像技术、逆向工程、3D打印、手术导航、虚拟仿真、VR/AR/MR、机器人手术、远程医疗等数字化技术在临床应用的广度、深度的增加，有力促进了医学科学技术朝着以"精准化、个性化、微创化、智能化与远程化"为特征的现代医学方向高速发展，数字化技术是现代医学的一场技术革命。

2006年，裴国献教授率先提出了"数字骨科学"的概念，并牵头分别于2011年11月成立了中华医学会医学工程学分会数字骨科学组，于2016年4月成立了SICOT中国部数字骨科学会（已成立10个省级SICOT数字骨科学分会）及中国研究型医院学会骨科创新与转化专业委员会数字骨科学组等3个数字骨科学术组织，在相关期刊开辟了数字骨科技术专栏，出版了多部数字骨科学专著，组织编写并发表相关数字骨科技术标准专家共识三部，同时受Springer出版集团之约组织编写的*Digital Orthopaedics*一书将于2019年初出版并全球发行。这些举措对推动我国数字骨科技术基础研究、技术研发、临床推广应用均起到了积极的作用，有力推动了我国数字骨科学的迅猛发展。

数字骨科学作为骨科学科一门新的分支，涉及人体解剖学、立体几何学、生物力学、材料学、信息学、电子学及机械工程学等众多领域，是一门多学科、多领域交叉的新兴学科。数字骨科学作为数字医学的重要分支及骨科学的亚专科近几年发展迅速，其临床应用已涵盖了骨科学的所有亚专科，包括创伤骨科、骨肿瘤科、脊柱外科、关节外科、显微修复、小儿骨科、骨病与骨矫形等专科。数字骨科技术的应用，极大地促进了骨科临床的诊治水平，提升了骨科手术设计、手术定位、手术操作的个性化、精准化，提高了骨科严重性创伤、肿瘤、畸形的诊疗效果，推动了骨科学的整体发展。随着信息科学、生命科学、影像学及数字医学等技术的整体发展，以个性、微创、精准及远距为目标的数字骨科学必将得到更快的发展。

由裴国献教授担任总主编的"数字骨科学丛书"，由《数字骨科学基础》《数字创伤骨科学》《数字关节外科学》《数字脊柱外科学》和《数字骨肿瘤外科学》5个分册组成，是本领域首部大型专著，内容覆盖数字骨科基础知识、基本技术与骨科各亚专科的临床应用，是一部叙述详尽、系统，体现国际前沿技术，并从理论到实践可操作性强的临床教科书。也正因为如此，本丛书具有有别于其他骨科专著的鲜明特点。

  我和裴国献教授相知多年，深知他治学严谨，博学多闻。在他担任总主编的新作"数字骨科学丛书"即将出版之际，我愿为此作序，将此书推荐给大家。相信此大型丛书的出版，对临床骨科医生特别是青年骨科医生认识数字骨科、继而走进数字骨科会起到一定的启示与导向作用，同时对推动我国数字技术在骨科的广泛应用与进一步发展会起到一定的推动作用。

中国工程院资深院士

北京协和医院教授

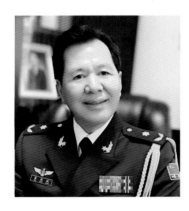

21世纪以来，数字医学的发展促进了数字化技术在骨科领域的快速开展。钟世镇院士继美国、韩国之后在国际上开展了"虚拟中国人"的人体切片建模研究，为"中国数字人""数字解剖学"和中国数字医学的发展奠定了重要基础，拉开了中国数字医学的序幕。可以说，钟世镇院士是中国数字医学的重要奠基人和开拓者。2006年，基于钟世镇院士"数字解剖学"的概念及理论，我们将数字化技术在骨科的应用这一涉及面广、内容宽泛的新兴的重大技术，适时进行了科学定位、理论凝析与学科归属，提出了"数字骨科学"的概念与理论，旨在将数字化这一通用性的最新技术与骨科学有机地融汇在一起进行学科性的设置、系统性的研究、专科性的应用，继而形成这一前沿交叉技术在骨科学科的自身学科理论与临床技术体系，以求快速、高效地促进数字化技术在骨科的应用，更有力助推骨科学更高、更快的整体发展。

数字骨科学是数字化技术与骨科学相结合的一门新兴交叉学科，属于骨科学的新分支，涉及解剖学、立体几何学、生物力学、材料学、信息科学、电子学及机械工程学等领域。数字骨科学范围较广，凡是以数字化手段用于骨科的研究、诊断、治疗、康复及教育的数字医疗技术均属于数字骨科学范围。数字骨科学理论与技术的建立，必将促使骨科未来的诊疗行为数字化、个性化、可视化、虚拟化、精准化与智能化，并进一步达到骨科诊疗行为的规范化与标准化。数字骨科学作为骨科学的重要分支与组成，目前已成为骨科学发展最为迅速、新技术含量最高的亚专科之一，具有巨大的发展应用前景。

在当今科学技术飞速发展的时代，多领域融汇、跨学科交叉是任一领域、任一学科发展的必然途径与趋势，数字骨科学学科的问世是骨科学发展的自然走向与必然趋势。数字化技术可为骨科的研究、教学、临床、康复及教育提供全新的模式与手段，实现了由二维到三维、由平面到立体、由静态到动态的重大技术变革。目前我国已先后建立了三个数字骨科学的学术组织，即中华医学会医学工程学分会数字骨科学组、中国研究型医院学会骨科创新与转化专业委员会数字骨科学组和SICOT中国部数字骨科学会，其中SICOT中国部数字骨科学会已先后成立了10个省级分会。数字骨科学术组织的建立，为数字骨科技术的临床应用与发展提供了一个组织上的保障和学术交流平台，有助于发展、壮大数字骨科技术队伍，以对数字骨科技术实施更高、更快的深入研究、系统开发与广泛的临床转化应用。

2008年我们编撰出版了《数字骨科学》（第一版），10年来数字骨科学有了迅猛的发展，3D打印技术、VR、AR、MR、机器人技术和人工智能等新技术层出不穷，推动了骨科手术诊治的个性化和精准化，引领、促进了骨科学的进一步发展。为了及时介绍数字骨科学的最新理论、知识与技术，更有效地推动数字骨科技术的临床应用，2016年我们编撰出版了《数字骨科学》（第二版），同时应国际著名出版集团Springer之约，我们编撰的 *Digital Orthopaedics*（英文版）于2019年初出版，全球发行。相关数字骨科系列专著的出版发行，有力推动了数字骨科技术的推广与应用。

"数字骨科学丛书"由《数字骨科学基础》《数字创伤骨科学》《数字脊柱外科学》《数字关节外科学》和《数字骨肿瘤外科学》5个分册组成，已被列入国家出版基金资助项目。本书由生物力学、材料学、机械工程学、3D打印、基础研究、解剖学和临床骨科等专家联合编撰。各分册即独立成章，又相互衔接，是一部全面反映我国数字骨科发展现状的系统、新颖、实用的权威性专著，是我国数字骨科的集大成之作，代表了目前该领域的最新技术，可使读者对数字骨科这一前沿技术的理论与临床应用有一全面、系统的了解，具有较强的临床应用与参考价值。

在本丛书付梓之际，感谢为本书付出辛勤劳动的各分册主编、副主编、编者及主编助理雷星博士、穆亚莉秘书，感谢山东科学技术出版社韩琳编辑的悉心指导和全力支持，特别感谢本丛书顾问钟世镇院士、戴尅戎院士和邱贵兴院士在繁忙工作之中为本丛书担任主审并作序，大师指点、运筹帷幄。

掩卷搁笔，由于数字骨科学实为一新生的骨科学分支，发展时间不长，其相关理论有待不断研究，诸多新技术有待进一步探究、拓展，故书中不成熟、不系统乃至不妥及纰漏之处均在所难免，恳请读者不吝雅正，有待新著时增补、完善。谨盼此丛书能成为编者与骨科同仁学术交流的载体，以期为我国数字骨科的发展有所裨益。尽其责，飨读者，则甚慰！！

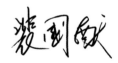

　　《数字脊柱外科学》是"数字骨科学丛书"的分册之一，主要聚焦于数字化技术在脊柱外科临床中的应用与操作技巧。

　　手术的精准与安全一直是外科学发展的目标，而随着数字化技术、微创技术的突破，外科手术转向数字化、微创化、精准化、智能化发展。尽管外科应用方面的新技术层出不穷，但在目前的临床应用中，数字快速成型技术、数字导航技术、数字机器人技术依然是脊柱外科的主流。

　　本书以上述技术的临床应用为主要内容，各章均分为技术和病例两部分。在技术部分，先简要介绍该技术的背景及应用情况，然后介绍该技术临床应用中目前能够明确的证据情况。在病例部分，则主要依据"技术简介—病例说明—手术情况—参考文献及其他信息"的顺序展开。内容上，先介绍脊柱外科中上述的主流数字技术（第二至第四章），然后针对目前研究和应用的重点介绍数字脊柱虚拟现实技术和数字脊柱外科其他相关技术（第五章、第六章）。

　　本书以临床应用为中心，以脊柱外科应用的主流数字技术为重点，全面勾勒了数字脊柱外科的应用现状。当然，因为数字医学发展迅速，限于编者自身能力，难免有所谬误、遗漏，愿读者不吝指正。

　　本书的完成离不开编写团队的辛勤劳动和支持。学术秘书张鹤老师在全书写作的过程中承担了大量的事务性工作。在此一并致以深深的谢意！

周　跃

目录 CONTENTS

第一章　概　述

第一节　数字医学概述

近年来，随着互联网技术、移动互联网技术的普及以及新一轮"人工智能（artificial intelligence，AI）"技术的兴起，数字医学（digital medicine）受到了前所未有的关注。尽管如此，随着计算机技术、信息技术、传感器技术、互联网技术、数据挖掘技术等自身的快速发展及其在医学领域中的融合、发展，如何准确、完整地定义"数字医学"及其中关键的基本概念则变得越来越难。这不仅因为数字技术在广度上与医学多领域结合，包括基础医学、临床医学、法医学、检验医学、预防医学、康复医学、保健医学等领域，同时，也因为该技术在深度上与现代医学深度嵌合，包括分子、细胞、组织器官、系统、人体等层面，再加上数字技术自身的高速发展，因此，如何将数字医学从研究对象、研究目的上进行科学定义，对数字医学的本质进行严谨、科学的剖析，形成一个科学概念，是较为困难的。

这里，为进一步探讨的便利，我们使用《数字医学概论》一书对数字医学的定义：数字医学是研究数字技术、信息技术、计算机技术、通信技术、人工智能、虚拟现实等技术在医学领域的应用规律和发展趋势，探讨计算机科学、信息学、电子学等与医学相互交叉或结合而形成的新理论、新知识、新技术、新方法和新产品，挖掘基于数字化条件下衍生的新模式、新流程和新机制，摸索数字化技术在医学领域的信息采集、处理、传递、存储、利用、共享和实现过程等内容的一门科学。

从技术角度上讲，数字医学应用的核心技术是数字技术、信息技术、计算机技术、通信技术，关键技术是人工智能、微电子技术和虚拟现实技术、先进制造技术和新材料技术。

这些技术在医学领域的研究与应用，产生了以"数字化"为特征的新型诊疗技术，如数字医学检验技术、数字医学诊断技术、数字医疗治疗技术、数字医疗监控技术，设计、制造出了以数字化为基础的医疗设备、设施，如数字医疗检测设备、数字医疗诊断设备、数字医疗治疗设备、数字医疗监控装置等，研发了一系列以医疗、科研、教学和管理为背景的信息系统，如医院信息系统、临床信息系统、医学影像传输与存档系统、远程医疗系统、远程医学教育系统、手术导航系统、手术机器人系统、电子健康档案、智能专家诊疗系统等，应用范围涉及医学领域各个学科和专业，覆盖了区域卫生信息化和公共卫生信息化，形成了以数字化为表现形式的数字化医院、数字化校园、数字化手术室、数字化实验室等（图1-1）。

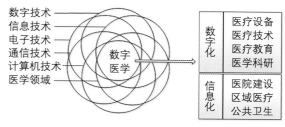

图1-1　数字医学

第二节 数字骨科学概述

由于骨骼的刚体及高密度特性，骨外科一直是数字技术临床应用的前沿领域。尽管如此，1995年，瑞士伯尔尼大学举办的计算机辅助骨科手术（computer aided orthopaedic surgery，CAOS）研讨会，正式将数字骨科学等相关概念推上历史舞台。随后，手术导航技术、机器人技术、虚拟现实技术、3D打印技术，以及增强现实、人工智能等等轮番登场，改变了临床诊断、治疗等多个方面，推动了手术向精准化、微创化、个体化的发展，将骨科手术从之前的"大刀阔斧"逐渐变为现在的"细针密缕"。

数字骨科学涉及广泛，主要包括数字骨科解剖、数字骨科手术、骨科虚拟手术仿真等内容。三维数字骨科解剖能充分展示解剖特征情况，让使用者自由观察、移动和生成解剖结构，更快速地学习、理解解剖结构等信息。

数字骨科手术将诊断、规划、术中影像设备、手术导航系统、机器人系统与手术医生有机结合，通过合理、定量地利用多源数据、手术定位导航技术、手术机器人等技术，进行外科手术的计划、干预和评价，在促进手术微创化发展的同时，保证了手术的安全性和精准性。骨科虚拟仿真技术是将通过各种设备获取的比特数据进行整合，在一个虚拟的空间中重建出各种模型，并仿效真实环境让这些模型相互作用。它是数字骨科学的基础技术，能为数字骨科解剖、生物力学有限元仿真、手术导航、计算机辅助设计/计算机辅助制造（CAD/CAM）、手术模拟仿真训练系统等奠定基础。骨科的虚拟仿真环境能够模拟手术和治疗方案，模拟手术定位与操作，并对模拟的治疗结果进行评判，是一种培养年轻骨科医生的低代价、零风险、可重复、自动知道的三维交互训练工具。

第三节 数字脊柱外科学概述

脊椎具有骨骼的刚体特性，同时，由于脊柱毗邻重要的神经、血管，手术操作的精确性、安全性要求较高，因此，脊柱外科医生很早便与工程人员合作，通过数字技术来辅助手术的开展，以期收到良好的治疗效果。经过多年的发展，数字技术早已渗入脊柱外科教育、科研、医疗的方方面面。在医疗教育方面，基于数字骨科解剖技术、数字模拟仿真技术等构建的解剖、疾病、用药、护理、康复等方面的电脑网站/软件、手机APP、虚拟现实/增强现实软件等等层出不穷，为有志于脊柱外科的同道提供了多种途径理解、熟悉脊柱解剖、手术入路、手术方式，探讨特殊病例，交流临床心得。在科学研究方面，对于基因技术，比如生物序列的片段拼接、序列对比、基因识别、进化树构造、蛋白结构预测等等内容都需要数字技术（数据分析、数学建模、计算机仿真）的辅助才能完成；除此之外，广泛用于脊柱外科的有限元分析技术也需要计算机建模、模拟仿真等技术的支撑。数字技术不仅在公共卫生、区域医疗、医院信息系统等领域信息化更迭中起着至关重要的作用，也在医生日常接触的医疗设备、临床诊断和临床治疗等领域广泛应用。

一、数字技术与医疗设备

随着现代科学技术的发展，医疗设备的数字化已成为不可逆的潮流，极大地提高了医疗技术的数字化、信息化水平。数字化技术，既可以实现一维信息的可视化，也能够实时动态显示三维甚至四维信息，大大提高临床诊断信息在时间和空间上的准确性，为疾病的早期发现、精确治疗和个性化服务提供了技术保障。目前，数字化医疗设备已经成了医院现代化的重要标志之一，也是数字化医院的物质基础。

数字化医疗设备既包括传统医疗设备的数字化迭代，即是将传统的医疗器械技术与数字技术有机结合形成的医疗设备，也包括那些基于数字技术特点和临床需求而全新设计的数字技术设备。代表性的例子是传统X线摄影成像技术的数字化过程中产生的计算机摄影（computed radiography，CR）技术和数字化摄影（digital radiography，DR）技术。CR技术用图像板（image plate，IP）替代胶片，通过读取装置将其中的影像转化为数字信号，通过计算机系统处理产生满足临床需求的数字影像。DR技术通过X线束对平板探测器的扫描直接把X线转化为数字信号。DR在图像质量、X线转换效率、成像速度上都比CR更具优势，同时，CR技术丰富的数字后处理功能也是传统胶片不可比拟的（图1-2）。

（一）数字影像设备

X线-CT、MRI、医学超声影像技术和核医学成像（PET、SPET）被公认为现代四大医学影像技术，是现代医学影像技术中不可替代的中流砥柱。

1.X线断层扫描（computed tomography，CT）

CT是最早实现数字化的医疗设备之一，其与传统X线成像原理有着根本的不同，是采用X线横断面扫描采集数据、通过计算机重建生成数字化影像，整个过程完全基于数字信号处理和重建实现。1971年9月，Godfrey N. Hounsfield发明并投入临床使用的第一台计算机X线断层摄影设备（computed tomography，CT）是数字化医疗设备的开端也是重要里程碑之一，人们将CT的研制成功评价为伦琴发现X线之后放射诊断学最重要的成就。

2. 计算机X线摄影技术（computed radiography，CR）、数字X线摄影技术（digital radiography，DR）和数字减影血管造影技术（digital subtraction angiography，DSA）

数字X线摄影技术广义上是将常规X线摄影和透视装置与电子计算机数字化技术相加之和，即将常规X线透射影像数字化并进行图像处理后，在变成数字图像显示的一种新型X线摄影技术。根据成像原理不同，可分为CR、DR和DSA等。

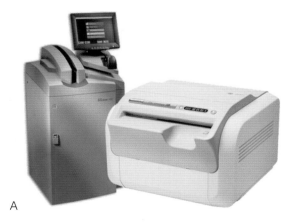

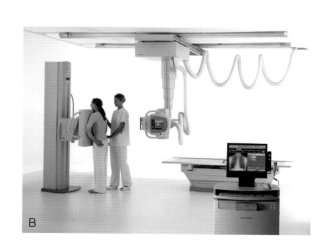

图1-2　CR和DR
A.CR。B.DR

CR系统利用传统的X线摄影设备，使用成像板（IP）代替增感屏——胶片暗盒作为成像介质，通过激光扫描阅读器转换成数字影像的X线数字摄影技术。

DR是直接将X线光子通过"电子暗盒"转换为数字化图像的X线数字化系统。

DSA是数字化技术与常规X线血管造影相结合的一种新的检查方法。DSA是利用计算机处理数字化的影像信息，消除骨骼和软组织影像，从而解决传统X线血管造影中因血管与骨骼及软组织影像重叠导致血管显影不清的问题的新一代血管造影成像技术。

3. 磁共振成像（magnetic resonance imaging，MRI）

MRI是利用原子核质子在磁场内共振所产生信号镜重建成像的一种数字成像技术。1980年，MRI投入了临床使用，随后该设备以提高成像速度和精度为主线，经历了一系列的技术革新和突破，各种新的成像技术不断涌现，在数字成像技术和临床精确诊断上独树一帜。MRI对人体无放射性危害，对人体无生物学不良反应，能对人体任意剖面进行直接成像，无骨密质对图像所造成的伪影，因此，MRI为人体的软组织系统、中枢神经系统的诊断提供了一种安全、可靠的新方法，是继CT之后又一个数字影像诊断领域的重大突破。磁共振诊断正从病理解剖学水平逐步向功能、代谢以及分子生物学水平发展，由于其可同时获得解剖和生理信息的特性，已经成为分子影像学重要的成像技术之一。

4. 超声诊断设备（ultrasound diagnostic equipment，UDE）

医学超声影像技术具有实时、无创、无辐射、使用方便等特点，在临床广泛应用。现代的数字化超声诊断设备由传统超声影像设备数字化迭代而来，其中有两次标志性事件：一是数字扫描变换器（digital scan convertor，USC）的应用，这个事件实现了超声影像的数字化；二是数字声束形成技术的应用，这个事件实现了声束发射和接收的数字化。一般来讲，采用数字声束形成技术的UDE被称为全数字化UDE。

5. 正电子发射计算机断层成像设备

（positron emission computed tomography，PET）、单光子发射计算机断层成像设备（sigle-pohton emission computed tomography，SPECT）

核医学成像以放射性示踪技术为基本原理。放射性示踪技术以放射性核素或其标记化合物作为示踪剂，应用射线探测仪器设备来检测其行踪，以研究示踪物在生物体系中的分布及其变化规律。核医学成像利用某些放射性核素或其标记物在体内代谢分布或转移的特殊规律，利用核素显像仪器探出体内放射性核素发射出的具有一定穿透能力的γ射线，从而能够准确地获得核素及其标志物在脏器、组织的分布和量变规律及其在生物样本中的含量，达到诊断疾病的目的。

PET利用正电子核素标记葡萄糖等人体代谢物作为显影剂，通过病灶对显影剂的摄取来反映其代谢变化，从而为临床提供疾病的生物代谢信息。

SPECT是利用患者体内发射的γ射线成像的数字成像技术。该技术提供放射性药物在人体中分布的三维图像，反映患者对放射性物质的代谢情况。

（二）数字临床实验室设备

随着医学技术的发展，实验室检验设备已成为现代医院中临床诊断的重要辅助手段，检验工作生成的大量数据是诊疗过程和决策的重要依据，并在疾病诊断、疗效评价、预后判断、治疗药物检测、健康状况评价和遗传性疾病的早期诊断等领域发挥着关键作用。

临床实验室设备和信息管理的数字化分为两部分：第一部分是医院临床实验室使用的数字化采集、分析设备，如显微镜图像的数字化分析+计算机辅助诊断；第二部分是实验室信息管理系统，包括对血液、血凝、电解质、电泳、免疫、尿液等分析仪设备、全自动及半自动生化分析仪、全自动酶标仪等等数十种检验仪器进行统一数据格式记录并形成报告，进而实现数字化管理，减轻工作人员劳动强度。

完整的全实验室自动化系统，是全覆盖

临床实验室工作流程的高效、快速流水线，不但继承了生化和免疫自动化分析系统，而且包括了对检验标本的条形码识别、分类、开盖、分注、离心等样品的预处理功能，以及对检验报告的打印、存储和后处理功能，并针对临床应用的灵活性朝着模块化、集成化、整体化发展。

（三）数字生理信号设备

生理信息包含电生理信号如心电、脑电、肌电等，其中包含很多生理、病理信息。以前通过模拟记录、人工分析，大量的有用信息无法利用。在实现数字化技术后，出现很多新的应用与设备，如心律失常计算机辅助分析设备、心率变异计算机辅助分析设备、动态心电图、动态脑电图、脑电功率和双频谱计算机辅助分析设备、脑地形图、数字脑电图机等，极大改善了信息的有效利用问题。

（四）数字内镜

传统的内镜（endoscopy）是模拟光学技术，通过光学透镜或光导纤维实现观察、活体取样等功能，若装上照相机则可以拍摄直视下的影像。随着内镜技术的发展，传统内镜技术与计算机技术、微电子技术深度结合，实现了数字化的迭代，从内镜的电子化进而到数字化，逐步解决了传统内镜在临床应用中受到的限制，提高了图像质量和后处理能力，并解决了图像保存、传输等问题。

内镜的电子化过程，是将光学的物镜和目镜用电子设备所替代。其中，通过内镜前端的CCD成像元件代替了物镜，从而将光学信号直接转换为电子信号；而图像处理系统和显示系统则代替了目镜，将CCD的电子信号传输到主机，完成解码等信号处理，并在显示屏上显示CCD拍摄的影像。

内镜的数字化过程则主要体现在内镜诊疗信息的采集、存储与利用方面。通过图像采集卡实现对CCD彩色图像实时数字化采集，计算机则完成图像数据的采集与传输控制、图像数据的存储等内容，从而实现内镜图像、视频的记录与存储、复制、打印等功能。

（五）数字手术设备

手术的微创化、精准化、智能化已经成为外科手术不可逆的发展方向。而在这一过程中，数字手术设备层出不穷，主要包括术中影像设备、手术导航设备、手术机器人设备、监护设备等。其中，除监护设备外，术中影像设备、手术导航设备、手术机器人设备之间往往是相互关联、相互影响、配合使用的。

1. 术中影像设备

如何将影像设备小型化，放置到手术室中，让术者能获得清晰、可靠、实时的图像，一直是术中影像设备的目标。目前，主要的术中影像设备包括C臂/Iso-C臂/O臂、术中CT、术中MRI等。

C臂、Iso-C臂、O臂是骨科，尤其是脊柱外科常用的基于术中透视影像的术中影像系统，它们与X线-CT系统类似，可以认为是专用于手术室环境的改良版本。C臂系统，与传统的X线摄影一样，接受了数字化的迭代。Iso-C臂就是针对C臂在运动过程中无法定量确定其放射源及接收靶的位置这个问题而设计出来的。换句话说，Iso-C臂的诞生，为后续的手术导航系统的实际应用奠定了基础。O臂是在Iso-C臂之后的一次跨越，不仅提供更稳定的透视影像获取过程，同时也提供了更好的数据处理、显示能力，为与其他数字系统的结合提供了坚实的基础。

2. 手术导航设备

计算机辅助导航系统是立体定向技术和计算机影像学技术相结合的产物。1986年，美国的Roberts医生发明了第一台神经外科手术导航系统，该系统需要一个固定在颅骨或脊柱上的框架来引导手术器械进行定位操作，故称为"框架式"立体定向技术。但该系统操作复杂、烦琐，导致额外的手术时间，同时，患者还需承受额外的痛苦，导致该技术难以在常规神经外科手术中推广。而随着计算机技术和术中影像技术的发展，诞生了"无框架式"手术导航系统，它主要依靠一套光学的双目动态捕获系统实现探针或手术器械的定位，使得原来的复杂、烦琐的操作变得简单，同时，明确、精准的定位引导不仅能提高术者操作的信心，更在复杂、畸形病例的治疗中能发挥意想不到的作用，提高了手术操作的精确性和安全性。

3. 手术机器人设备

20世纪医学的重要贡献之一，便是以腔镜技术为代表的微创外科技术的形成与发展。其中，手术机器人技术便是最具代表性的一种。

脊柱微创外科在腔镜技术的基础上发展出了带有浓重自身特色的一整套理论与技术，越来越受到患者和医生的关注和喜爱。然而，脊柱微创外科为了保证手术的安全性，需要通过术中透视影像确定手术器械与患者解剖结构之间的相互位置关系，而长期、大量的X射线累积则会对人体产生很严重的影响。手术导航技术、机器人技术便是针对这些需求产生的。脊柱的刚体特性及其特殊的解剖结构，并没有与之相连的自然腔隙，传统的依靠自然腔隙的腔镜机器人系统（如Da Vinci手术机器人系统）不能发挥其最大的优势，因此，脊柱外科手术机器人常是针对专科特点设计而成的。另外，脊柱外科手术机器人应用是针对的目标，主要是针刺类操作，比如椎弓根螺钉植入操作，而其基本工作流程主要分"定位、计划、执行"三个阶段。通常，手术机器人的"定位、计划"两步会由手术导航系统完成，而"执行"则由机械臂末端效应器提供的辅助通道辅助完成。

4. 监护设备

患者监护仪器经历了由单参数到多参数、由单机到网络、由单向到双向变化的发展过程，高端的床畔监护仪器信息传输也实现了数字化，也可以通过网络传输与外围设备链接，称为ICU数据中心。

二、数字技术与临床诊断

技术，这种上层建筑，总是依赖于产生它的物质基础的。在数字化医疗设备平台的大力支持下，临床应用数字技术蓬勃发展。在临床诊断领域，主要体现在基于数字化影像设备的诊断技术、基于数字化检验设备的临床实验室诊断技术等方面。

（一）基于数字化影像设备的诊断技术

目前，数字影像可以借助于某种能量与生物体间的相互作用，获取生物体内组织或器官的形态、结构以及某种生理功能的信息，从而为生物组织研究和临床诊断提供影像信息。同时，再通过深度学习算法构建基于医学影像信息的辅助分析和辅助诊断技术系统能够提升诊断价值，并进一步推动了这一领域数字技术的临床应用。

数字化图像技术能够提供各种平面、立体、多维、彩色的组织成像或功能成像，相关成像技术（如X线、超声波、磁共振、红外线、放射性核素、光学成像）各有所长，相互补充，为医生做出确切判断提供了越来越详细、准确的信息。此外，一些成像系统还可以深入细胞、分子水平，将宏观视角转换为微观视角。

（二）基于数字化检验设备的临床实验室诊断技术

在临床实验室方面，传统的各种分析技术都已经不同程度地应用了数字技术，如化学发光技术、荧光测定技术、放射核素标记技术、免疫检测技术、激光/色谱/质谱/荧光分析技术、流式细胞技术和DNA扩增技术。同时，不断有新的数字技术应用于临床，如计算机视觉技术、数值编码技术等。

在临床实验室的信息化管理方面，这种系统广泛应用于临床，能够提高临床实验室的运行质量和工作效率等。

三、数字技术与临床治疗

数字技术实现了将术野情况的肉眼信号向数字信号的转换，从而为外科手术搭建了一个重要平台。基于这个平台，人们开始探索如何发挥数字技术的优势，进一步推动传统外科手术的发展，进而诞生了以手术导航技术、手术机器人技术为代表的计算机辅助手术技术。

（一）计算机辅助手术导航技术

传统微创外科手术是在手术术野下，通过术者观察和手部感觉，纠正手术动作，通过手眼协调完成手术操作。但由于外科微创手术的暴露常不充分，医生的视野受限，多是依靠个人经验在脑中构建手术器械与手术对象的相对关系的，这种方式无法满足现代精准、微创的要求。而手术导航系统能够直观、精确地显示相关结构信息，从而提高手术操作的安全性。通过手术导航系统，医生不仅可以直观地看到传统手术的暴露部位，还能看到肉眼不能看到的部位，如手术部位周围的微小神经、血管等。同时，医生可以通过手术规划的路径来精确引导执行操作，进而降低手术难度，提高手术质量与安全性。

（二）计算机辅助手术机器人技术

与人相比，机器人具有许多优点，比如，可以精确定位器械、操作稳定、不易疲劳，可以远程操作，可以在核、化、生等特殊环境中工作等。同时，与其他科室相比，骨科的研究对象主要是具有刚体结构的骨骼，同时，四肢骨、关节周围毗邻的多是非致死性结构（如心脏），因此机器人手术的尝试早在20世纪80年代便开始，当时的学者致力于将工业机器人应用于骨科手术操作。1992年，ROBODOC（世界第一台手术机器人系统）完成了髋关节置换术；1997年Da Vinci系统正式推出，并在2000年通过了FDA认证。

除此之外，数字技术还与放疗技术、激光治疗技术、物理治疗技术、植入治疗技术等有着深度的融合，实现了相关技术的数字化。由于本书重点并不在此，就不一一赘述了。

参考文献

1. 傅征，梁铭会. 数字医学概论. 北京:人民卫生出版社，2009.
2. 张绍祥，刘军. 数字医学概论. 北京:人民卫生出版社，2017.
3. 埃里克·托普. 颠覆医疗:大数据时代的个人健康革命. 北京:电子工业出版社，2015.
4. 埃里克·托普. 未来医疗:智能时代的个体医疗革命. 杭州:浙江人民出版社，2016.
5. 陈根. 互联网+医疗融合. 北京:机械工业出版社，2015.

第二章 数字脊柱快速成型（3D打印）技术

第一节 快速成型技术概述

随着社会的发展，人的个性化需求逐渐凸显，由福特汽车为代表的大批量、标准化的工业产品正逐渐向着个性化、定制化、小批量的产品转变。快速成型（Rapid prototyping，RP）技术正是在这个背景下产生的。快速成型技术诞生于20世纪80年代后期，是基于材料堆积法的一种新型技术，被认为是近20年来制造领域的一个重大成果，其核心是采用逐层或逐点的增材制造。

1982年，Blanther便主张使用分层的方法制造三维地图模型。1986年，美国Charles W Hull提出使用激光照射光敏树脂表面固化制作三维物体的概念，这个概念与同时期美国的Alan J Hebert、日本的小玉秀男和丸骨洋二等分别提出的快速成型概念的核心类似，即"利用连续层的选区固化产生三维实体"。之后，Charles W Hull申请相关专利，并完成了一个能自动建造零件的系统：SLA-1（Scero Lithography Apparatus -1）。这是快速成型历史上的一个里程碑。随后，Charles W Hull又和朋友建立3D System公司，该公司于1988年研制出了世界第一台SLA 3D打印机—SLA250，并将其商业化。随后，许多关于快速成型的概念和技术在3D System公司中发展成熟。与此同时，其他的成型原理及相应的成型机也相继开发成功。

在快速成型技术应用于医学领域之后，计算机辅助设计（computer-assisted design，CAD）、计算机辅助制造（computer-aided manufracturing，CAM）和快速成型实体打印（rapid prototyping-based solid model，RPSM）技术共同合作，在手术辅助设计、假体植入物

设计与制造、复杂骨折诊断等方面发挥了重要作用。临床上，快速成型相关技术可用于制造与生理结构类似的阳模以及构建与生理结构互补的阴模。阳模的制造一般用于构建个性化植入物、设计并制造缺损形状等；阴模的作用则多用于辅助手术操作，如辅助打孔的导板。

目前，包括美国、日本、英国等多个国家都已在临床上使用RP技术，主要涉及用于辅助诊断和手术规划的骨、血管、肌肉等软组织的模型的阳模重建、用于辅助手术操作的打孔导板的阴模重建、用于手术内植物的个性化模型重建以及用于辅助康复的个体化义肢再造等方面。

国内一般习惯上把快速成型技术称为"3D打印"或者"三维打印"，显得比较生动形象，但是实际上，"3D打印"或者"三维打印"只是快速成型的一个分支，只能代表部分快速成型工艺。快速成型（3D打印）技术一般按照增材制造使用的材料和构造技术不同进行分类，主要包括：采用光敏树脂材料通过激光照射逐层固化的立体光固化成型（stereolithography，SLA）、采用粉状材料通过激光烧结逐层固化的选择性激光烧结成型（selective laster sintering，SLS）、采用纸材等薄层材料逐层黏结和激光切割的叠层实体制造（laminated object manufacturing，LOM）、三维印刷(three-dimensional printing，TDP、3D打印)、焊接成型（welding forming）、数码累计造型（digital-block laying）、熔融材料加热融化积压喷射冷却成型的熔融沉积制造（fused deposition manufacturing，FDM）及直接金属快

速成型(direct metal rapid prototyping，DMRP)等。其中，以SLA技术最成熟，在医学领域应用也最为广泛。与传统制造技术相比，3D打印技术具有快速、低成本、适应性强、高柔性、高集成化等特点。

第二节　3D打印技术在脊柱外科的应用概述

从20世纪80年代后期3D打印技术出现至今，已经被广泛应用于航空航天、汽车制造、医学等领域。近年来，3D打印技术在医疗领域发展尤为迅猛，各类3D打印机陆续进入医疗领域，其中在脊柱外科领域的应用报道最为突出。我国脊柱疾病发病率呈现逐年上升的趋势，多种椎体、椎间盘的疾病以及脊柱外伤都需要手术治疗。由于脊柱独特的解剖结构，脊柱外科在手术操作上要求更高的技术，因为手术中一旦出现失误，就容易损伤患者脊髓，轻者造成瘫痪，重者（如颈髓损伤）可能危及生命；颈椎手术时损伤椎动脉可引起大出血。所以，脊柱外科医生的手术技能训练就显得尤为重要，特别是各种螺钉的植入技术。而随着3D打印技术的出现和发展，使利用3D打印等比实物模型的方法取代传统的术前规划与修复手术模拟方法成为可能。其具有可重复性，在脊柱外科的临床应用中日益深入。

在骨科创病中，脊柱疾病与创伤是常见病症。我国罹患脊柱相关伤病的人数超过亿人，每年新增1千多万人，需要外科手术治疗人数占患者总人数的60%～70%。脊柱椎骨及其附属解剖结构复杂、变异大，特别是上颈椎和脊柱畸形这两类疾病，手术风险高、难度大，一度被部分医生认为是"不可攻克"的。随着学者们对脊柱解剖及生物力学认识的提高，发现椎弓根是椎骨最坚硬的部分，椎弓根螺钉固定可提供更强的生物力学强度，从而提高了脊柱的融合率。同时，椎弓根的特殊解剖结构使其具有控制脊柱运动，并将力传递到前部椎体的功能，因此通过两侧椎弓根进入椎体的螺钉，不但可以获得骨组织的牢固融合，并且可以有效控制整个椎体，具有三维固定和矫形的功

能。因此，经后路椎弓根螺钉内固定技术在脊柱外科被广泛应用于脊柱创伤、畸形、退变性疾病、感染或肿瘤性疾病当中。目前，临床常通过放置椎弓根螺钉和椎间融合来完成脊柱融合与内固定手术操作。但椎弓根四周均毗邻重要的神经、血管，因此该操作需具有极高的精准性。一旦操作失误，将导致如椎动脉、神经根、脊髓神经和内脏等人体重要组织结构的灾难性损伤。因此，相对于其他骨科手术，脊柱手术对手术的精确性、安全性要求更高。

目前，脊柱融合与椎弓根螺钉内固定手术主要依靠术中X线影像增强系统的辅助和手术医生的经验判断完成，而传统的植钉方式误植率较高，有较高的潜在并发症危险。研究证实，徒手技术错位发生率达28%～43%。术中，医生常根据手感和经验判断椎弓根内手术工具接触的是密度较低的松质骨还是密度较高的皮质骨。如果椎弓根探测器（pedicle finder）的前进变得很困难（触及皮质骨）或太容易（突破皮质骨），医生便要根据经验改变方向或者重新开始。这种完全依靠手感的操作方式对医生的经验和技巧有着很高的要求。此外，遇到复杂的病例或脊柱畸形时，术中透视次数会相应增加，手术操作时间也会相应延长。传统的椎弓根螺钉植入过程中，在可能导致严重手术并发症的椎弓根内侧皮质破裂方面，高年资医生与低年资医生操作结果有统计学差异。然而，即使是高年资医生，依然有1/30的概率发生椎弓根内侧皮质破裂。而该结果并不包括术中发现偏离并纠正的情况，因此，很可能低估了椎弓根螺钉的误植率。对于低年资医生来说，椎弓根螺钉的误植率则高达15%～29%。此外，即便是未突破椎弓根的螺钉，达到最佳位置的比率仍不过42%。

而通过计算机辅助导航辅助脊柱椎弓根螺钉植入可以提高手术的安全性及操作的精确性，同其他几种方法的比较性研究也证明了其能提供较以往临床经验无法比拟的准确性和多角度实时的信息。但也有报道在颈椎椎弓根的定位中，计算机导航的方法也无法真正得到绝对的准确性，仍然报道有较高的穿出率。此外，脊柱手术导航设备尚存在一些缺点：①该设备的价格昂贵，目前国内只有少数的大医院拥有，尤其我国为发展中国家，尚难以广泛推广；②导航的使用需要一个学习周期，早期使用时椎弓根注册需要的时间较长，延长了手术时间；③椎体表面注册时需用邻近的椎体作为定位点，患者在手术时的体位变化容易导致误差；④设备体积大无法容纳入医院原有的手术室。

因此，如何准确、安全地植入椎弓根螺钉在脊柱外科手术中至关重要。而通过逆向工程原理（reverse engineering，RE）结合3D打印技术制作个体化导航阴模导板引导椎弓根螺钉的植入操作，可以提高椎弓根螺钉植入的准确性和安全性，降低了螺钉植入失败率。逆向工程是指根据已有的东西和结果，通过分析来推导出具体的实现方法。3D打印技术是一种集成计算机、数控技术、激光技术和新材料等新技术而发展起来的一种基于离散堆积成形思想的新兴的成形技术。该技术的发展为三维实物模型的制作提供了先进的制造方法。

采用3D打印技术制作脊柱实物模型，通过术前观察脊柱模型分析脊柱椎弓根的形态来进行术中椎弓根的定位，这种方法在国内外均有报道。虽然该方法可以在一定程度上了解脊柱椎弓根的解剖形态而辅助椎弓根螺钉的植入，但在临床使用时由于椎弓根螺钉的植入需要植钉点及进钉通道的正确对应，任何角度的偏移均可导致螺钉的植入不准确，因此即使术前准确了解了椎弓根的位置也可能由于人的误差实际无法实现椎弓根螺钉的精确植入。

采用制作3D打印个性化模板进行骨科手术定位，首先应用于髋膝关节，随后有报道应用于脊柱椎弓根的定位。关于3D打印个体化定位模板在脊柱椎弓根定位中的报道不多，但每个方法均不相同。英国的Berry等设计了4种V形的个性化脊柱椎弓根定位模板，通过尸体标本试验证明其中的两种模板能够提供颈椎、胸椎、腰椎椎弓根的准确定位，该方法的优点是不需要过多的软组织剥离。比利时的Goffin等设计了用于C1、C2固定的Margel技术的定位模板。该模板用特殊的钳夹结构固定于棘突及椎板，从而达到模板稳定的目的。通过8具尸体标本试验证明了该方法的准确性，并初步应用于两例C1、C2不稳的患者，每个模板的花费是350美元，制作时间大约在1周。美国的Owen等建立了与颈椎后部结构表面吻合的颈椎椎弓根定位模板，由于接触面增大提高了模板的稳定性，尸体标本试验证明该方法具有很高的准确性。澳大利亚的D'Urso等先制作了脊柱的3D打印模型，在模型上进行椎弓根钉的定位，然后通过丙烯酸酯材料覆盖于模型和椎弓根钉，制作出椎弓根定位模板，用于脊柱椎弓根的定位。国外关于脊椎椎弓根定位模板的研究尚处于起步阶段，进行了一些探索性的试验，虽然体外试验的结果令人鼓舞，但许多问题没有解决。例如D'Urso的定位器设计结构粗大，没有考虑临床应用中手术开放区的影响，作者在讨论中也认为由于手术区的暴露的问题，该模板并不适合所有的患者。在如何精确定位方面，由于定位器与椎体之间在定位过程中存在相对移动的可能性，所以如何利用手术开放区椎体的解剖结构特征进行定位和固定、保证手术过程中的稳定性是一个迫切需要解决的问题。同时，这些模板设计的主要缺点包括没有术前椎弓根通道的合理计划、模板体积过大、制作时间长、缺乏足够的稳定性等问题限制了该方法的临床应用，所以国外的临床报道很少。

如何在术前获得最佳的进钉通道是我们首先考虑的问题。脊柱的椎弓根是一个不规则的管状体，各个节段的椎弓根形态均不相似，我们通过逆向工程的原理对脊柱椎弓根三维模型进行分析并获得脊柱椎弓根最佳的进钉通道。在建立了三维椎弓根的最佳进钉通道后，如何将虚拟的三维图像与临床应用结合是我们考虑的第二个问题。脊柱椎弓根手术均从脊柱的后路手术中进行，一般均需要将脊柱椎板进行仔细地剥离，因此将获得的椎弓根最佳进钉通道投射到椎板上，脊柱椎弓根的定位就完成了。但是虚拟的三维模型及最佳通道仍无法为椎弓根的植入临床使用提供精确的参考。于是，我们通过设计与脊柱椎板相吻合的具有脊柱最佳椎弓根通道信息的反向模板，完成了计算机辅助椎弓根导航模板的设计。定位模板必须做到体积小、稳定性好等，这样就可以做到减少不必要的软组织剥离，同时模板能精确地与手术部位吻合。因此，寻找不同节段脊柱椎板、棘突、关节突作为模板的固定特定位置，是模板能够在临床应用的关键。在临床使用时只要将导航模板消毒后与欲定位的脊柱椎板贴合，即可通过导航孔进行脊柱椎弓根的定位。由于是个体化设计、计算机辅助椎弓根定位、单椎体设计，不受术中体位改变的影响，因此该方法具有高度的精确性。我们的前期工作已证明椎体后部的软组织在仔细剥离后，不会对定位模板的精确性产生影响。尤其在颈胸椎，椎板的骨膜较易剥离，可以很容易地将模板与骨面贴合。

3D打印椎弓根螺钉导板植钉有如下几个优点：①定位准确迅速，减少术中过度剥离，降低植钉难度，提高植钉的准确率，简化操作，缩短手术时间，降低手术风险，减少术中出血；②减少术中透视的时间，减少手术人员和患者放射线暴露的剂量；③个体化导航模块不受患者体位变化的影响，导航模块只涉及单个椎体的解剖结构，避免了一切因体位变化而产生的误差，在很大程度上降低了手术的难度。通过该方法辅助椎弓根精确植钉大大减少了损伤脊髓、神经及椎动脉的风险，能够精确地把握植钉的位置、方向及角度，操作简单，并可术前设计螺钉的长度及直径，且研究表明能够明显提高植钉的准确率。

第三节　3D打印技术在脊柱外科的临床应用

一、3D打印导航模板的设计原理及流程

（一）3D打印导航模板的设计原理

椎弓根钉道导航模板的设计应用了工程学方面的逆向工程原理。逆向工程(reverse engineering，RE)是指对存在的实物模型或零件进行测量，根据测量数据重构出实物的CAD（computer aided design）模型并通过加工复现实物的一个过程，是机械设计与制造应用领域的一个重要分支。重构的CAD模型可以反映原实物的几何特征和其他属性，并且可以用于对实物的分析、修改、制造和检验等多种目的。UG Imageware是最著名的RE软件，具有强大的测量数据处理、误差检测、自由曲线曲面编辑等功能，能以直觉而快速的方式进行曲线曲面的建构与调整。利用RP技术能将通过计算机三维重建模型和逆向工程技术获得的椎体及导航模板，精确地生产出实物模型，具有个体化设计和生产的优势，且精确性非常高。

我们可以通过RE原理在三维的椎体模型上寻找最佳的椎弓根进针通道。首先，在Amira3.1平台下三维重建颈椎数字解剖表面模型，将模型以STL格式保存。然后，应用UG Imageware12.0软件对数字模型进行定量分析与设计，从而根据最大螺钉通道半径大小和临床应用螺钉规格选择合适螺钉，得到该方向椎弓根通道及其最大螺钉通道在椎板的定位区、进钉轴范围及最佳中心轴，并使其三维可视化。最后，利用3D打印技术将计算机三维重建和RE技术获得的椎体及导航模板生成实物模型。该方法具有个体化设计和生产的优势。

（二）3D打印导航模板的操作流程

1. CT原始数据与椎骨三维模型的建立

将数字化成像技术获得的断层信息，导入计算机三维重建软件（Mimics），采用表面遮盖显示法（shaded surface display，SSD）进行

三维表面重建。

2. 进针模板的建立

（1）在重建的三维模型上确定椎弓根螺钉的进钉通道，并根据进钉通道的位置、朝向确定进钉点、进钉方向及螺钉的长度、直径等信息（具体方法：在逆向工程软件UG Imageware中打开三维重建模型，定位三维参考平面，提取椎弓根表面轮廓，旋转模型确定与方向垂直的平面，将椎弓根沿平面方向确定其正投影区，拟合正投影区内边界线，拟合其内切圆、椭圆，再获取椭圆一定垂距的内偏置曲线，沿方向分别将内边界线、内切圆、椭圆投影到椎体和椎板表面。内边界投影曲线之间的放样曲面为该方向椎弓根进钉通道，内切圆投影曲线之间的放样曲面为该方向最大螺钉通道，拟合椭圆投影曲线之间的放样曲面为该方向近似进钉通道，内偏置曲线的投影曲线之间的放样曲面为该方向近似轴线通道，平移内切圆心之间的直线为该方向最佳轴线。内切圆圆心在椎板的对应点为该方向在椎板的最佳进钉点）。

（2）重建数据并将其导入逆向工程软件（UG Imageware）。

（3）提取椎体后部术中可暴露的解剖特征面，并设计与该特征面解剖形态完全一致的阴性模板。

（4）将阴模与第（1）步确定的螺钉的最佳进钉通道拟合为一体，形成带有定位导航管的数字化导航模板。

3. 导航模板的制作

（1）应用RP技术将设计的导航模板生成实物。

（2）术中彻底剥离拟手术脊柱节段椎体后侧软组织，将消毒后的导航模板贴敷于相应椎体，用电钻沿导航孔钻出进钉通道，植入术前模拟时已经测量确定了长度及直径的椎弓根螺钉，术后C臂透视确认螺钉位置是否良好。

二、3D打印个体化导航模板在枢椎椎板螺钉植钉中的应用

利用C2椎板螺钉进行颈椎的后路固定是一种较新的技术，由Wright在2004年首先报道。

由于C2椎板宽大，螺钉固定可提供坚强的生物力学特性，同时可避免椎动脉损伤，因此具有较高的实用性。有关C2椎板螺钉的临床报道显示了较好的临床效果。Wright及随后的相关C2椎板螺钉固定的方法均根据椎板的解剖标志进行螺钉的植入，存在椎管脊髓损伤的危险。因此，笔者根据以往设计的3D打印（3D printing）脊柱椎弓根植钉导航模板的方法，自2007年8月~2008年12月对5例需行枕颈融合的患者在导航模板的引导下进行了C2椎板螺钉的植入，取得了较好的临床效果，现做一介绍。

（一）C2椎板螺钉数字化导航模板的设计及制作

1. CT原始数据与椎骨三维模型的建立

患者颈椎进行CT连续扫描，扫描条件：电压120 kV，电流150 mA，层厚0.625 mm，512×512矩阵。将CT连续断层图像数据导入三维重建软件Amira 3.1，首先灰度分割提取椎骨边界轮廓信息区，采用系统默认的最佳重建模式三维重建C2椎体模型，以STL格式导出。

2. 进针模板的建立

在UG Imageware 12.0平台打开三维重建模型，定位三维参考平面。设计椎板螺钉的最佳进钉通道。提取椎板后部的解剖信息，在软件中建立与椎板后部解剖形状一致的反向模板，将模板与钉道拟合，观察钉道与椎弓根对应的准确性（图2-1）。

3. 导航模板的制作

利用光敏树脂通过激光光固化3D打印技术（SLA）将模型和模板同时制作出来，实物椎体和患者的椎体形态完全一致；将导航模板和C2棘突紧密结合后，通过导航孔钻入克氏针，观察钻入的克氏针是否在椎弓根内，术前检验模型的准确性（图2-2）。

（二）临床应用

1. 一般资料

5例患者，男性2例，女性3例。平均年龄41岁（28~54岁），术前诊断均为颅底凹陷症，寰椎与枕骨融合。4例同时伴有C2、C3椎体融合；术前常规摄颈椎X线片及CT扫描，观察测

量C2椎弓根，对于椎弓根变异无法行椎弓根钉固定患者制作C2椎板螺钉导航模板。根据导航模板进行C2椎板植钉完成枕颈融合手术，其中4例由于C2、C3融合，C2双侧椎弓根细小无法行椎弓根固定而行椎板钉固定，1例一侧可容纳椎弓根钉一侧不能，则行一侧椎弓根螺钉固定，另一侧行椎板螺钉固定。术后行X线片及CT扫描了解椎弓根螺钉的位置（图2-3）。

2. 手术方法

患者全身麻醉，俯卧，维持颈椎中立位。后正中入路显露拟手术节段后部结构，将导航模板与C2的棘突相吻合，然后用手钻通过导航模板的导航孔钻探椎板螺钉通道，植入直径4.0 mm的螺钉（图2-4），植入螺钉后C臂透视了解椎板螺钉的位置。在颅骨牵引状态下通过螺钉保持颈部后伸位复位寰枢关节，待复位后，安装内固定装置（1例为钉板系统，其余4例为钉棒系统），取自体髂骨行枕颈融合。

3. 结果

通过3D打印技术成功制作了C2椎体及对应椎板螺钉的导航模板。在术前将导航模板和椎体模型吻合后，通过导航孔向椎板钻入克氏针，肉眼观察显示克氏针均位于椎板内，未穿出椎板的前后壁。通过体外实验证实了导航模板的精确性。

术前将导航模板消毒，术中应用时可见导航模板能与C2棘突及椎板很好地贴合。在导航模板辅助下共植入11枚C2椎板螺钉。本组病例

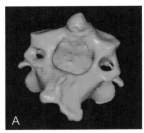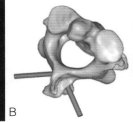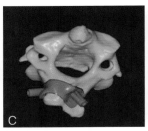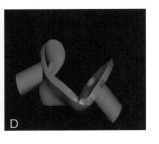

图2-1 导航模板的建立
A. C2椎体三维模型。B. C2椎板螺钉通道的设计。C. C2椎体与相应的椎板导航模板。D. C2椎板导航模板的三维模型

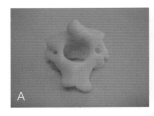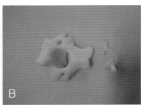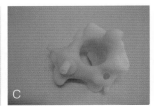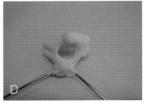

图2-2 3D打印实物模型的制作
A. C2椎体3D打印模型。B、C. 观察C2椎体和导航模板的贴合性。D. 肉眼观察导航模板辅助椎板螺钉植入的精确性

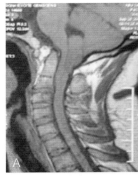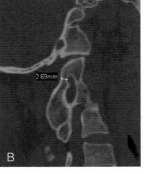

图2-3 患者，女性，38岁，术前诊断：颅底凹陷症
A. 寰椎与枕骨融合，C2、C3椎体融合，脊髓压迫。B. 椎弓根畸形

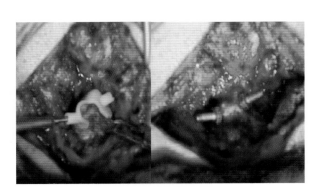

图2-4 通过导航模板植入椎板螺钉

没有出现脊髓、神经、椎动脉损伤等手术并发症。平均手术时间为180 min，其中椎板钉的植入时间为2 min。术中仅需手术完成后透视1次，透视次数较常规手术明显减少。所有病例均在手术后摄颈椎侧位X线片和CT，结果显示椎板螺钉进钉部位和方向准确、长度和直径选择合适、未见C2椎板内外层皮质穿透（图2-5）。

（三）思考：C2固定方式的选择及其精确性探讨

1. C2固定方式的选择

在上颈椎后路固定中，枢椎提供了主要的固定基础。早期固定的方法包括Gallie法、Brooks法及其改良方式、枢椎椎板夹内固定法如Apofix等，但它们固定的稳定性欠佳，融合失败率较高。目前，临床上应用最多的方法是枢椎椎弓根螺钉固定或Magerl法，其稳定性和安全性超过了以往任何一种方法。但这些方法均存在椎动脉损伤的风险，Wright等报道使用Magerl方法固定的病例中，椎动脉损伤率大约为4.1%。在对椎动脉的解剖学中发现，椎动脉在行经枢椎横突孔时，可能出现屈曲及高拱畸形，造成对枢椎峡部和椎板的侵蚀，使其宽度和高度减小，导致椎动脉损伤的危险性增加，有多达20%的患者无法进行枢椎椎弓根螺钉固定。闫明等发现50例C2干燥骨标本中有4例(8侧)标本的横突孔在枢椎侧块内形成一个硕大的腔窦，侧块上关节面骨质的厚度仅为2 mm。由此可见，使用C2椎弓根螺钉的植入存在较大的风险。

经枢椎椎板交叉螺钉固定技术则消除了损伤椎动脉的危险，其生物力学实验发现，枢椎椎板植钉与枢椎椎弓根植钉相比，生物力学稳定性是没有差异的，因此适用于枢椎椎弓根发育异常或椎动脉孔异位的患者。临床应用中，对于枢椎左、右两侧均不适合行椎弓根螺钉固定的患者，可在两侧使用椎板螺钉，螺钉交叉进入对侧椎板实现固定；而对于单侧不适合椎弓根螺钉固定的患者，可以在一侧使用椎板螺钉，另一侧进行椎弓根螺钉固定。在我们以往的经验中，即使C2椎弓根有变异，只要能容纳3.5 mm的椎弓根螺钉，我们就能通过导航模板的方法进行椎弓根钉的植入，但是对于有些C2、C3融合的患者，其椎弓根很薄，无法容纳椎弓根螺钉，椎弓根螺钉穿出椎弓根容易导致椎动脉的损伤，此时使用椎板螺钉则是一种非常好的固定方法。

2. 个体化导航模板的准确性

通过对C2椎体CT扫描后三维重建，我们可以在术前了解椎体的形态和手术区的解剖结构，在术前决定手术计划，并准确设计C2椎板螺钉的方向、直径和长度。根据Wang的解剖学研究报道，在38例尸体标本中，37%的标本至少有一侧的C2椎板不能容纳3.5 mm的螺钉，47%的标本不能在双侧容纳4 mm的螺钉，因此，术前的CT测量及手术规划对于C2椎板螺钉的植入非常重要。通过导航模板可以更加准确地植入椎板螺钉，所有的患者均安全植入了4 mm的椎板螺钉，术后的CT显示无螺钉穿透椎板的内外侧皮质。该方法不需要导航设备，在术中使用时先要

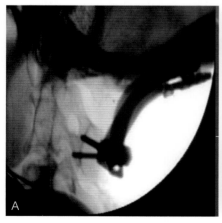
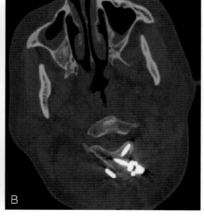

图2-5　A. 术中透视。B. 术后CT显示螺钉的位置良好

对椎体进行注册定位，这样就节约了手术时间，我们植入椎板螺钉的时间在2 min左右；而且植入椎板螺钉不需要辅助的C臂透视，只需在螺钉植入完成后透视一次即可，因此在相对节约了手术时间的同时又减少了医生的放射线暴露。3D打印技术制作实物模型费用较高，通过导航模板的方法可减少制作椎体模型，这样就减少了3D打印的材料费用。

我们通过导航模板的方法能准确地植入椎板螺钉。C2椎板螺钉较其他传统的固定方法的优势在于术前能够确定螺钉的直径与长度，同时辅助术中螺钉的准确植入，具有进一步推广的价值。

三、3D打印个体化导航模板在Hangman骨折中的应用

Hangman骨折也称枢椎创伤性滑脱，系指枢椎上下关节突间部骨质在暴力作用下造成骨折。枢椎是枕颈部复合体与下位颈椎的连接部，以侧方的椎弓为界，分为前、中、后三柱。载荷的传递依靠与上下位椎体相连的前柱及后柱来进行。连接前后柱的中柱结构的椎弓部位，以横突孔后结节为界，分为椎弓根及峡部两部分。特别是峡部区域在解剖上属于脆弱的部位，伸展拉伸暴力、过伸和轴向压缩暴力均可在侧方椎弓处形成剪切力或拉力，产生破坏并导致剪切和轴向的分离移位，从而形成Hangman骨折。近年来，由于交通事故和高处坠落等减速性损伤频发导致此类患者逐渐增多。越来越多的脊柱外科医生认为此类患者需要早期手术内固定治疗。随着对Hangman骨折认识的深入、手术技术的提高、内固定器械的发展，早期手术内固定治疗已被越来越多的脊柱外科医生所接受。近年来，有报道直接经后路C2椎弓根单节段或双节段固定治疗Hangman骨折，但由于经椎弓根固定存在潜在的脊髓及椎动脉损伤的风险，因此使用时风险较大。脊柱椎弓根植钉导航模板的出现，为Hangman骨折后路经椎弓根固定提供了一种新的方法。我们利用RE原理和RP技术设计制作的导航模板应用于Hangman骨折患者，可使Hangman骨折后路固定手术简单及安全化。

（一）导航模板的设计及制作过程

1.CT原始数据与椎骨三维模型的建立

术前采集Hangman骨折患者的CT (LightSpeed VCT，GE，USA)影像数据，扫描条件：电压120 kV，电流150 mA，层厚0.625 mm，512×512矩阵，数据以dicom格式保存。将CT连续断层图像数据导入三维重建软件MIMICS 10.01 (Materialise company，Belgium)，首先灰度分割提取椎体边界轮廓信息区，然后应用区域分割再次提取颈椎信息区，采用系统默认的最佳重建模式三维重建椎体模型，以STL格式导出模型（图2-6）。

2.椎弓根导航模板的建立

在UG Imageware12.0（EDS，American）平台打开三维重建模型。根据三维模型进行C2及C3椎弓根钉道的设计，保证C2及C3椎弓根钉位于椎弓根内，然后根据椎板后部的解剖形态，建立与椎板后部解剖形状一致的反向模板，将

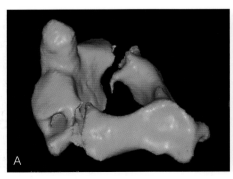
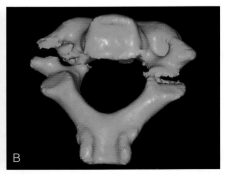

图2-6　Hangman骨折的三维重建模型
A.侧面观。B.下面观

模板与椎弓根钉道拟合，建立虚拟的颈椎椎弓根导航模板（图2-7）。

3. 导航模板的制作

利用光敏树脂材料(Stereocol by Avecia, Manchester, UK)，通过激光快速技术 (SLA) 将Hangman骨折及C2、C3椎体的模型和椎弓根导航模板同时制作出来，体外将模板和椎体贴合，观察模板和椎体后部的贴合紧密性，同时利用克氏针进行椎弓根进针模拟，肉眼观察克氏针是否位于椎弓根内，检验模板的准确性（图2-8）。

（二）临床应用

1. 椎弓根定位导航模板的术中应用

全麻，患者俯卧位，后正中入路，充分显露拟手术节段后方结构至双侧小关节突外侧缘。患者后方解剖结构显露清楚后，将导航模板和定位椎体的后部椎板及棘突相贴合，然后用手钻通过导航模板的导航孔钻探椎弓根螺钉通道，植入椎弓根螺钉，C臂透视确认椎弓根螺钉通道是否满意。所有病例均在术后进行X线及CT扫描，观察椎弓根螺钉植入的精确性。临床观察有无相关并发症的出现。

2. 术前模拟

手术结果通过上述方法成功制作了椎弓根导航模板，3D打印生产的实物骨折模型与患者的实际骨折一致，具有个体化制作的优势；通过模型可以更好地在术前了解骨折的情况及制订周全的手术方案；通过模型与患者及家属交流，患者及家属能直观地了解病情并容易理解手术的方法及可能出现的并发症，医患之间得到很好的沟通。术前3D打印技术生产的实物导航模板和椎体后部能够紧密结合，通过导航孔钻入克氏针，肉眼观察克氏针均位于椎弓根内，未穿出椎弓根的内外侧壁。说明设计的椎弓根导航模板具有良好的精确性。

3. 典型病例

患者，男性，35岁，因车祸致Hangman骨折入院，拟行经C2-C3椎弓根系统短节段固定融合。根据前述方法制作椎弓根导航模板，术中将消毒后的导航模板与暴露的椎板贴合，沿导航孔确定钉道植入椎弓根螺钉，术中、术后未出现血管、神经并发症，术后X线及CT扫描示椎弓根螺钉进针点、方向准确，螺钉长度、直径选择合适（图 2-9 ~ 图2-11）。

我们对临床4例患者，两例行单纯C2椎弓根螺钉固定，两例行C2-C3经椎弓根系统短节

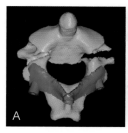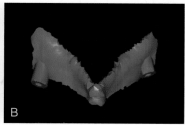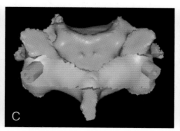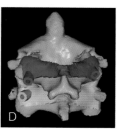

图2-7　导航模板的建立
A. 与椎弓根一致的导航模板和骨折的椎体三维模型。B. C2导航模板的三维模型。C. C3椎体与导航模板的三维模型。D. C2、C3椎体与相应的椎弓根导航模板

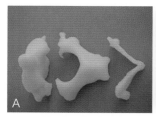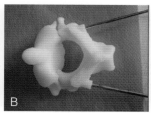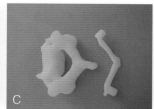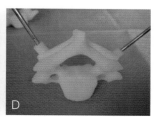

图2-8　3D打印实物模型的制作
A、B. Hangman骨折模型及术前肉眼观察导航模板的精确性。C、D. C3椎体及导航模板的实物模型及肉眼观察导航模板的精确性

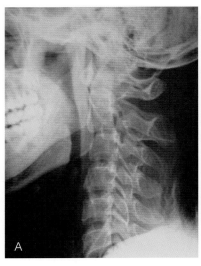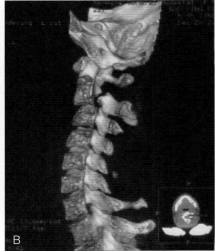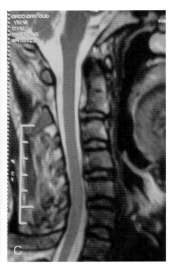

图2-9 术前影像显示Hangman骨折
A. X线片。B. CT。C. MRI

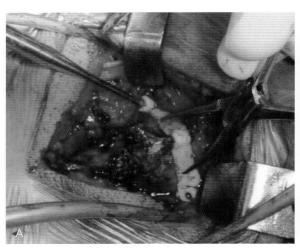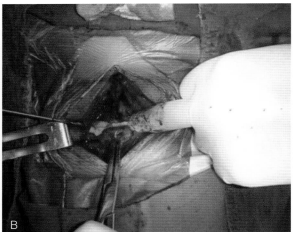

图2-10 术中利用导航模板植入C2、C3椎弓根螺钉

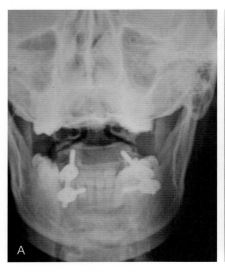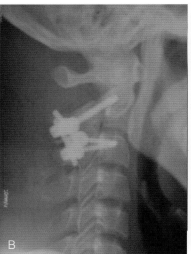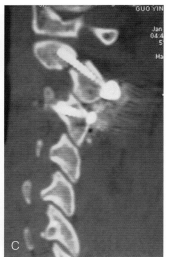

图2-11 术后影像显示椎弓根螺钉位置良好

段固定融合；共植入C2椎弓根螺钉8枚，C3椎弓根螺钉4枚。手术时间90~120 min，术中出血<200 mL，未出现椎弓根螺钉植入时的并发症。术前将导航模板消毒后应用于术中，术中导航模板与暴露的椎板贴合紧密，稳定性好，所有椎弓根螺钉植入均顺利，术中和术后未出现血管和神经并发症。手术中仅需在术前及术中各透视一次，术后X线及CT随访发现椎弓根螺钉进钉部位和方向准确，长度和直径选择合适。

（三）思考：针对Hangman骨折手术治疗的探讨

目前，手术治疗Hangman骨折没有统一术式。Arand等认为前路钢板较后路椎弓根钉固定更稳定，而且在临床中所见的Hangman骨折多合并不等量的前方椎间盘韧带复合体损伤，因此前方固定是更为彻底及稳定的治疗方式；只有在前方椎间盘韧带复合体无较大损伤时，后路C2椎弓根固定术才合适。Verheggen等认为除了创伤性椎间盘突出压迫脊髓外，无论有无椎间盘或前后纵韧带损伤，皆可行后路手术。其使用后路C2椎弓根螺钉内固定治疗Ⅱ型骨折5例、Ⅱa型骨折8例、Ⅲ型骨折3例，皆固定融合、改善成角畸形、保存了上颈椎旋转功能。Duggal等比较分析了前路钢板、C2椎弓根钉及C2、C3椎弓根侧块钢板内固定治疗EffendiⅡ型骨折的生物力学特性，发现C2椎弓根钉稳定性最差，椎弓根侧块钢板内固定稳定性最好。因此，如何选择前路和后路手术仍然存在争议，但目前主要根据医生熟悉的手术方法选择。

Hangman骨折后路手术合理选择单节段或双节段固定对远期效果有明显影响，准确判断C2-C3椎间稳定性是选择手术适应证的依据。单纯后路C2椎弓根螺钉固定，即所谓的"生理固定"，可以避免节段间融合，以减少对颈椎生物力学的干扰，本组两例患者采用了单纯的C2椎弓根螺钉内固定。ⅡA型骨折固定后稳定性较好，适合单节段C2椎弓根螺钉固定；但由于不稳定性Hangman骨折存在C2-C3椎间盘的损伤，单纯固定C2椎弓根是不牢靠的。采用后路C2、C3椎弓根螺钉短节段固定则避免了单纯C2椎弓根螺钉固定的缺点。本组两例用此方法，

由于有导航模板的定位，我们对手术进行了改良，C3椎体同样选择椎弓根钉固定而不是侧块螺钉固定，将提高固定强度可靠、有利于骨性愈合，减少远期并发症。

近年来，枢椎椎弓根固定技术才逐步应用于临床，并取得了良好的效果。瞿东滨等及史峰军等的解剖学研究表明中国人采用直径3.5 mm，长25~30 mm的螺钉进行C2椎弓根螺钉固定在解剖学上是可行的。Mandel等从形态学上研究了枢椎的峡部，通过CT对205例患者C2峡部进行测量，发现约有11.7%的人C2峡部冠状面横截面直径<5 mm。因而在行后路C2椎弓根钉植入术时约有1/10的人不可避免地因为狭小的枢椎峡部而使得术中椎动脉及脊髓损伤概率增加。由此可见，后路植钉技术因无法于直视下进行，加上解剖学的人体差异性，并发症较多，于是有学者推荐使用CT引导下的后路内固定。Taller等于CT引导下行后路C2椎弓根内固定术治疗Hangman骨折患者10例，经过平均33.3个月的随访，未出现术中或术后并发症，所有螺钉准确固定。我们通过计算机辅助个性化植钉的方法明显提高了手术中颈椎椎弓根定位的问题，减少了手术的并发症。

有报道表明，根据解剖定位植入椎弓根螺钉的误植率在20%~30%，采用影像导航技术辅助椎弓根螺钉植入，其误植率在4%以内。个体差异和性别差异导致解剖上左右两侧不完全相同，该技术的最大风险在于术中的椎动脉和脊髓损伤，减少并发症的关键在于准确的进针点和进针角度。国内在2002年将计算机导航系统应用于脊柱椎弓根的定位，应用的范围包括上颈椎、颈椎椎弓根、胸椎及腰椎等，报告的结果认为计算机导航技术提供了以往临床经验无法比拟的准确性和多角度实时信息。但红外线导航同样具有一些缺点，如精确度不高、设备的价格昂贵、手术时间长等，目前尚难以广泛推广。D'Urso等通过3D打印技术制作椎体的三维实体模型在术前模拟手术的实施，进一步地提高了椎弓根钉植入的精确性。

从我们设计、制作及使用模板的过程中发现，有几个环节影响模板的精确性，同时可能影响手术的准确性：

（1）在建立椎体三维模型的过程中可能出现误差。

（2）在模板3D打印过程中，必须对椎体三维模型进行STL格式化及切片分层处理，小三角形面片不可能完全表达实际表面信息，不可避免地产生弦差，导致截面轮廓线误差。

（3）3D打印的精度一直是设备研究和用户制作原型过程中密切关注的问题。一般来说，通过对上述环节的精度控制，目前3D打印技术的变形误差基本在0.1 mm左右，完全可满足对于脊柱椎弓根定位的精度要求。

（4）手术中需要将椎板后部的软组织剥离干净，将导航模板与定位椎体后部椎板密切贴合。如果导航模板不能和椎板后部紧密贴合将影响椎弓钉植入的准确性。

3D打印导航模板辅助植钉技术开创了一种个体化精确定位Hangman骨折椎弓根进钉通道的方法，术前及术中确定螺钉的定位点、进钉方向及长度，为Hangman骨折后路手术提供了一种全新方法，具有操作简单、费用低、准确性高、减少放射线及便于消毒等优点，值得进一步在临床推广应用。

四、3D打印个体化导航模板在下颈椎椎弓根定位中的应用

目前，下颈椎椎弓根螺钉内固定技术在临床中的应用日渐广泛，但下颈椎解剖关系复杂，通过传统的解剖学知识进行椎弓根固定易损伤神经、血管，失误后可能造成极大的损害。因此，如何安全有效地植入椎弓根螺钉一直是基础和临床应用研究十分关注的问题。而3D打印导航模板的出现为这一问题的解决提供了帮助。它是将现代影像学、计算机三维重建、逆向工程原理及3D打印技术相结合而设计出的一种新型颈椎椎弓根植钉导航模板，在临床的应用中取得了满意的结果。

（一）导航模板的设计和制作

1. 建立椎骨三维重建模型

术前对手术部位的椎骨进行CT扫描，将CT影像数据以DICOM格式保存。将CT连续断层图像数据导入三维重建软件Amira 3.1，首先灰度分割提取颈椎边界轮廓信息区，然后应用区域分割再次提取颈椎信息区，采用系统默认的最佳重建模式三维重建颈椎椎体模型，以STL格式导出模型（图2-12）。

2. 椎弓根进钉通道三维分析

在UG Imageware 12.0（EDS，American）平台打开三维重建模型。提取椎弓根表面轮廓，通过冠状面作为椎弓根的正投影区，拟合正投影区内边界线，拟合其内切圆、椭圆，再获取椭圆一定垂距的内偏置曲线。沿方向分别将内边界线、内切圆、椭圆投影到椎体和椎板表面。内边界投影曲线之间的放样曲面为该方向椎弓根进钉通道，内切圆投影曲线之间的放样曲面为该方向最大螺钉通道，拟合椭圆投影曲线之间的放样曲面为该方向近似进钉通道，内偏置曲线的投影曲线之间的放样曲面为该方向近似轴线通道，平移内切圆心之间的直线为该方向最佳轴线。内切圆圆心投影到椎板表面的点即为最佳进针点（图2-13）。

3. 进针模板的建立

根据颈椎椎板后部的解剖形态，在Imageware 12.0中建立与椎板后部解剖形状一致的反向模板，将模板与椎弓根钉道拟合，建立

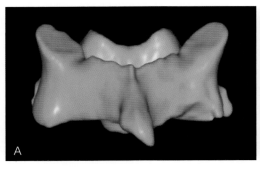
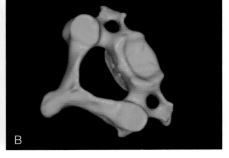

图2-12　第3颈椎椎体三维模型

虚拟的颈椎椎弓根导航模板（图2-14）。

4.模型和模板的制作

利用光敏树脂材料，通过激光快速技术(SLA)将模型和模板同时制作出来，体外将模板和椎体贴合，进行颈椎椎弓根进针模拟，观察模板的准确性（图2-15）。

（二）临床应用

手术方法：全麻，患者俯卧位，维持颈椎中立位，后正中入路，充分显露手术节段后方结构至双侧小关节突外侧缘。患者后方解剖结构显露清楚后，将导航模板和定位椎体的后部相吻合，然后用手钻通过导航模板的导航孔钻

探椎弓根螺钉通道，植入椎弓根螺钉，C臂透视确认椎弓根螺钉通道是否满意（图2-16）。

（三）思考：下颈椎椎弓根螺钉植入的精确性判断与模板精度的影响因素

1.椎弓根螺钉植入的精确性判断

术后对进行经椎弓根螺钉水平的CT平扫，观察椎弓根螺钉植入的精确性。根据临床观察有无相关并发症的出现。按照螺钉是否穿透椎弓根及穿透程度将其分为三类：一类，螺钉位置满意，螺钉未穿透椎弓根皮质或仅轻微穿透；二类，螺钉穿透椎弓根皮质，但不需要翻修，患者无周围组织损伤症状，内固定稳定性

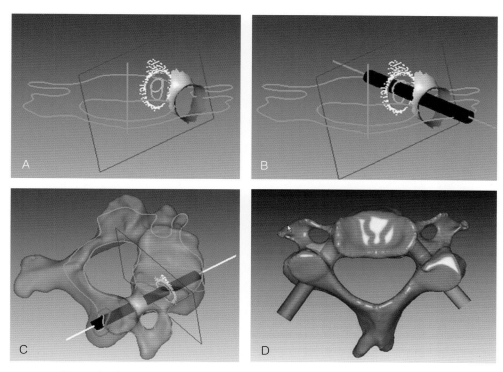

图2-13　椎弓根钉道的设计
A.椎弓根及其正投影。B.椎弓根投影的最佳进钉通道。C.椎弓根进钉通道。D.双侧椎弓根进钉通道

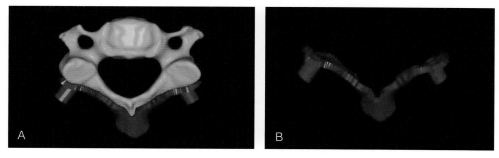

图2-14　虚拟颈椎椎弓根导航模板
A.导航模板和椎体具有精确的贴合性。B.导航模板的三维模型

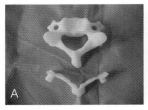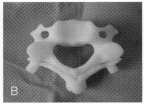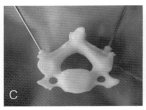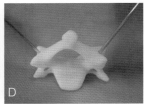

图2-15 第3颈椎椎体的3D打印模型
A. 椎体和导航模板的实物模型。B. 椎体后部和导航模板具有很好的贴合性。C. 利用导航孔植入克氏针。D. 克氏针位于椎弓根内

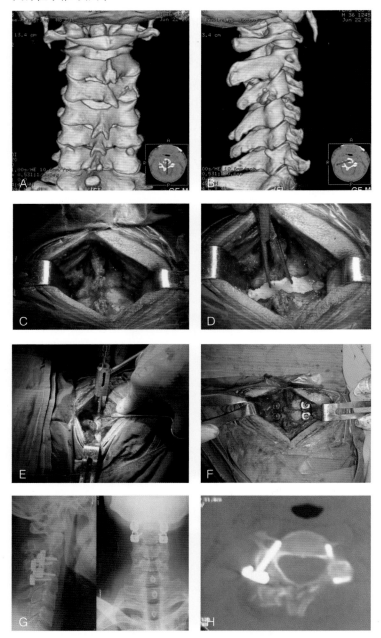

图2-16 第3、4颈椎单关节脱位椎弓根内固定术
A、B. 术前颈椎CT三维重建正侧位片。C. 后路暴露第3、4颈椎椎体后部椎板。D. 将导航模板和椎体后部贴和。E. 利用导航孔进行椎弓根定位。F. 术后椎弓根钉板固定完毕。G. 术后X线片显示固定良好。H. 术后CT扫描显示良好的椎弓根位置

良好；三类，螺钉穿透椎弓根皮质，患者出现周围组织损伤表现或内固定稳定性差，需要进行翻修或取出。

2. 模板精确度的影响因素

从我们设计、生产及使用模板的过程中发现，有以下几个环节影响模板的精确性，同时可能对手术的准确性产生影响。

（1）在建立椎体三维模型的过程中可能出现误差；影响脊柱三维重建质量的因素主要有CT扫描的层厚、层间距、螺距及轮廓的勾勒等。目前，临床应用的64排CT层厚为0.625 mm，完全可满足椎体三维重建的要求。主要的误差来自于椎体表面轮廓的勾勒，在这个环节需要丰富的重建经验。

（2）在3D打印生产过程中，必须对椎体三维模型进行STL格式化及切片分层处理，以便得到加工所需的一系列的截面轮廓信息，在进行数据处理时会带来误差。STL文件的数据格式是"棋盘状"的数据格式，它采用大量小三角形面来近似逼近实体模型的表面。从本质上讲，小三角形面片不可能完全表达实际表面信息，不可避免地产生弦差，导致截面轮廓线误差，所以应适当调整STL格式的转化精度。

（3）3D打印的精度一直是设备研究和用户制作原型过程中密切关注的问题。影响3D打印精度主要有成形过程中材料的固化收缩引起的翘曲变形、树脂涂层厚度对精度的影响、光学系统对成形精度的影响等。一般来说，通过对上述环节的精度控制，目前3D打印技术的变形误差基本在0.1 mm左右，完全可满足对于脊柱椎弓根定位的精度要求。

通过初步的临床应用，导航模板手术时能够与定位椎体后部密切的贴合，说明我们制作的模板与实际的椎体有良好的精确性。手术中需要将椎体后部的软组织剥离干净，并将导航模板紧密地与椎板后部贴合。如果导航模板不能和椎板后部紧密贴合将影响椎弓根植入的准确性。D'Urso等通过3D打印技术制作椎体的三维实体模型在术前模拟手术的实施，并在术前向患者演示手术过程，患者一致表示能更好地理解手术部位的解剖和手术计划，并可进一步提高了椎弓根钉植入的精确性。而我们采用

的方法较他们的方法具有更高的准确性。

由于不同个体之间颈椎的解剖变异较大，固定的进钉标准显然是不当的。每例手术均应根据每个椎弓根实际X线和CT测量结果来植钉，才能提高手术成功率。我们通过术前获得颈椎的个体化数据，并直接将个体化的数据制作成导航模板，极大地提高了手术的成功率。椎弓根导航模板具有个体化，同时采用单椎体设计，在手术时不会因为体位的变化而影响模板的准确性。这不仅大大减少了透视的次数，同时也缩短了手术时间。

3D打印导航模板辅助颈椎椎弓根个体化精确定位植钉，为颈椎椎弓根的定位提供了一种全新方法。精确设计出个体化植钉通道，体现出个体化和节段差异性原则。该方法在临床应用中具有操作简单、费用低、准确性高及便于消毒等优点，具有极大的应用前景。

五、3D打印个体化导航模板在胸椎椎弓根螺钉植入中的应用

由于胸椎椎弓根螺钉内固定系统能够起到三维固定作用，与传统的钩杆内固定系统相比具有畸形矫正能力强、融合节段短、固定更加牢固可靠、不侵占椎管等优点，目前在脊柱骨折、脊柱肿瘤、脊柱畸形等患者的内固定治疗中逐渐获得应用。但与腰椎相比，胸椎椎弓根更加细小、节段性及个体差异大。胸椎椎管内为脊髓，周围毗邻肺、食管、主动脉、下腔静脉等重要脏器和大血管。因此，胸椎椎弓根螺钉植钉允许偏差范围小、风险大，胸椎椎弓根螺钉的植入必须穿过椎弓根这一狭小的骨性管道达到椎体内，才能保证椎弓根螺钉固定的最大安全性并达到较好的固定效果。胸椎椎弓根螺钉的准确植入更加有赖于对椎弓根的精确定位和定向。胸椎椎弓根螺钉内固定尤其是在中、上位胸椎及畸形椎体中仍富有挑战性。为提高胸椎椎弓根螺钉植入的准确性和安全性，目前已有一些胸椎椎弓根植钉技术应用于尸体标本实验研究和临床应用研究，其中包括徒手技术（free-hand technique）、椎板开窗技术（open-lamina technique）、漏斗技术

（fuuenl technique）、术中X线透视辅助技术（fluoroscopically assisted technique）等各种传统的植钉技术以及C臂透视导航、CT三维导航及Iso-C（isocentric C -arm fluoroscope）术中即时三维导航等各种计算机辅助导航技术（computer aided surgery navigation system，CSSNS）等。各种传统的植钉方法椎弓根皮质穿破率较高（在3%～72.4%之间），临床上与螺钉误植有关的脊髓、神经损伤等并发症的发生率为0～7%，也有一些因螺钉位置不当导致的胸膜、食管、主动脉等重要脏器损伤的个案报道。另外，螺钉位置不当会减弱复位固定作用，加大了神经、血管及内脏损伤的潜在风险，增大了螺钉的返修概率。近年来，各种计算机辅助导航法开始在胸椎椎弓根螺钉植入手术中逐渐获得应用，大大提高了胸椎椎弓根螺钉的植钉准确率和安全性，降低了神经、内脏、血管损伤的风险。但导航手术系统有设备费用昂贵、操作较为复杂、学习曲线时间长等缺点；另外，注册误差、体位变化等因素有可能影响导航的准确性。我们通过计算机辅助设计及快速成型技术设计制作了一种新型的用于辅助胸椎椎弓根螺钉植入的个体化导航模板，尸体标本实验及初步临床应用表明计算机辅助设计的胸椎个体化导航模板可明显提高胸椎椎弓根螺钉植入的准确性和安全性，为胸椎椎弓根螺钉的植入提供了一种简便、安全、有效的新方法。

（一）导航模板的设计和制作

胸椎个体化导航模板的设计与制作：术前对需要进行胸椎椎弓根螺钉植入手术的脊柱胸椎节段进行64排螺旋CT连续扫描，扫描条件：电压120 kV，电流150 mA，层厚0.625 mm，512×512矩阵。将扫描获得的CT连续断层图像数据以dicom格式导入三维重建软件MIMICS 8.11软件进行胸椎三维模型重建，以STL格式导出模型。通过Geomagic Studio 9软件打开三维重建模型，提取需要进行胸椎椎弓根螺钉植入手术的胸椎椎板后部及棘突根部背侧的解剖形态，在软件中设计与椎板后部及棘突根部背侧解剖形状一致的反向模板（图2-17）；在Magics 9.55软件打开三维重建模型，定位三维参考平面，采用直径为4 mm的虚拟椎弓根螺钉在三维重建模型上模拟植钉手术，寻找胸椎椎弓根螺钉的最佳进钉通道（图2-18）。同时根据最佳进钉通道所在位置利用Magics 9.55软件测量工具测量椎弓根螺钉通道长度及椎弓根直径，为下一步选择植入椎弓根螺钉的直径和长度提供依据。将螺钉的最佳进钉通道和先前设计的模板拟合为一体，形成带有双侧定位导向孔的单椎体个体化导航模板，在三维重建椎体模型上将模板贴合于相应椎体后部并在各个方向上转动模型，观察定位导向孔与椎弓根对应的准确性，通过SPS350B固体激光快速成型机（陕西恒通智能机器有限公司制造，成形精度为0.1 mm）采用光固化成型技术（stereolithography apparatus）将实物模板制作出来，模板厚2 mm，定位导向孔为长2 cm、内径2.5 mm的空心圆柱体（图2-19）。

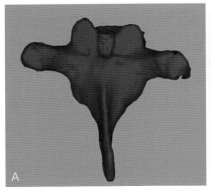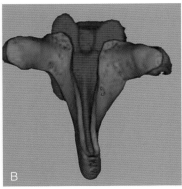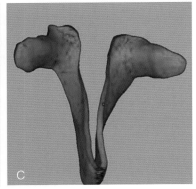

图2-17 胸椎三维重建模型及模板的提取图
A. 胸椎三维重建模型图。B. 在模型上提取与胸椎后部解剖形态一致的反向模板图。C. 与胸椎后部解剖形态一致的反向模板

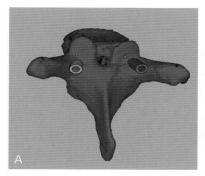
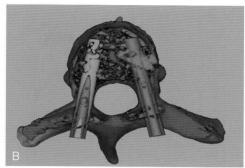
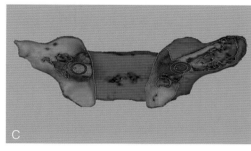
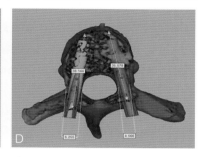

图2-18　通过计算机辅助设计软件在胸椎三维重建模型上寻找胸椎椎弓根螺钉最佳进钉通道图
A.胸椎三维重建模型及其最佳进钉点图。B.最佳进钉通道水平面观图。C.最佳进钉通道冠状面观图。D.根据最佳进钉通道所在位置测量椎弓根螺钉通道长度及椎弓根直径

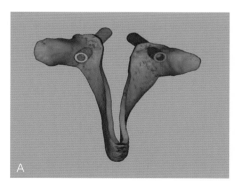
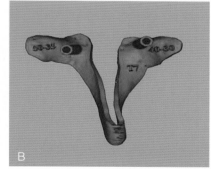
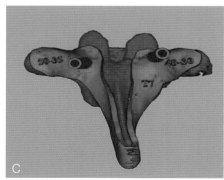
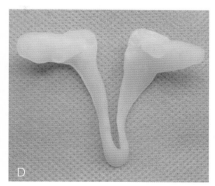

图2-19　个体化导航模板的拟合与制作
A.螺钉最佳进钉通道和反向模板的拟合图。B.计算机辅助设计的个体化导航模板图。C.在三维重建模型上观察定位导向孔与椎弓根对应的准确性图。D.采用快速成型技术制作出的个体化导航模板

（二）临床应用

1. 手术方法

手术前将个体化导航模板通过甲醛熏蒸消毒后带入手术室，常规后路手术切口，清除所要固定椎体椎板后方的软组织，并切除需要通过个体化导航模板进行植钉的胸椎棘突上方的棘上和棘间韧带，充分暴露出椎板后部及棘突根部背侧骨性结构，将模板贴附于相应椎体的椎板后部及棘突上，术者左手把持模板并维持其在椎体上的稳定性，右手采用电钻（钻头直径为2.5 mm）通过定位导向孔在进钉点处钻出一深10 mm的进钉通道，然后使用直径2 mm向外侧轻微弯曲的钝头椎弓根探子顺着进钉通道方向探寻较软的椎弓根松质骨入口进入，穿过椎弓根进入椎体20 mm后将椎弓根探子前端弯曲旋转转向内侧180°继续进入椎体直至皮质骨，用比植入螺钉细1 mm的丝锥攻丝，用尖端为球形的探子确定四壁均为光滑连续的骨质后，根据术前三维测量获得的数据选择相应直径及长度的螺钉缓慢旋入（植入的螺钉直径为相应椎弓根直径的80％，螺钉长度为椎弓根螺钉通道长度−5 mm）。植钉完成后，C臂X线机正、侧位各透视一次，初步验证植钉的准确性。

2. 典型病例

患者，女性，14岁，X线片检查提示：特发性脊柱侧凸（图2−20）。入院行脊柱侧凸畸形矫正手术，融合节段位于T2～L1，需要植入

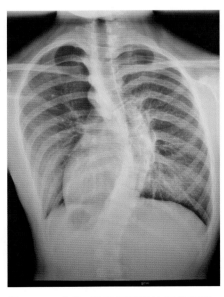

图2−20　术前X线片提示脊柱侧凸畸形

的椎弓根螺钉部位为T2、T4、T6、T8、T10、T12、L1，采用上述方法设计制作胸椎个体化导航模板，共制作了T2、T4、T6、T8及T10等5个胸椎个体化导航模板（图2−21），在设计模板时均根据最佳进钉通道所在位置利用Magics 9.55软件测量工具测量椎弓根螺钉通道长度及椎弓根直径，术前将快速成型个体化导航模板用甲醛熏蒸消毒，术中应用时（图2−22），首先将个体化导航模板贴附于相应胸椎椎体后方观察模板和相应椎体后方解剖结构形态的一致性，然后采用个体化导航模板辅助植入胸椎椎弓根螺钉10枚（T2、T4、T6、T8及T10椎弓根螺钉各2枚），植入的螺钉直径为相应椎弓根直径的80%，螺钉长度为椎弓根螺钉通道长度−5mm。其余胸腰椎椎弓根螺钉（T12、L1）采用解剖标志点法进行植钉。植钉时均未采用C臂X线机透视辅助，植钉完毕后C臂X线机正、侧位各透视1次，证实螺钉位置良好，安装钛棒，矫正畸形，T2～L1椎板间融合（图2−23）。术后复查X线片（图2−24）及CT扫描（图2−25）了解畸形矫正情况及螺钉位置，术后随访1年，畸形矫正效果良好，无螺钉松动情况，无脊髓、神经、血管、内脏损伤等并发症的发生。

（三）思考：3D打印导航模板辅助胸椎个体化植钉的优、缺点及注意事项

1. 主要优点

（1）符合椎弓根个体化植钉的原则，植钉准确率高。

（2）操作简单，无特别的经验要求，缺乏胸椎椎弓根螺钉内固定经验者也可安全进行操作。

（3）只要将模板紧密贴合于相应胸椎椎板后部及棘突等骨性解剖结构上，即可完成对椎弓根的准确定位和定向，术中无须注册和透视，可缩短手术时间，大大减少或避免了术中医患双方X射线的暴露时间。

（4）模板均为单椎体设计，不会因术中体位的变化、相邻椎体间的相对移动而导致定位失败，术中可以任意改变患者的体位，避免了红外导航多椎体注册在体位变化时对于准确性

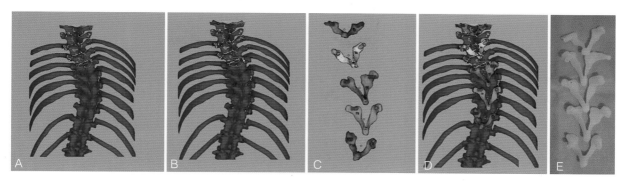

图2-21 术前胸椎个体化导航模板的设计与制作

A.脊柱三维重建模型。B.在三维重建模型上虚拟植钉所找到的T2、T4、T6、T8及T10椎弓根螺钉最佳进钉通道。C、D.计算机辅助设计的T2、T4、T6、T8及T10个体化导航模板及在三维重建模型上和相应椎体后部解剖结构的形态一致性。E.采用快速成型技术制作出的个体化导航模板（T2、T4、T6、T8及T10）

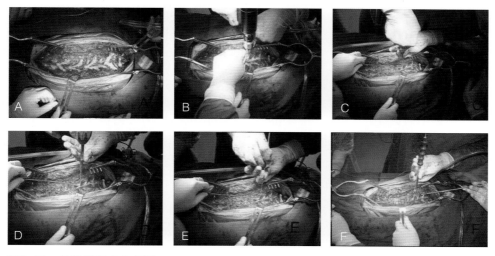

图2-22 导航模板术中应用

A.个体化导航模板和相应胸椎椎体后方解剖结构形态的一致，贴附性好。B～F.通过个体化导航模板进行钉道准备及辅助植入胸椎椎弓根螺钉

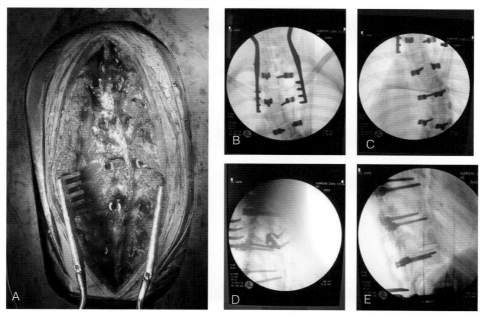

图2-23 A.植钉完成后大体照。B、C.C臂透视下可见正位。D、E.侧位植钉位置良好

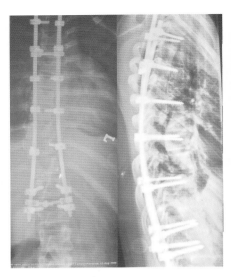

图2-24 术后X线片

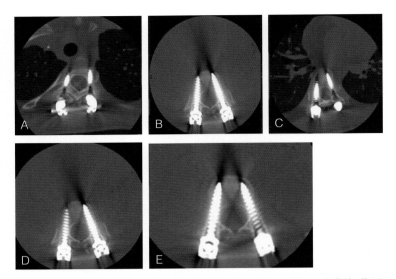

图2-25 术后螺旋CT扫描结果显示：不同植钉平面（A~E）螺钉位置良好

的影响。

（5）对脊柱关节有畸形、退变、增生的患者，解剖标志点定位有困难者，同样可以应用。

（6）消毒方便，手术前只要将模板带入手术室用甲醛或环氧乙烷消毒即可。

2. 存在的不足

（1）模板的设计和制作需要1~3天时间，无法应用于需要急诊手术的患者。

（2）模板的设计需要熟练掌握相关计算机软件和脊柱外科专业知识的人员才能完成，模板制作所需要的快速成型设备费用较昂贵，现阶段限制了该方法的推广普及。

3. 注意事项

（1）一定要将相应胸椎椎板后部及棘突根部的软组织剥离干净，同时避免破坏胸椎后部的骨性解剖结构，使模板能够紧密贴合于相应胸椎椎板后部及棘突上，否则会影响进钉通道准备的准确度。

（2）在通过导航模板进行钉道准备时，最好采用磨钻或电钻，尽量不使用手摇钻，这样可减少钻孔时的晃动，尽可能地完全顺着定位导向孔方向准备进钉通道，力求达到模板设计的定位导航效果。

（3）导航模板辅助植钉通道准备完成后，螺钉植入以前常规采用椎弓根探子对植钉通道的四壁和底部进行探摸，以确保植钉通道完全在椎弓根内，植钉完成后常规进行一次正侧位透视以验证椎弓根螺钉的位置是否正确，以最大限度地保证手术安全。

六、3D打印个体化导航模板在胸腰椎骨折中的应用

由于脊柱各个节段椎体椎弓根的解剖结构的复杂性和变化性，给椎弓根螺钉的准确植入带来了一定困难。有报道表明，根据解剖定位植入椎弓根螺钉的误植率在20%~30%；采用影像导航技术辅助椎弓根螺钉植入，其误植率在4%以内。我国在2002年将计算机导航系统开始应用于脊柱椎弓根的定位，应用的范围包括上颈椎、颈椎椎弓根、胸椎及腰椎等，报告的结果认为计算机导航技术提供了以往临床经验无法比拟的准确性和多角度实时信息。我们设计了一种新型的脊柱椎弓根数字化植钉导航模板，为胸腰椎椎弓根定位提供一种新的方法，自2007年6~12月完成6例共28枚椎弓根螺钉的植入，取得了较好的临床效果。现对该技术的临床应用做一介绍。

（一）导航模板的设计和制作

1. CT原始数据与椎骨三维模型的建立

患者64排CT连续扫描数据集，扫描条件：电压120 kV，电流150 mA，层厚0.625 mm，512×512矩阵。将CT连续断层图像数据导入三维重建软件amira 3.1，首先灰度分割提取椎骨边界轮廓信息区，然后应用区域分割再次提取椎骨信息区，采用系统默认的最佳重建模式三维重建椎体模型，以STL格式导出模型。

2.进针模板的建立

在UG Imageware 12.0平台打开三维重建模型，定位三维参考平面。设计椎弓根的最佳进钉钉道。提取椎板后部的解剖形态，在软件中建立与椎板后部解剖形状一致的反向模板，将模板、椎体与椎弓根钉道拟合，观察钉道与椎弓根对应的准确性。

3.导航模板的制作

利用激光3D打印技术（SLA）将模型和模板同时制作出来，体外将模板和椎体贴合，进行椎弓根进针模拟，观察模板的准确性。利用Amira 3.1三维重建软件成功建立了腰椎单椎体的三维模型（图2-26 A、B）。通过RE软件Imageware 12.1确定椎弓根的最佳进钉方向（图2-26 C~E）。将椎体的后部和椎弓根的进针

通道相结合，制作了带有进针通道的反向模板（椎弓根导航模板，见图2-26 F），同时将导航模板和椎体相结合（图2-26 G、H）。利用激光3D打印技术将椎体和导航模板同时制作出来；模板和椎体的后部完全贴合。根据模板的导向植钉，具有很强的准确性。通过将制作的椎体和导航模板相贴合，利用导航孔植入克氏针，证实了导航模板的准确性（图2-26 I）。从CT扫描、椎弓根导航模板的设计到实物模型的制作，需要3天的时间。

（二）临床应用

临床结果显示：6例患者，植入胸腰椎椎弓根螺钉28枚，未出现椎弓根螺钉植入时的并发症。术中仅需手术完成后透视1次，透视次数较常规手术明显减少。所有椎弓根螺钉植入顺利。所有病例术中和术后未出现血管和神经并发症。术后X线随访发现椎弓根螺钉进钉部位和方向准确，长度和直径选择合适（图2-27）。

（三）思考：个体化导航模板与胸腰椎骨折椎弓根螺钉内固定手术

椎弓根螺钉固定是治疗脊柱不稳定的有效方法，在胸腰椎中广泛应用。关于椎弓根螺钉植入技术的研究有很多，如何安全有效地植入螺钉一直是基础和临床应用研究十分关注的课题。

胸腰椎椎弓根螺钉内固定方法目前主要有

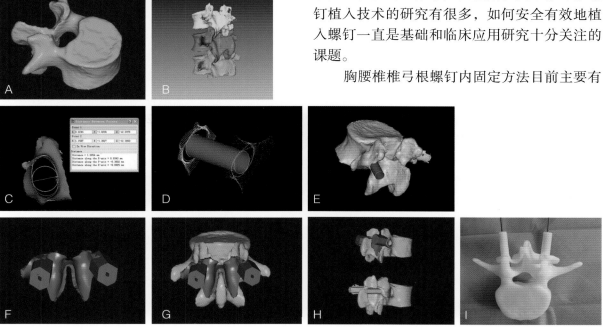

图2-26　导航模板的设计及制作
A、B.单椎体的重建。C.椎弓根投影的内切圆。D.椎弓根投影的最佳进钉通道。E.椎弓根进钉通道。F.导航模板的三维模型。G、H.导航模板和椎体具有精确的贴合性。I.椎体和导航模板的实物模型

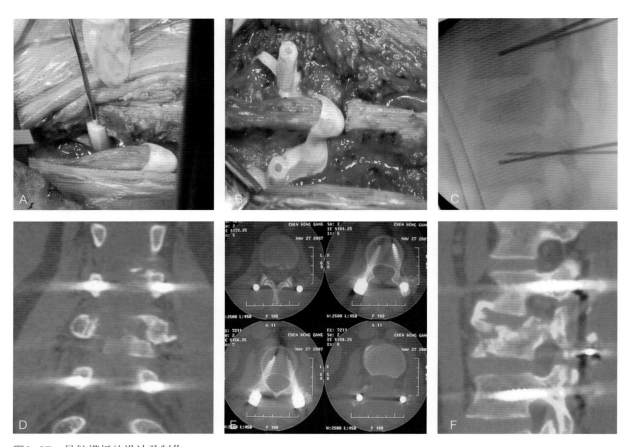

图2-27　导航模板的设计及制作
A、B. 术中利用导航模板定位椎弓根。C. 术中透视见椎弓根螺钉的位置准确可靠。D~F. 术后CT扫描显示椎弓根螺钉位置准确

徒手法、漏斗法（椎板开窗法）、C-arm透视辅助法、导航法等。对于几种方法的准确性，许多学者进行了对比性研究。Karim等采用徒手法和椎板开窗法各在L1~L3椎体植入椎弓根螺钉各24个（两组共48个螺钉），术后CT扫描证实所有螺钉均在椎弓根皮质内，作者比较后认为徒手法椎弓根螺钉固定更接近理想的椎弓根解剖轴线。Carbone等应用C-arm透视辅助法治疗41例胸腰椎外伤患者，共植入椎弓根螺钉252个，术后CT扫描22例患者（126个螺钉），椎弓根皮质穿破率为12.7%，椎体前方穿破率为5.6%，无神经、血管损伤等并发症。Lim等报道应用导航法对融合的腰椎椎体进行椎弓根螺钉固定，术后CT扫描了35个患者（231个椎弓根螺钉），其中植入腰椎的椎弓根螺钉122个，椎弓根皮质穿破率为4.1%，无因椎弓根螺钉位置不良引起的神经并发症发生，作者认为采用导航法可显著提高腰椎融合椎体的植钉准确率。Austin等分

别采用漏斗法、C-arm透视导航法和CT导航法3种方法在椎体（T6~S1）行椎弓根螺钉固定，结果显示漏斗法在融合与非融合椎体椎弓根皮质穿破率分别为21.43%和14.29%，C-arm透视导航法在融合与非融合椎体椎弓根皮质穿破率分别为8.33%和10%，CT导航法在椎体椎弓根皮质穿破率为6.25%，在融合椎体椎弓根植钉准确率为100%。作者认为导航法可显著提高胸腰骶椎弓根螺钉植钉准确率，尤其是采用CT导航法，在脊椎关节有病变而造成的局部解剖关系不清楚的病例中特别有价值。Sagi等将徒手法、C-arm透视辅助法与电磁导航在新鲜尸体模型上进行了对比研究，他将16具新鲜尸体分成3组，共在L1~L5椎体植入椎弓根螺钉140个，结果徒手法植钉准确率为83%，C-arm透视辅助法植钉准确率为78%，导航法植钉准确率为95%，3组严重椎弓根皮质穿孔率分别为15%、22%、5%，C-arm透视辅助法皮质穿破距离平

均为3.8 mm，电磁导航法皮质穿破距离平均为1.8 mm，作者认为电磁导航可显著提高椎弓根螺植钉准确率和安全性，减少神经损伤风险，但并不能减少放射线暴露时间及缩短植钉手术时间。通过这些作者的试验可以看出导航法较以往的各种方法的准确性有了较大的提高，充分说明了计算机辅助的导航技术是未来椎弓根螺钉精确定位的方向，同时为我们发展数字化导航模板提供了信心。

在模板的设计中为了增加模板的准确性，定位需要暴露棘突，采用一个模板定位双侧椎弓根，此时需要将棘上韧带和棘间韧带切开，减少了脊柱稳定性。在后期的设计中单侧模板植入椎弓根钉，不需要将棘上韧带和棘间韧带切开即可进行椎弓根的定位，临床结果发现两种方法的准确性相当。由于在制作导航模板时采用了单椎体定位的方法，体现了个体化的原则，不会因为术中体位的变化而导致定位失败，术中可以任意地改变患者的体位。在手术早期使用中由于需要验证方法的准确性，在植入时同时需要透视，后期只需在椎弓根内固定完成后透视一次即可，所以极大地提高了手术的准确性，减少了手术时间和放射量。

3D打印导航模板的建立，为胸腰椎椎弓根内固定定位提供了一种新方法。该方法以全新的理论为骨科导航做了初步的尝试，目前的结果是鼓舞人心的，值得在临床做进一步推广应用，下一步需要前瞻性的对照实验来验证该方法的准确性。

七、3D打印个体化导航模板在脊柱侧凸中的应用

脊柱侧凸是脊柱外科常见病，由于是矢状面、冠状面和水平面的三维立体畸形，解剖结构复杂。对于脊柱侧凸的患者，有一些独特的形态学特征，例如椎管不对称、横突周围椎弓根直径很小、明显的脊柱旋转。对于严重畸形，胸椎椎弓根非常狭窄，因此明显增加了椎弓根螺钉植入的风险，特别是侧凸顶椎凹侧植钉有非常高的风险。Gilbert等证实了部分椎体椎弓根非常细，椎弓根螺钉不可能常规植入，

应考虑采用In-out-in 技术。我们利用RE原理和RP技术设计制作个体化导航模板用于脊柱侧凸患者，发现可以提高胸椎弓根螺钉植入的准确性与安全性，能够显著减低手术时间和外科医生的射线辐射量。

（一）导航模板的设计和制作

1. CT原始数据与椎骨三维模型的建立

患者64排CT连续扫描数据集，扫描条件：电压120 kV，电流150 mA，层厚0.625 mm，512×512矩阵。将CT连续断层图像数据导入三维重建软件amira 3.1，首先灰度分割提取椎骨边界轮廓信息区，然后应用区域分割再次提取椎骨信息区，采用系统默认的最佳重建模式三维重建椎体模型，以STL格式将模型导出。

2. 进针模板的建立

在UG Imageware12.0软件平台打开STL格式三维重建模型，定位三维参考平面。设计椎弓根的最佳进钉通道。提取椎板后部的解剖形态，在软件中建立与椎板后部解剖形状一致的反向模板，然后将模板、椎体与椎弓根钉道拟合，观察钉道与椎弓根对应的准确性。

3. 导航模板的制作

利用Amira 3.1三维重建软件建立了腰椎单椎体的三维模型，再通过RE软件确定椎弓根的最佳进钉方向，然后将椎体的后部和椎弓根的进针通道相结合，制作带有进针通道的反向椎弓根导航模板，同时将导航模板和椎体相结合。利用激光3D打印技术（SLA）将模型和模板同时制作出来，体外将模板和椎体贴合，进行椎弓根进针模拟，观察模板的准确性。通过将制作的椎体和导航模板相贴合，利用导航孔植入克氏针，证实本次制作的导航模板的准确性。

（二）临床应用

1. 典型病例-1

患者，女性，12岁，结合术前症状、体征、影像，术前诊断为特发性脊柱侧凸，cobb角62°。拟融合节段位于T2~T10，需植入螺钉的椎骨为T2、T4、T6、T8和T10。根据前述方法制作T2、T4、T6、T8和T10共5个椎弓根导航

模板，术中将消毒后的导航模板与暴露的椎板贴合，沿导航孔确定钉道植入椎弓根螺钉，术中、术后未出现血管、神经并发症，术后X线及CT扫描示椎弓根螺钉进针点、方向准确，螺钉长度、直径选择合适（图2-28）。

2. 典型病例-2

徐某某，男性，14岁，T11、T12半椎体并胸腰段脊柱侧弯、重度后突畸形（图2-29）。

针对这种复杂病例，通过3D打印技术，打印出脊柱模型，作为参照，直观地进行手术规划（图2-30）。

术中，一期后路T11、T12半椎体切除、脊柱后突、侧弯矫正，植骨融合，T9～L3椎弓根螺钉内固定术（图2-31）。

术后站立全长，侧弯25°～2°，后凸100°～18°（图2-32）。

八、3D打印技术在脊柱外科中的其他应用

前面介绍了3D打印导航模板在辅助椎弓根螺钉植入技术的应用，该技术被广泛应用于临床实践，3D打印技术除了在植钉领域应用外，对脊柱外科复杂疾病的诊断、个性化肢具的定制、临床教学、医患沟通以及个体化高精度的手术方案的制订等方面的应用对教学和临床工作提供了很大帮助。

（一）脊柱外科复杂疾病的诊断

脊柱解剖结构复杂，与脊髓、神经等重要组织结构毗邻，在面对复杂的脊柱疾病时，如脊柱畸形、复杂的脊柱创伤以及复杂脊柱骨折的分型、脊柱侧弯的分型、脊柱肿瘤的鉴别等，由于传统影像学检查无法提供精准的三维解剖关系，通过传统的影像学资料医生可能会得出片面的结论，将直接影响疾病的准确诊断，容易造成漏诊、误诊、疾病诊断的不全或不明确，从而影响疾病治疗方案的制订、疗效以及预后恢复。而3D打印技术的出现为复杂疾病的诊断提供了一个新的诊断依据。通过3D打印技术来重建脊柱三维解剖结构，可直观地显示病变椎体、变异椎体或损伤椎体的部位、范围及局部解剖，从而显著提高疾病的诊疗质量。

与传统的X线片、CT、MRI等医学影像学资料相比，3D打印实体模型可以提供更加详细、直观、立体、现实的解剖学信息。医生可以更加直观地观察分析脊柱解剖结构，从而极大地提高了其对复杂脊柱疾病空间解剖结构的理解，从而更加精确地为疾病做出诊断，减少复杂疾病的漏诊和误诊，明显提高患者的诊疗质量。

（二）个体化支具的定制

矫形支具广泛应用于骨科领域，尤其在青少年脊柱畸形方面。目前，我国青少年脊柱侧凸患病率介于0.61%～2.4%之间。绝大多数的脊柱侧凸，特别是占90%以上的特发性脊柱侧凸不是一开始畸形就很严重，它有一个较长的发展过程。许多资料表明：支具治疗可有效地控制早期脊柱侧凸的发展，特别是对轻型特发性侧凸，可以避免手术或减轻手术患者侧凸的严重程度。支具治疗脊柱侧凸可以追溯到16世纪。从1915年开展手术治疗脊柱侧凸后，支具治疗应用越来越少，直到20世纪中叶，因为脊柱手术后并发症较多，支具治疗才重新引起人们的重视。Lonstein和Winter首先报告了1 020例接受Milwaukee支具治疗的脊柱侧凸患者的随访结果，以该作者对同一医院的729例该病患者的自然病程研究作对照，结果显示支具治疗可明显阻止脊柱侧凸的进展，提示许多患者经支具治疗后可以避免手术。1995年Fernandez Filiberti等观察了54名顺应性良好的支具治疗患者和47名未予任何治疗的患者，两组在年龄、性别及脊柱侧凸程度等方面均具有可比性，后者在手术治疗率和侧凸曲率加重方面均3倍于支具治疗组。导致支具治疗失败的原因常常是支具设计不当、间歇佩戴及治疗时机过晚。

传统支具由于支具尺寸过大不易遮掩、心理压力较大、支具每天必须要穿戴20小时以上、塑料支具不透气、夏天穿支具非常热等原因导致患者的依从性普遍较低。据报道，我国一些支具矫形中心通过引进一种小巧、隐蔽的德国支具，提高了支具的舒适性，孩子非常容

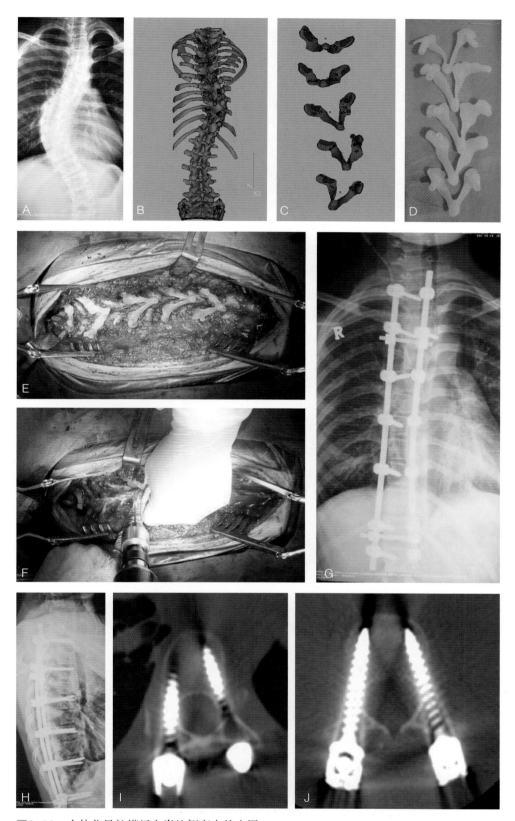

图2-28 个体化导航模板在脊柱侧弯中的应用

A. 术前X线片。B. 脊柱三维模型及设计的模板。C. 模板标记螺钉的直径及长度。D. 导航模板的实物模型。E. 术中显示导航模板和椎体后部匹配良好。F. 电钻通过导航孔钻孔。G～J. X线及CT扫描显示

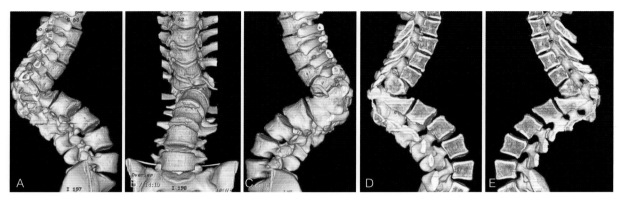

图2-29　术前CT三维重建

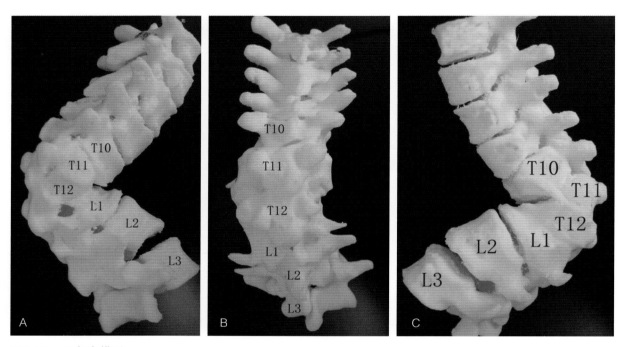

图2-30　3D打印模型

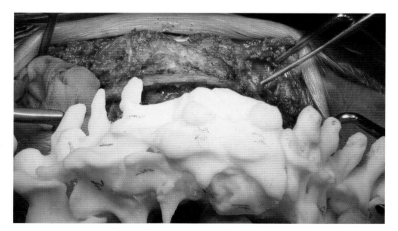

图2-31　术中情况

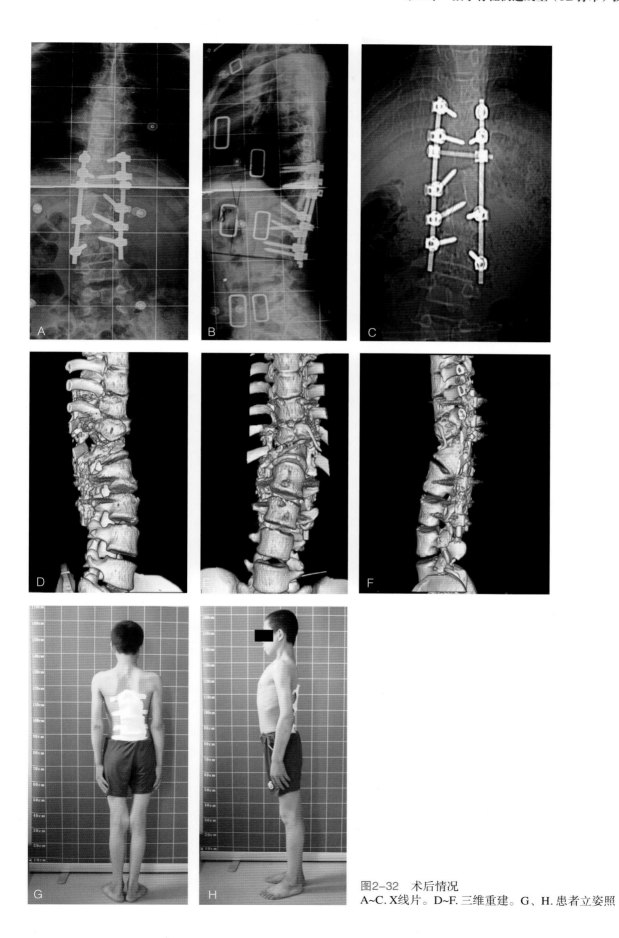

图2-32　术后情况
A~C. X线片。D~F. 三维重建。G、H. 患者立姿照

易接受。相比老式色努支具，德国支具非常容易遮掩。然而这种支具也同样存在弊端，其透气方面又大打折扣。最终，我国的一家矫形中心结合3D打印技术，通过不断研制，终于设计并打印出了国内第一具脊柱侧弯支具。3D打印可以进行镂空设计，自然支具的透气性就达到最佳，而且看起来更加时尚。

3D打印技术联合生物力学分析技术，可以个体化定制脊柱支具，在青少年脊柱侧弯矫形应用中获得了满意的效果，较传统支具其优点包括：①材料选择的多样性，可以根据不同的治疗目的及患者的要求选择不同的制作材料；②能够快速制作，简便易成形；③符合人体工学特点，轻便舒适合体；④联合生物力学分析软件分析设计可以得到更加符合生物力学的支具；⑤可以个体化定制。有研究表明个体化截瘫支具对患者的日常生活、活动能力及步行能力的改善有重要意义。而舒适适宜的个体化支具能够更好地帮助患者早日恢复健康状态。

（三）临床教学与医患沟通

3D打印技术可以重现脊柱外科相关疾病的重要解剖学特点，从而为临床教学及医患沟通提供直观、立体、典型的3D打印实物模型，帮助学生更好地理解脊柱外科相关疾病的解剖结构及发病机制，帮助患者及家属更好地了解所患疾病。

3D打印技术可以重现脊柱外科相关疾病的重要解剖学特点，从而为临床教学提供直观、立体、典型的实物模型，帮助学生更好地理解脊柱外科相关疾病的解剖结构及发病机制。

脊柱解剖因其形态结构复杂，部位深在，处于教师难教、学生难学的境地。传统教学方式相对抽象，而根据影像学资料运用3D打印技术打印的实体模型则能够体外再现脊柱的三维形态及特定的断层结构，为临床教学提供更为直观的三维图像信息，从而提高了学生对脊柱解剖结构的理解及记忆。有研究表明，使用3D打印实物模型教学能够帮助学生更好地理解复杂解剖结构，提高教学质量。

脊柱外科相关疾病因其特殊结构、部位、发病机制、概念相对抽象，并且病因复杂，涉及的解剖学、骨科生物力学等学科内容广泛，学生掌握较难。与传统教学方法的单纯平面结构图相比，3D打印实物模型具有真实、客观、立体、生动、直观、感性的解剖学特点，可以将原本难以理解的具有复杂解剖特点的脊柱外科相关疾病，形象、直观、立体地呈现于学生面前，使学生对脊柱的立体结构、病理、疾病分型及治疗方法的理解更加容易。

3D打印技术可以体外再现患者病变区的解剖结构，有利于医生之间以及医生与患者及家属之间的交流。医生可以借助于患者自己的解剖模型，为其及家属指出关键的区域及解剖特点，交代手术风险及术后的相关并发症，从而使患者及家属更加了解相关疾病术语，提高患者及家属对该疾病的认识，方便医患沟通，增加医患之间的互信，避免医疗纠纷的发生。

（四）个体化高精度的手术方案的制订

与传统的术前规划相比，3D打印技术可以客观、立体、生动、直观、感性地打印出1∶1的实物模型；可以根据术者的需要打印不同的切面，以更好地观察特定区域的解剖特点，制订更加精准的个体化的手术方案；可以在3D打印模型上进行预定手术的模拟操作，增加手术的熟练度，明显缩短手术所需的时间，减少医生和患者放射线暴露的时间和剂量，提高手术的可对比性和相对同一性；可以制作一些个体化的手术器械，辅助手术的快速完成，其中包括3D导板模板辅助椎弓根螺钉精准植钉、截骨导板辅助截骨减压范围的精确划定及个体化内植物的定制。

1. 3D导板模板辅助椎弓根螺钉精准植钉方面

该方法能够准确迅速定位，减少术中过度剥离，降低植钉难度，提高植钉的准确率，缩短手术时间，降低手术风险，减少术中出血及手术人员和患者放射线暴露的剂量，同时也不受患者体位变化的影响。前面已做详细介绍。

2. 截骨导板辅助截骨减压范围的精确划定方面

脊柱后路减压、开窗及复杂脊柱畸形矫形等手术都需要截骨。传统的术前规划，术者对截骨范围的设计大多是通过术前影像学资料以及计算机软件测量设计并进行修复方案模拟来实现的，相对而言，截骨范围的确定还不够精确。再加上脊柱本身解剖结构复杂，存在一定的个体差异，而脊柱畸形常常涉及多种解剖结构的变异，如有椎弓根阙如、椎体旋转、脊柱侧弯、脊柱后凸，甚至椎体分节不全等畸形，解剖结构及解剖标志严重变异，而脊柱又毗邻脊髓神经等重要组织结构，运用传统的术前规划方法，术者很难获得术区直观的三维解剖信息而造成截骨线的设计精确性较低。而截骨线的划定，需要综合考虑脊柱矢状位及冠状位的平衡、脊髓神经的松弛程度（有无序列堆积及过度牵拉）、椎前血管顺应性、肌肉的牵拉程度、心肺功能的影响程度等因素。截骨或减压范围过小，无法达到改善外观畸形、恢复脊柱平衡、解除神经受压的目的；截骨或减压范围过大，容易破坏脊柱结构的稳定性，更加容易造成神经功能的损害，因此，精确的截骨范围是手术疗效的关键保证。

3D打印技术可以重现脊柱病变区的解剖结构，从而为截骨线的设计提供直观、立体、感性的实物模型，帮助医生设计更加科学严谨的截骨线。另外，3D打印技术可以设计个体化的截骨导板，术者在导板的指引下能够更加准确地完成截骨，显著提高修复手术的精确性，实现脊柱截骨、减压、开窗手术从经验论到数字化的转化，并简化了术式，制订的标准化治疗模式对临床工作具有重大的指导意义。

3. 个体化内植物的定制方面

3D打印技术还可应用于脊柱外科内植物的个体化定制，即术者根据患者实际情况定制个体化的内植物，以满足解剖学、人体工程学、生物力学等不同方面的特殊要求。如椎间隙很宽或较小的儿童，造成患者所需内植物太大或太小，或需要与患者局部解剖结构更为贴附的内植物以提高手术疗效时，在这些特殊情况下则需要定制个体化的内植物，3D打印技术可以满足定制个体化内植物多样性、复杂性和快速性的要求。

通过前期对孔隙金属进行的大量临床研究的成果表明，骨头可以长入金属孔隙中，并且可以增强植入物的强度。以前我们在临床上使用的钛网，有一个明显的缺陷是随着骨头的生长，钛网容易卡到骨头里，造成塌陷。而如果用3D技术，根据患者上下椎体结构设计并生成一个和骨面完全贴合的孔隙结构的植入物，这样接触面骨骼的压强就会减小，不但不会卡到骨头里，还可以让骨头顺着孔隙生长。

据报道，2014年12月10日，浙江大学第一附属医院利用3D激光打印技术制成的钛合金人工椎体并完成首例人工椎体置换手术。据介绍，患者是杭州一所大四学生，在浙江大学第一附属医院骨科就诊时发现患有"骨化性纤维瘤"，其第10、11胸椎已经遭到明显的侵蚀性破坏，并出现了病理性骨折，经专家讨论决定采用3D激光打印技术，免费量身定做个性化的钛合金人工椎体，并予手术置换，患者术后恢复情况良好。

利用3D打印技术，按照1∶1的比例定制的个体化人工椎体，在手术过程中不仅可以大大节省手术时间，减少出血和创口暴露时间，而且3D打印的人工椎体更坚固，能与人体组织很好地融合。

此外，中国科学院金属研究所沈阳材料科学国家（联合）实验室工程合金研究部与国内医疗机构合作，在钛合金3D打印技术应用于医疗领域取得阶段性成果。其团队与山东威高骨科材料股份有限公司合作设计制备出具有骨小梁结构的多孔钛合金颈椎融合器和腰椎融合器，该产品具有兼顾力学性能和生物相容性的特点，是一种治愈颈椎和腰椎疾病的理想产品，目前已获取国家医疗器械质量监督检验中心检验合格报告，正处于临床试验阶段。

3D打印是将三维CAD模型按设定厚度切片分层，将一个三维文件切分成若干具有一定厚度的二维图形，将这些二维信息输入控制计算机后，驱动高能电子束按照规划好的路径扫描粉末床上的粉末，熔化粉末成为实体，重复这个过程来制造研究人员设计的复杂部件。这一技术在脊柱骨肿瘤治疗等骨科领域具有独特的技术优势，可以针对不同患者的骨骼差异性为其量身定制最适合的替代物模型，利用3D打印技术在短时间内为患者快速制造出最合适的替代物，成本和制造周期均大幅降低，从数据采集、加工制造到手术植入患者体内可以在3~4天内完成全部工作，有效避免了传统的骨骼替代物制造过程复杂、成本高、耗费时间长、替代物与患者不匹配的风险。

（五）临床应用

1.典型病例-1

男性，36岁，体育教师。主诉：发现左侧腰部包块3年，疼痛伴迅速增大3个月。左下肢间断性放射性疼痛伴麻木3个月。查体：左侧髂腰部软组织饱满，包块质硬，界限不清楚，无压痛。神经系统查体（－），左侧髂腰部疼痛VAS:4。由于该患者肿瘤侵犯区域较为复杂，因此通过3D打印该部分阳性模型作为手术计划的直观展示，并在术中作为比对（图2-33）。

2.典型病例-2

女性，32岁。主诉：发现胸背部包块10年，疼痛伴迅速增大1个月。双下肢麻木伴步态不稳1个月。查体：胸背部可触及约10cm×7cm包块，质硬，界限较清楚，无压痛，活动度差。双侧脐平面以下针刺痛觉减退；左下肢肌力3$^+$级，右下肢肌力4$^-$级；双下肢腱反射亢进，双侧巴宾斯基征阳性；肛门会阴区感觉、反射及肛门括约肌肌力正常。胸背部包块疼痛VAS:4。针对这种复杂脊柱肿瘤病例，通过3D打印能够立体地、从视角观察并确定截骨方案。术中应用T形切口便于彻底暴露并移除肿瘤，术中从左侧经胸椎弓根基底部截骨，手术时间6小时，出血量900 mL。

术后病理结果显示低度恶性纤维黏液性肉瘤。术后即刻感下肢无力、麻木感好转，术后两周下地，双下肢肌力恢复至4$^+$级。术后18个月复查，双下肢感觉、肌力正常，无特殊不适（图2-34）。

累及脊柱三柱结构并侵及椎管的脊柱肿瘤，毗邻神经、血管、肺等重要结构，手术风

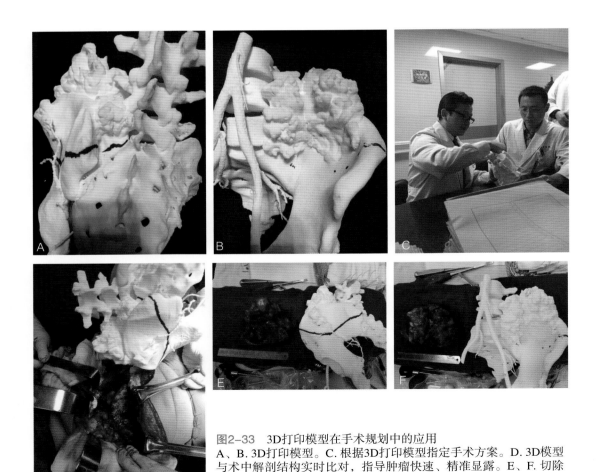

图2-33　3D打印模型在手术规划中的应用
A、B.3D打印模型。C.根据3D打印模型指定手术方案。D.3D模型与术中解剖结构实时比对，指导肿瘤快速、精准显露。E、F.切除的肿瘤标本与3D模型比对

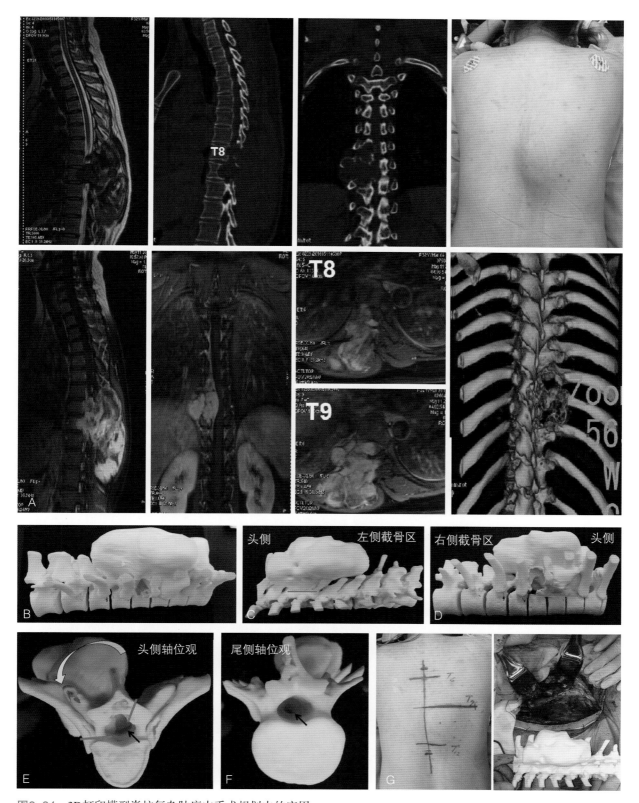

图2-34　3D打印模型脊柱复杂肿瘤中手术规划中的应用
A. 患者术前CT影像及三维重建。B. 3D打印模型。C. 截骨设计（左侧截骨区）。D. 截骨设计（右侧截骨区）。E. 截骨设计（头侧轴位）。F. 截骨设计（尾侧轴位）。G. 术中切口及3D打印模型实时对比

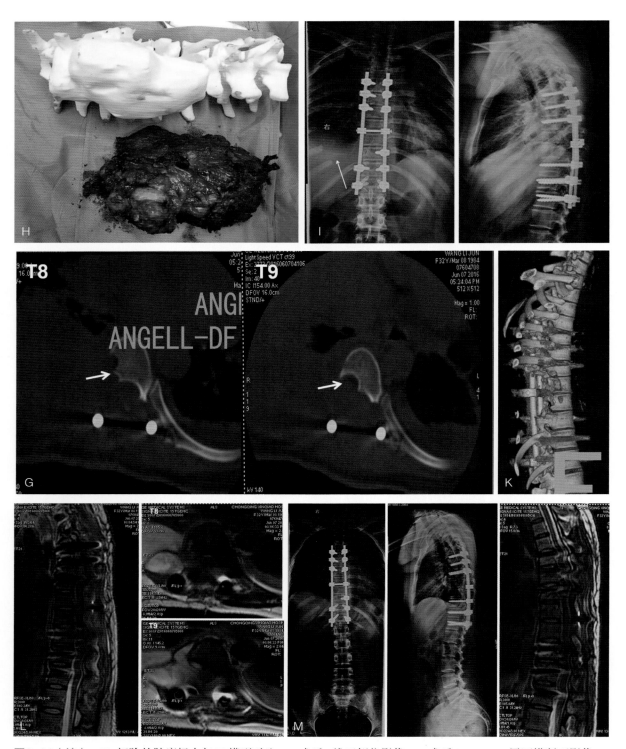

图2-34（续）　H. 切除的肿瘤标本与3D模型对比。I. 术后X线正侧位影像。J. 术后CT T8、T9层面横断面影像。K. 术后三维重建影像。L. 术后磁共振影像。M.术后18个月复查影像

险较高，切除难度较大。3D打印术前周密规划方案，术中快速、精准显露切除边界，立体直观，使得手术团队术前、术中做到"胸有成竹"，保证手术安全和效率。

3. 典型病例-3

患者主诉"左上下肢疼痛麻木半年，加重1周"。查体：颈压痛、叩痛（＋）、左上肢感觉减退。左上肢肌力Ⅳ级。双侧霍夫曼征（＋），巴宾斯基征（＋）。结合术前影像，诊断：颅底凹陷症、寰枢椎脱位。

术前影像：见图2-35~图2-37。

手术方案（规划）：后路减压+枕颈融合内固定。

手术操作关键步骤+术中照片（说明特殊器械及设备）：术前予以颅骨牵引，并在牵引后行椎动脉CTA，数字化处理骨骼和重要血管（椎动脉）并建模，3D打印患者术区骨骼和血管，进行术前规划，术中安置枕骨钢板+寰枢椎椎弓根螺钉（图2-38，图2-39）。

4. 典型病例-4

患者主诉"颈部不适伴四肢麻木3年，加重1周"。查体：颈部畸形，四肢皮肤浅感觉减退，双上肢肌力Ⅳ级，病理征（－）。结合术前影像，诊断：上颈椎畸形伴不稳、寰枕融合。

术前影像：见图2-40，图2-41。

手术方案（规划）：后路枕颈融合内固定、枢椎棘突螺钉内固定。

手术操作关键步骤+术中照片（说明特殊器械及设备）：术前行椎动脉CTA，数字化处理骨骼和重要血管（椎动脉）并建模，3D打印患者术区骨骼和血管，进行术前规划，术中安置枕骨钢板+枢椎椎弓根螺钉+枢椎棘突螺钉（图2-42，图2-43）。

5. 典型病例-5

患者主诉"事故后颈痛4小时"。查体：颈部活动受限，颈部叩击痛（＋），无神经症状。结合术前影像，诊断：上颈椎创伤、齿状突骨折。

术前影像：见图2-44，图2-45。

手术方案（规划）：后路枕颈融合内固定、枢椎棘突螺钉内固定。

手术操作关键步骤+术中照片（说明特殊器械及设备）：术前行上颈椎薄层CT，数字化处理骨骼并建模，3D打印患者术区骨骼模型，进行术前规划，术中安置寰枢椎螺钉。

术后影像：见图2-46。

九、小结

随着医学影像学、数字化医学、组织细胞培养技术和新材料技术的快速发展，3D打印技术在脊柱外科领域的应用必将会进一步深入。3D打印技术解决了临床上椎弓根螺钉植入盲目性和复杂化问题常态化。个体化高精度的手术方案的制订既能明显提高手术的成功率，缩短手术时间，提高手术的精确性，又能有效地减少手术并发症的发生。利用3D打印技术打印脊柱局部部位的三维解剖结构，能辅助脊柱外科相关疾病的精确诊断，提高医患沟通和教学的效果，而术中多样式钉道导板定制、个体化定制脊柱支具等也将逐步得到推广。3D打印个体化内植物也将进入临床应用，在今后的发展中具有重要的临床价值。

随着新材料的不断涌现，使通过3D打印技术制作结构复杂的骨组织工程支架，以及人工骨骼、椎体成为可能。3D打印技术不仅可以满足患者个体化定制的需求，还可根据需要设定特定的孔隙率、交联，使其有利于细胞的长入，并可以完美匹配支架的降解速度与成骨的速度。理想的骨组织工程支架不仅要具备能够满足细胞长入、完美匹配缺损骨组织结构的多孔结构，还应具有良好的机械强度。3D打印技术还可以实现通过改良支架的内部结构特征增强支架的机械性能。Zhao等以左旋聚乳酸粉末和左氧氟沙星和妥布霉素为原料，应用3D打印技术成功制备出多药控释型载药人工骨。随着3D打印技术在组织工程领域的应用，活细胞也作为打印材料的一部分，在制备组织工程支架的同时被一同打印出来。在不久的将来，利用细胞打印骨组织修复脊柱缺损病变骨组织将成为一种革命性的突破。

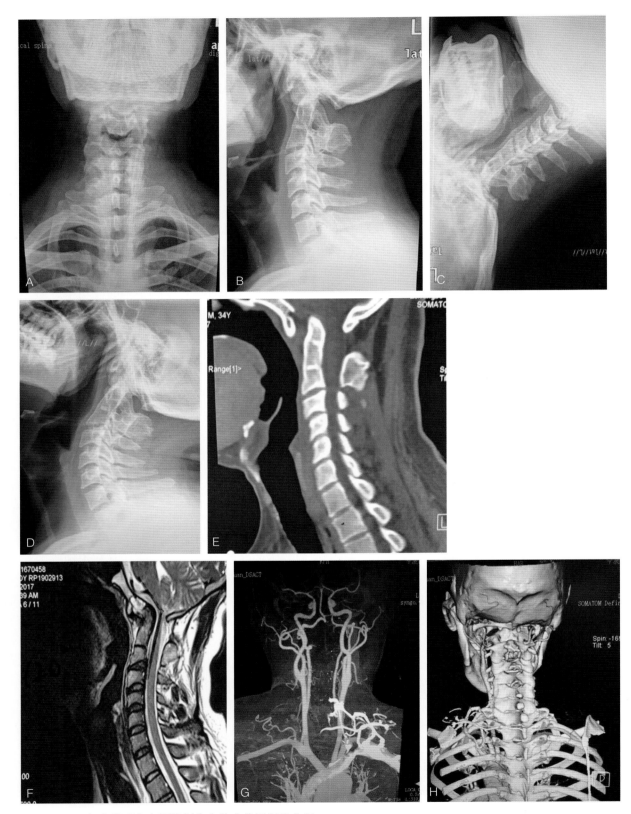

图2-35　3D打印模型在上颈椎创伤中的术前规划的应用
A~D. 患者术前动力位片。E. CT影像。F. MR影像。G. 血管增强。H. 三维重建CTA

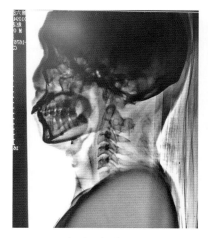

图2-36　牵引后侧位片

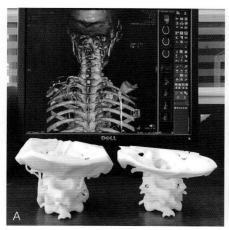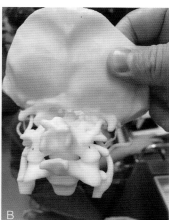

图2-37　CTA和3D打印模型

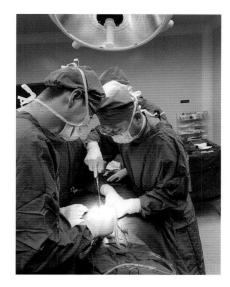

图2-38　术中情况

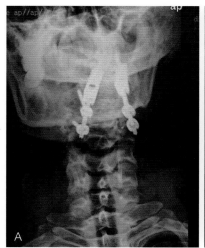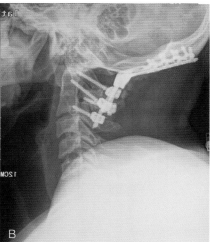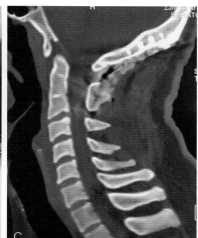

图2-39　术后影像
A、B. X线片。C. CT片

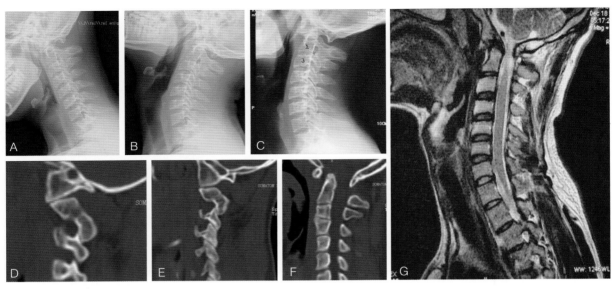

图2-40 3D打印技术在上颈椎手术中的术前规划应用（畸形）
A~C. 动力位片。D~F. CT。G. MRI

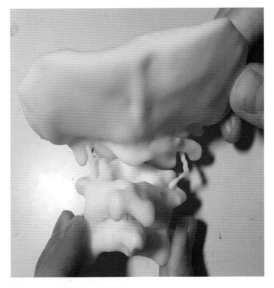

图2-41 术前3D打印

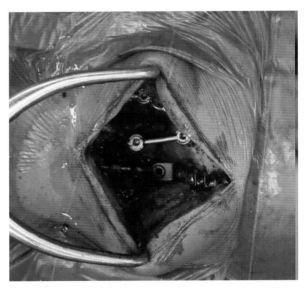

图2-42 术中情况

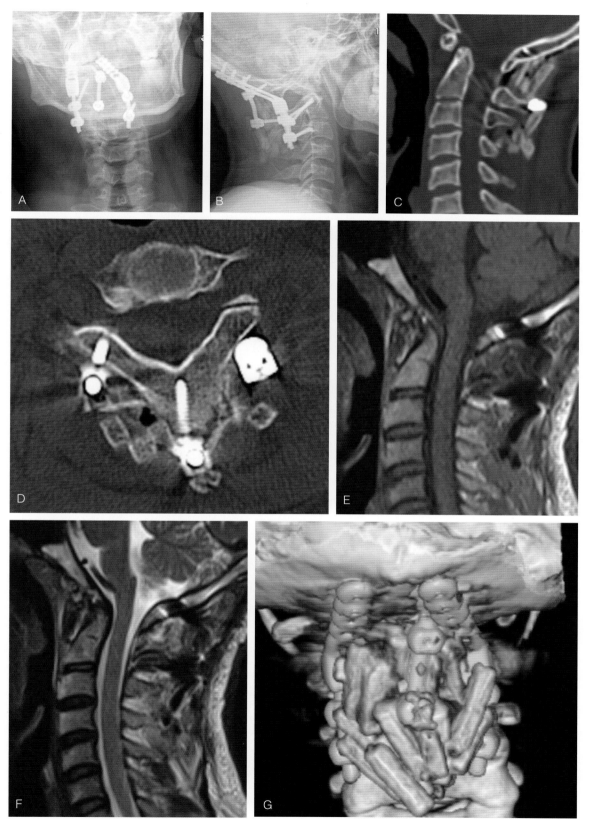

图2-43　术后情况
A、B.X线片。C、D.CT。E、F.MRI。G.三维重建

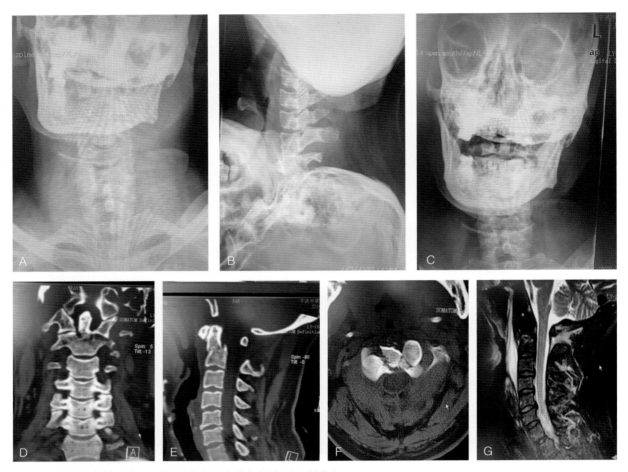

图2-44　3D打印技术在上颈椎手术中的术前规划应用（创伤）
A~C.患者术前X线片。D~F. CT影像。G. MR影像

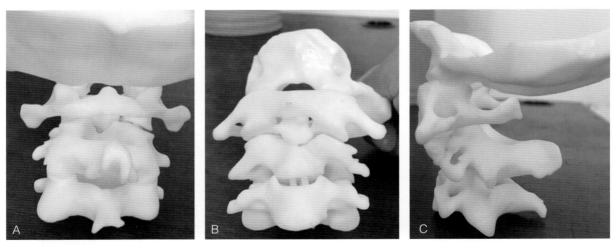

图2-45　术前3D打印

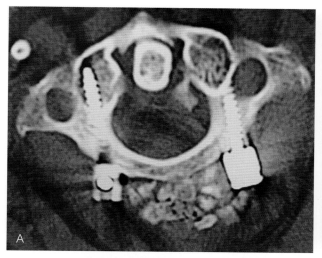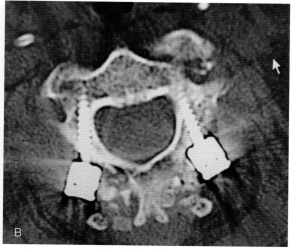
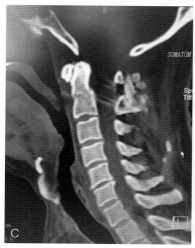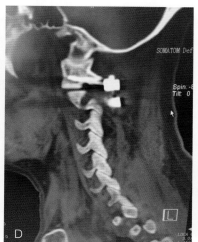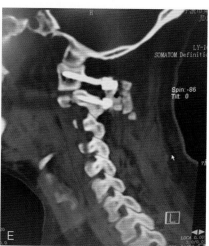

图2-46 术后影像

参考文献

1. 王雪莹. 3D打印技术与产业的发展及前景分析. 中国高新技术企业, 2012, 26:17-18.

2. 刘厚才, 莫健华, 刘海涛. 三维打印快速成型技术及其应用用. 机械科学与技术, 2008, 9:1185-1189.

3. 陈步庆, 林柳兰, 陆齐, 等. 三维打印技术及系统研究田. 机电一体化, 2005, 4:13-15.

4. 吕东旭. 3D打印的特点及应用简析. 科建园地, 2013.

5. Guarino J, Tennyson S, McCain G, et al. Rapid prototyping technology for surgeries of the pediatric spine and pelvis benefits analysis. Pediat Orthop, 2007, 8:955-960.

6. Cartiaux O, Paul L, Bernard G, et al. Improved accuracy with 3D planning and patient-specific instruments during simulated pelvicbone tumor surgery. Annals Biom Eng, 2014, 1:205-213.

7. Faur C, Crainic N, Sticlaru C. Rapid prototyping technique in the preoperative planning for total hip arthroplasty with custom femoral components. Wien Klin Wochenschr, 2013, 5:144-149.

8. 丁焕文, 沈健坚, 涂强, 等. 计算机辅助技术在骨关节疾病中的应用. 中国组织工程研究与临床康复, 2011, 17:3113-3118.

9. Kataoka T, Oka K, Miyake J, et al. 3-Dimensional prebent plate fixation in corrective osteotomy of malunited upper extremity fractures using a real-sized plastic bone model prepared by preoperative computer simulation. J Hand Surg Am, 2013, 5:909-919.

10. Tricot M, Duy KT, Docquier PL. 3D-corrective osteotomy using surgical guides for posttraumatic distal humeral deformity. Acta Orthop Belg, 2012, 4:538-542.

11. Nancy Owano. Organovo to offer preclinical drug tests based on 3-D liver tissue EB/OL]. (2014-08-13) 2014-11-27]. http://www. xconomy. com/san-diego/2014/08/13/organovo-to-offer-preclinical-drug-tests-based-on-3-d-liver-tissue/#.

12. Ben Coxworth. Functional three-dimensional human liver tissue created with 3D bio-printer. EB/OL]. (2013-04-24)2014-11-27]. http://medicalxpress. com/news/2013-04-or-ganovo-ability-3d-human-liver. html.

13. Cartié DDR, Dell'Anno G, Poulin E, et al. Engineering Fracture Mechanics, 2006, 73(16):2532-2540.

14. Jackson JP, Waugh W. Tibial osteotomy for osteoarthritis of the knee. J Bone Joint Surg Br, 1961, 43(4):746.

15. 高石军, 邵德成, 陆搏, 等. 关节镜下清理胫骨高位截骨骑缝钉固定术治疗膝骨关节炎. 中国矫形外科杂志, 2006, 14(3):192-195.

16. Hsu RW, Himeno S, Coventry MB, et al. Normal axial alignment of the lower extremity and load-bearing distribution at the knee. Clin Orthop Relat Res, 1990(255):215-227.

17. Poignard, MD, Lachaniette F, Amzallag J, et al. Revisiting high tibial osteotomy:fifty years of experience with the opening-wedge technique. J Bone Joint Surg Am, 2010, 85(2):187-195.

18. Marti CB, Gautier E, Wachtl SW, et al. Accuracy of frontal and sagittal plane correction in open-wedge high tibial osteotomy. Arthroscopy, 2004, 20(4):366-372.

19. Choi HR, HaSegawa Y, Kondo S, et al. High tibial osteotomy for varus gonarthresis:a 10 to 24 year follow up study. J Orthop Sci, 2001, 6(6):493-497.

20. 张元智, 陆声, 杨勇, 等. 骶骨骨折手术导航模板的设计与临床应用. 中华创伤骨科杂志, 2009, 11(4):334-337.

21. 张元智, 李严兵, 陆声, 等. 数字化技术设计椎弓根固定定位导航模板. 中华创伤骨科杂志, 2008, 10(2):116-119.

22. Lu S, Xu YQ, Zhang YZ, et al. A novel computer-assisted drill guide template for lumbar pedicle screw placement:a cadaveric and clinical study. Int J Med Robot, 2009, 5(2):184-191.

23. 陆声, 徐永清, 张元智, 等. 计算机辅助导航模板在下颈椎椎弓根定位中的临床应用. 中华骨科杂志, 2008, 28(12):1002-1007.

24. Mckoy BE, Bensen CV, Hartsock LA. Fractures about the shoulder:conservative management. Orthop Clin North Am, 2000, 31:205-216.

25. Neer CS. Articular replacement for the humeral head. J Bone Joint surg(Am), 1955, 37:215-228.

26. 杨卫良, 徐佳元, 祁全, 等. 肩关节置换术的研究现状与进展. 中国矫形外科杂志, 2010, 18:1085-1087.

27. 付中国, 朱前拯. 肩关节置换术治疗肱骨近端骨折研究进展. 中华骨科杂志, 2007, 27:783-785.

28. Bishop JY, Flatow EL. Humeral head replacement versus total shoulder arthoplasty:Clinical outcomes-A review. J Shoulder Elbow Surg, 2005, 14:141-146.

29. 芦浩, 付中国, 张殿英, 等. 肱骨近端骨折肩关节置换术中假体高度确定的解剖学研究. 中华创伤骨科杂志, 2010, 12:775-778.

30. 徐万鹏, 冯传汉. 骨科肿瘤学. 北京:人民军医出版社, 2001:537-580.

31. Hillmann A, Hoffmann C, Gosheger G, et al. Tumors of the pelvis:complications after reconstruction. Arch Orthop Trauma Surg, 2003, 123(7):340-344.

32. Wong KC, Kumta SM, Chiu KH, et al. Computer assisted pelvic tumor resection and reconstruction

with a custom-made prosthesis using an innovative adaptation and its validation. Comput Aided Surg, 2007, 12(4):225-232.

33. 尹庆水, 张莹, 王成焘, 等. 临床数字骨科学. 北京:人民军医出版社, 2011.

34. Green GV, Berend KR, Berend ME, et al. The effects of varus tibial alignment on proximal tibial surface strain in total knee arthroplasty:the posteromedial hot spot. J Arthroplasty, 2002, 17(8):1033-1039.

35. Nunley RM, Ellison BS, Zhu J, et al. Do patient-specific guides improve coronal alignment in total knee arthroplasty? Clin Orthop Relat Res, 2012, 470(3):895-902.

36. Bali K, Walker P, Bruce W. Custom-fit total knee arthroplasty:our initial experience in 32 knees. J Arthroplasty, 2012, 27(6):1149-1154.

37. Noble JW, Moore CA, Liu N. The value of patient-matched instrumentation in total knee arthroplasty. J Arthroplasty, 2012, 27(1):153-155.

38. 黄美贤, 罗吉伟, 胡罢生, 等. 三维螺旋 CT 重建股骨远端旋转力线的测量. 中国临床解剖学杂志, 2008, 26(1):62-64.

39. Lu S, Xu YQ, Chen GP, et al. Efficacy and accuracy of a novel rapid prototyping drill template for cervical pedicle screw placement. Comput Aided Surg, 2011, 16(5):240-248.

40. Fu M, Lin L, Kong X, et al. Construction and accuracy assessment of patient -specific biocompatible drill template for cervical anterior transpedicular screw (ATPS) insertion:An in vitro study. PLos One, 2013, 8(1):e53580.

41. Briffa N, Pearce R, Hill AM, et al. Outcomes of acetabularfracture fix ation with ten years'follow-up. J Bone Joint Surg Br, 2011, 93(2):229-236.

42. 宋军, 梅益彰, 吴增城, 等. 复杂髋臼骨折复位及内固定的数字技术模拟研究. 中国临床解剖学杂志, 2013, 31(4):393-396.

43. 马立敏, 张余, 周烨, 等. 3D打印技术在股骨远端骨肿瘤的应用. 中国数字医学, 2013, 8(8):70-72.

44. Silva DN, Gerhardt de Oliveira M, Meurer E, et al. Dimensional error in selective laser sintering and 3D-printing of models for craniomaxillary anatomy reconstruction. Craniomaxillofac Surg, 2008, 36(8):443-449.

45. 何俊杰, 周倬瑜, 谭三元, 等. 计算机辅助3D打印在骨盆骨折个性化诊疗方案中的应用. 现代诊断与治疗, 2015, 26(12):2724-2725.

46. Sun W, Starly B, Darling A, et al. Computer-Aided Tissue Engineering, Part Ⅱ:Application to biomimetic modeling and design of tissue scaffolds. J Biotechnology and Applied Biochemistry, 2004, 39(1):49-58.

47. Son J, Kim G. Three-dimensional plotter technology for fabricating polymeric scaffolds with micro-grooved surfaces. J Biomater Sci Polym Ed, 2009, 14:2089-2101.

48. Meseguer-lmo L, Vicente-Ortega V, Alcaraz-Baos M. In vivo behavior of Si hydroxyapatite / polycaprolactone /DMB scaffolds fabricated by 3D printing. J Biom Mater Res, 2013, 7:2038-2048.

49. 孙梁, 熊卓. 快速成型聚乳酸-聚羟乙酸, 磷酸三钙支架修复兔桡骨缺. 中国组织工程研究与临床康复, 2011, 12:2091-2094.

50. 夏虹, 刘景发. 上颈椎手术的早期并发症. 中华骨科杂志, 2002, 22(5):296-299.

51. Lim MR, Girardi FP, Yoon SC, et al. Accuracy of computerized frameless stereotactic image-guided pedicle screw placement into previously fused lumbar spines. Spine, 2005, 30:1793-1798.

52. Steven C, Ludwig MD, Joseph M, et al. Cervical pedical screws:comparative accuracy of two insertion techniques. Spine, 2000, 25:2675-2678.

53. Dracy of two insertion techniques. SpinBiomodeling as an aid to spinal instrumentation. Spine, 2005, 30:2841-2845.

54. van Dijk M, Smit TH, Jiya TU, et al. Polyurethane real-size models used in planning complex spinal surgery. Spine, 2001, 26:1920-1926.

55. Radermacher K, Portheine F, Anton M, et al. Computer assisted orthopaedic surgery with image based individual templates. Clin Orthop

Relat Res, 1998, 354:28–38.

56]Goffin J, Van Brussel K, Martens K, et al. Three-dimensional computed tomography-based, personalized drill guide for posterior cervical stabilization at C1-C2. Spine, 2001, 26:1343–1347.

57. Owen BD, Christensen GE, Reinhardt JM, et al. Rapid prototype patient-specific drill template for cervical pedicle screw placement. Comput Aided Surg, 2007, 12:303-308.

58. Wu ZX, Huang LY, Sang HX, et al. Accuracy and safety assessment of pedicle screw placement using the rapid prototyping technique in severe congenital scoliosis. J Spinal Disord Tech, 2011, 24(7):444-450.

59. The clinical risk of vertebral artery injury from cervical pedicle screws inserted in degenerative vertebrae. Spine, 2005, 30:2800–2805.

60. Abumi K, Itoh H, Taneichi H, et al. Thranspedicular screw fixation for traumatic lesions of the middle and lower cervical spine description of the techniques and preliminary report. JSpinal Disord, 1994, 7:19-28.

61. Ludwig SC, Kramer DL, Balderston RA, et al. Placement of pedicle screws in the human cadaveric cervical spine:comparative accuracy of three techniques. Spine, 2000, 25:1655-1667.

62. Kotani Y, Abumi K, Ito M, et al. Improved accuracy of computer-assisted cervical pedicle screw insertion. J Neurosurg, 2003, 99:257-263.

63. Abumi K, Shono Y, Ito M, et al. Complications of pediclescrew fixation in reconstructive surgery of the cervical spine. Spine, 2000, 25:962-969.

64. Dacy of two insertion techniques . Spin Biomodeling as an Aid to Spinal Instrumentation. Spine, 2005, 30:2841.

65. Wright NM. Posterior C2 fixation using bilateral crossing C2 laminar screws:case series and technical note. J Spinal Disord Tech, 2004, 17:158-162.

66. Leonard JR, Wright NM. Pediatric atlantoaxial fixation with bilateral, crossing C-2 translaminar screws. Technical note. J Neurosurg, 2006, 104:599006

67. Harms J, Melcher 3DP. Posterior C1-C2 fusion with polyaxial screw and rod fixation. Spine, 2001, 26:2467-2471.

68. Wright NM, Lauryssen C. Vertebral artery injury in Clion. Spine, 2001, 26:2467-2471.

69. Howington JU, Kruse JJ, Awasthi D. Surgical anatomy of the C2 pedicle. J Neurosurg, 2001, 95:88-92.

70. Madawi AA, Casey AT, Solanki GA, et al. Radiological and anatomical evaluation of the atlantoaxial transarticular screw fixation technique. J Neurosurg, 1997, 86:96196.

71. Choi WG, Vishteh AG, Baskin JJ, et al. Completely dislocated hangmanular screw fixation technique. Case report, J Neurosurg, 1997, 87:757-760.

72. 陆声, 张元智, 徐永清, 等. 脊柱椎弓根定位数字化导航模板的设计. 中华创伤骨科杂志, 2008, 10:128-131.

73. Arand M, Neller S, Kinzl L, et al. The traumatic spondylolisthesis of the asis A biomechanical in vitro evaluation of an instability model and clinical relevant constructs for stabilization. Clin Biomech (Bristol, Avon) , 2002, 17 (6):432 -438.

74. Verheggen R, Jansen J. Hangman's fracture:arguments in favor of surgical therapy for type II and III according to Edwards and Levine. Surg Neurol, 1998, 49 (3):253 -262.

75. Duggal N, Chamberlain RH, Perez Garza LE, et al. Hangman favor of surgical therapy for tyarison of stabilization techniques. Spine, 2007, 32 (2):182 -187.

76. 瞿东滨, 钟世镇, 徐达传. 枢椎椎弓根及其内固定的临床应用解剖. 中国临床解剖学杂志, 1999 , 7:153-154.

77. 史峰军, 刘长胜, 冯刚, 等. 应用椎弓根螺钉内固定治疗Hangman骨折. 中华骨科杂志, 2002, 22:699-700.

78. Mandel IM, Kambach BJ, Petersilge CA, et al. Mo3DPhologic considerations of C2 isthmus

dimensions for the p lacement of transarticular screws. Spine, 2000, 25 (12):1542 -1547.

79. Richter M, Amiot LP, Puhl W. Computer navigation in dorsal instrumentation of the cervical spine:an in vitro study. Orthopade, 2002, 31(4):372-377.

80. Dichter M, Amiot LP, Puhl W. Computer nbiomodeling as an aid to spinal Instrumentation. Spine, 2005, 30(24):2841.

81. Schwarzenbach O, Berlemann U, Jost B, et al. Accuracy of computer assisted pedicle screw placement:an in vivo computed tomography analysis. Spine, 1997, 22(4):452-458.

82. 刘亚军, 田伟. CT三维导航系统辅助颈椎椎弓根螺钉内固定技术的临床应用. 中华创伤骨科杂志, 2005, 7(7):630-633.

83. Karim A, Mukherjee D, Gonzale-Cruz J, et al. Neurosurgerry, 2006, 59[ONS Suppl1]:13-19.

84. Carbone JJ, Tortolani PJ, Quartararo LG. Fluoroscopically assisted pedicle screw Fluoroscopically assisted pedicle screw fixation for thoracic and thoracolumbar injuries:technique and short-term complications. Spine, 2003, 28(1):91-97.

85. Sagi HC, Manos R, Benz R, et al. Electromagnetic Field-Based Image-Guided Spine Surgery Part One:Rsults of a Cadaveric Study Evaluating Lumbar pedicle screw placement. Spine, 2003, 28(17):20.

86. Sanghera B, Naique S, Papaharilaou Y, et al. Preliminary study of rapid prototype medical models. Rapid Prot J, 2001, 7(5):275-284.

87. Duart CJ, Llombart BR, Beguiristain GJL. Morphological changes in scoliosis during growth. Study in the human spine. Rev Esp Cir Ortop Traumatol, 2012, 56(6):432-438.

88. 李青, 刘尚礼, 徐卓明, 等. 广东省中山市城乡中小学生脊柱侧凸普查及预防. 中华骨科杂志, 1999, 19:265-268.

89. Lonstein JE, Winter RB. The Milwaukee brace for the treatment of adolescent idiopathic scoliosis:A review of 1020 patients. J Bone Joint Surg(Axn), 1994, 76:1207.

90. Fernandez-Filiberti R, Flynn J, Ramirez N, et al. Effectiveness of TLSO bracing in the conservative treatment of idiopathic scoliosis. J Ped Orthop, 1995, 15:176.

91. Zhang YZ, Lu S, Chen B, et al. Application of computer-aideddesign osteotomy template for treatment of cubitus varus deformity in teenagers:a pilot study. J Shoulder Elbow Surg, 2011, 20(1):51-56.

92. Taller S, Suchomel P, Luk s R, et al. CT2 guided internal fixation of a hangman's fracture. Eur Spine J, 2000, 9 (5):393 -397.

第三章　数字脊柱导航技术

第一节　数字脊柱导航技术概述

一、导航技术发展史

医学技术的创新离不开物理、化学、生物等学科的发展。几乎每一次现代医学的变革都是由其他学科的突破所带来的。

（一）导航技术与医学影像学技术

导航技术源于医学影像技术。1895年，德国物理学家伦琴在偶然间发现了X线的存在，也因此在1901年获得了诺贝尔物理学奖。1912年，Mosher通过X线的辅助将一根探针插入额窦中，开启了该项技术临床应用的大门。1914年，Cushing介绍了将X线造影术用于蝶窦、蝶鞍定位的经验，此后Spiegel、Leksell、Talairach也发展了各自基于X线透视影像的定位技术。在随后的几十年中，此方法也是唯一能够观察人体内部结构的医学检查手段。但是该技术存在以下缺陷影响了其临床应用：①它只能二维地反映人体内部结构，无法进行准确定位；②X线只能观察到较硬的组织，对软组织缺乏分辨能力；③长期进行此类手术的医生会在体内积累放射性照射的损伤等因素。

1973年，英国电气工程师亨斯费尔德首次研制出计算机断层X线成像仪（CT）。该技术可从不同角度对人体进行模拟切割，使医生可以观察到断层上的图像。通过计算机整合，还可以将断层图像还原为三维立体图像。并且，CT可以对软组织进行分辨，使医生第一次可以看到不同组织间的差异。

在之后的几年，德国西门子研究中心研发了全世界第一台核磁共振成像系统（MRI）。它是运用固定频率的强磁场激发体内水分子中的氢原子，激发态的氢原子可释放放射线，被机器接收后呈现人体内影像。MRI与之前的医学影像系统有很大的区别。首先，它不是依靠放射线，而是依靠强磁场对氢原子的干预从而成像。这就在最大程度上避免了放射线对患者和医生的伤害；第二，MRI能够清晰地显示体内软组织的结构，特别是软组织内的某些病变，例如颅脑肿瘤等占位性病变。然而，尽管MRI对于软组织结构显示效果非常好，但其影像本身存在一定程度的几何畸变和灰度畸变。MRI影像中的几何畸变主要是由于设备中磁场的不均匀性而导致的，这种畸变会增加手术引导的误差。随着技术的进步，新型的MRI设备在几何精确性上已经有了比较大的改进，使其作为手术引导设备成为可能。目前，术中MRI影像引导手术并没有取得广泛的应用，主要原因是这项技术对MRI设备有特殊的要求，而且用于术中引导的MRI设备需要采用低磁场模式运行，其影像质量和分辨率要低于普通的MRI影像。

（二）手术导航技术的发展

导航技术经历了从框架导航系统到无框架导航系统的蜕变。

1918年，神经外科医生利用立体定向技术，也就是在患者术区周围安置不同形状的头架，通过不同角度的X线拍摄，最终定位到脑部病变组织。这是人类第一次将影像技术运用在手术病灶的定位中。X线也是最早被外科医生定位操作依赖的影像学方法，但其缺点也很突出：第一，单纯正侧位的影像无法进行精确定位，并且无法实现"实时定位"的手术要求；第二，术中多需要反复进行X线透视，增加了医生和患者的放射线暴露；第三，X线只能识别硬组织，限制了其在腹部外科、神经外科等中的运用；第四，术中X线机器体积庞大，并且在操作上对操作者有一定技术要求；第五，在某些部位，例如下颈椎和上胸椎处，肩部的遮挡造成手术部位显影不清。

20世纪70年代，计算机及体层扫描技术的发展，将图像引导手术（image guide surgery，IGS）技术的概念带到临床中，为导航系统向三维空间定位方向发展提供了广阔的空间。1986~1987年间，Watanabe团队及Basel团队几乎同时研发了CT交互式神经外科手术导航系统。其中，前者采用机械臂方法实现定位跟踪，而后者则采用超声定位方法。通过计算机断层扫描技术的辅助，神经外科的立体定向技术得到了长足的改进，头架引导的立体定向技术也逐渐退出了历史的舞台。

1986年，Roberts发明了无头架的神经外科定向技术方法。此方法获得了很大的成功，其中，它可以利用术前CT或者MRI扫描图像，在术中对患者进行实时定位。从此，导航技术从平面的二维图像走到了立体的三维图像，使导航的定位功能更加准确。这也是现代手术导航技术的真正开端。此后，对手术导航相关理论与技术的研究逐渐火热，创立了相应的计算机视觉理论及医学导航技术。1992年，ISG Viewing Wand 系统（ISG科技有限公司，米西索加，加拿大）横空出世，成为全世界第一台无头架引导的立体定向技术仪。此系统可以作为CT、MRI的辅助仪器，用来进行术前规划和术中导航，并且此技术不需要术中进行反复透视，也不需要头架固定患者头部，大大地提升了手术的安全性。此后，该系统也在上颈椎手术中运用。但是该项技术仍属于立体定向技术的一种，在定位颅内较小病灶时仍存在一些困难。在之后的5年里，有更多类似的导航系统问世，如Zinerich（1993年）、Drake（1994年）及ANALOGIC（1999年），并且在头颈外科、骨科等学科中得到了广泛的运用（图3-1）。

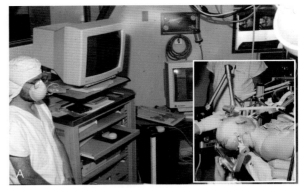

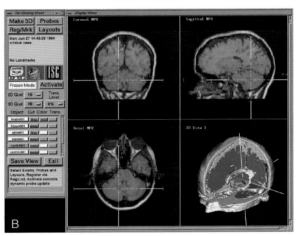

图3-1　A. ISG Viewing Wand 手术导航系统。B. Viewing Wand 软件界面

磁共振成像技术为IGS添加了更清晰的软组织显示能力；根据临床需要特制的算法，提供了三维模型的影像。而随着通信技术、计算机技术等相关技术的发展，计算机导航技术在IGS的基础上应运而生，其不仅可以提供三维的交互影响，而且与框架导航系统相比更精确、更灵活、更方便，应用范围更广泛。目前临床上典型的核磁引导设备中，低磁场术中核磁导航系统以美敦力公司的PoleStar系统为代表，该系统将磁场发生装置放在手术床的下方，只有当需要获取核磁影像时，才会将其抬升到适当位置；而高磁场术中核磁导航系统以西门子公司的Magnetom Espree系统为代表，其整体的设计与传统的MRI系统类似（图3-2，图3-3）。

除磁共振系统产生的MRI影像之外，超声也是一种对软组织和血管显影效果较好的实时影像，且由于超声影像设备相对来说较为便宜、便于携带，所以超声引导下的微创肿瘤介入治疗是一种较常见的影像引导手术方式。此

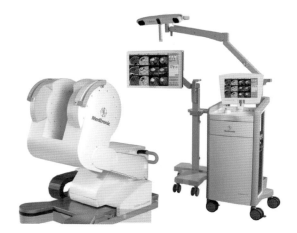

图3-2　美敦力公司 PoleStar N30系统

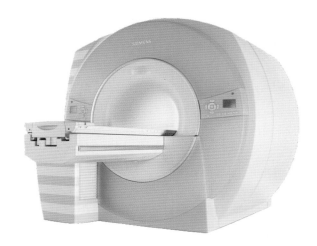

图3-3　西门子公司 Magnetom Espree系统

外，超声影像在术中的应用还包括在乳腺外科中显影临床无法触及的乳腺小肿块；神经外科中的病灶实时定位引导。然而，超声影像对骨性结构显影不清晰，所以在相关科室的应用受到明显限制。

此外，增强现实/虚拟现实（AR/VR）技术的出现给导航手术展开了一部新的篇章。增强现实技术是将患者术前的三维影像学数据（CT或MRI）与术野直接匹配或将图像传输至特殊的眼镜（如Google Glass）中，使医生能够清晰地看到传统手术中无法看到的解剖部位。其最大的优势是可以使外科医生在术区看到虚拟的图像，从而避免主刀医生手眼分离操作。目前，AR技术在显示血管、神经以及其他重要组织上有着重要的作用。其可以增加手术的安全性，并且降低手术操作时间。另外，其还可以与语音控制设备和姿势控制设备连接，为手术操作带来更大的便利性。但是，AR技术的缺陷也很明显。由于AR技术是将术前的影像学数据与术中的数据相匹配，所以，如果手术区域的组织有明显移动就会影响AR技术的使用。所以根据上述特点，AR技术主要应用在移动较小的组织中，神经外科、骨科和肝胆外科等常用。文献显示，在神经外科中，AR技术可以提高病灶定位的准确率，并且与传统2D定位技术相比手术时间明显缩短。在骨科手术中，AR技术可以使骨科医生在患者的一侧看到整个重建的效果，这就可以减少术中再次破坏重建的可能性。所以，其可以运用在创伤重建、骨切除、截骨术、关节镜、关节置换术中。另外，在微创手术中，AR技术扩大术者的视野范围并且可以降低术中的放射线剂量，这对患者和医生都提供了另一层保护。虚拟现实技术（VR）则是另一项新型的技术，主要运用于手术演示、教学、直播等方面，在此不做赘述（图3-4）。

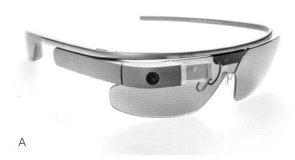

A

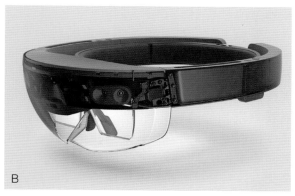

B

图3-4　AR设备
A. Google Galss。B. Hololens

二、导航脊柱手术发展史

（一）计算机辅助手术与计算机辅助骨科手术

随着计算机技术、放射影像学技术、计算机图形学/图像学技术、定位/跟踪/导引技术、图像处理能力、机器人技术与外科手术进一步的深度结合，在图形引导手术技术的基础上，发展出了新的跨学科研究领域：计算机辅助手术（computer-assisted surgery，CAS）。由于CAS技术可以减少手术时间、减少手术创伤、增加手术精度、提升手术成功率，因此该技术迅速在多个学科领域得以推广，其在骨科领域的应用就是计算机辅助骨科手术（computer-assisted orthopaedic surgery，CAOS）。

与传统的外科手术理念相比，以手术导航系统为核心的CAOS技术能够在术中直观显示患者解剖结构与手术器械间的实时位置关系，并能在术中影像上覆盖手术规划，将以往凭多年经验才能获得的知识直观地展现在医生面前。这不仅极大地提高了手术精准度，也为精准外科、微创外科的理念提供了技术支持。临床上，CAOS能够简化手术操作流程，降低手术难度，缩短手术和麻醉时间，缩短患者住院时间及术后康复时间，避免了患者长期卧床产生的一系列问题。此外，CAOS比传统骨科手术方式更安全、准确；使以往不能治疗或难以治疗患者得以治愈或减少术后并发症；极大地减少患者和医护人员遭受X射线的辐射量。

（二）手术导航系统在脊柱外科中的应用

导航下的脊柱外科手术可追溯到20世纪90年代。脊柱是一个近似于圆柱体的结构，并且位于人体的中间，所以在脊柱外科手术中，无论是通过哪种入路方式，均有很多肉眼无法直接观察到的结构，特别是椎管的结构，在手术过程中是很难直接观察到的。所以，脊柱外科手术就特别依赖于医生的经验和空间想象能力，这对脊柱外科医生提出了很高的要求。此外，脊柱外科手术大多需要植入内植物，特别是椎弓根钉。在椎弓根钉的植入过程中，如果损伤椎弓根的结构，就有可能损伤临近的组织。例如，损伤椎弓根的内壁可能损伤神经根、硬膜囊及脊髓。早期植入椎弓根螺钉的过程主要是由术中C臂机引导，由术中正侧位图像判断椎弓根植入的准确性和安全性。但是大量研究表明，无论哪种进钉点，徒手植入椎弓根螺钉的过程中都有很大的概率突破椎弓根的结构。所以，最初的导航技术产生的目的就是为了解决内植物植入过程中的准确性。

1992年，法国的Sautot等首次运用计算机辅助导航技术进行椎弓根螺钉的植入。他用激光技术，结合术前CT扫描进行内植物的植入。但是在其文献中，没有报道螺钉植入的准确性和安全性。3年后，瑞士的学者设计了一套新型的脊柱外科导航装置，并将其运用在实际的手术当中。在他的系统中，利用了光电数字处理器（Optotrak；Northern Digital，Wateloo，Ontario，Canada）。此系统可以感应LED发出的256 Hz的光源，通过与手术器械上的感应器匹配，发出信号到电脑上。这套系统可以做到在1.0 m×1.2 m的范围内，做到精度0.15 mm的误差。最终，他将这套系统运用在6名接受腰椎椎弓根螺钉植入手术的患者中，但是作者并未对手术效果进行详细描述。1997年，美国的Foley医生使用新型研发的Spine System（Surgical Navigation Technologies，Broomfiled，CO）在尸体和人体身上对导航的准确性进行了详细的验证。并且，在临床试验阶段，作者纳入了胸腰椎椎弓根螺钉植入术、颈椎侧块钢板植入术、第1颈椎–第2颈椎经关节突螺钉植入术，以及经口齿状突松解术等多种术式的患者。研究表明，导航系统能够精准地进行手术定位，大幅度提高手术的安全性。这一研究极大地扩大了导航技术在脊柱外科中的运用范围，即从以前的腰椎椎弓根螺钉植入到全部的脊柱外科手术。2000年，Haberland总结以前导航技术的缺陷，认为导航技术的偏差主要是由于导航设备是通过解剖标志进行注册。他们严格遵循立体定向技术的原则，将固定参考架安置于患者体表并固定，所有的导航器械均以参考架为标志。他们研发并测定了该设备的精确性，与之前的研究结果相比，他们将注册误差从1.28 mm缩至0.8 mm。

多项研究均表明，手术导航系统在脊柱外科应用中的安全性和精确性，临床上也将手术导航系统广泛应用，尤其是在脊柱矫形、多次术后局部解剖结构不清或操作难度较大的手术中。

脊柱外科最常用的手术导航系统包括主要依赖术前CT影像的导航系统和主要依赖术中X线影像的导航系统。前者针对术前CT影像进行三维重建并制订手术方案，术中通过C臂进行配准，配准后在手术导航系统指引下完成手术操作；后者则将C臂（如Iso-C臂）获取的影像直接导入手术导航系统，进而引导手术操作。

骨科领域中，尽管手术导航技术在脊柱外科应用最早，但其应用的广泛程度远不如关节外科，其原因在于手术操作的烦琐程度和额外增加的手术时间。尽管手术操作也有相应的增加，但这种辅助对低年资医生帮助更大，对高年资医生帮助较小。

（三）手术导航相关技术在脊柱外科的应用

1. 手术机器人技术

目前，我们常说的脊柱外科中的手术机器人技术，指的是在手术中通过手术机械臂及其末端加持的套管辅助定位，从而完成穿刺、打孔类操作的手术机器人系统。由于该类系统目前不支持主动操作，只能通过定位和手术规划的显示辅助医生完成相关操作，因此，从广义上讲，其也是一种手术导航技术。下面，针对脊柱外科的手术机器人系统进行简述，相关详细内容请参考本书第四章。

手术机器人系统是将医学影像系统数据传输至机械臂进行手术操作。第一代手术机器人系统是于1985年问世的PUMA560系统，但是该款机型主要被运用在神经外科进行颅内病灶活检，所以并未大量使用。目前，最成熟的机型是1999年美国推出的Da Vinci手术机器人。其配备的操作器械额外拥有一个自由度，可以模拟手腕的运动，提高了操作的灵活性。同时，机器人操作端将医生手操作的移动等比放大，因而该机器人系统比人手具有更高的稳定性和精确性。并且在过去的十余年里，该公司对该款

手术机器人进行了3次升级，总共推出了4代机型，该系统在普通外科、肝胆科、泌尿外科、妇产科等科室的应用中优势突显。尽管Da Vinci手术机器人在腹部外科得到了广泛的运用，该系统是为内镜系统设计的主从式手术机器人系统，医生可在手术机器人系统主控端进行操作，手术机器人会根据医生操作进行反应完成相应操作。但对于需要大量影像学资料辅助操作的骨科手术而言，Da Vinci手术机器人系统并无明显优势。但仍有在脊柱手术中应用Da Vinci系统的探索，如1991年，有医生在ALIF的过程中，使用Da Vinci手术机器人剥离输尿管和主动脉。但是，研究结果发现，机器人手术组的住院时间、术中失血量和围手术期并发症的发病率均高于传统手术组，且使用手术机器人还存在陡峭的学习曲线。因此，Da Vinci手术机器人并未在脊柱外科得到广泛使用。

由于脊柱外科的特殊性，所以机器人在脊柱外科中主要运用在椎弓根螺钉的植入过程中。目前运用最广泛的脊柱外科手术机器人是Mazor公司的SpineAssist（第一代）、Renaissance（第二代）手术机器人。尸体研究发现，该系统的误差均小于1 mm。Roser等发现在腰骶椎弓根螺钉植入过程中，Mazor的准确率达到了98%，高于传统C臂透视的95%和术中导航的92%。但是，在另一项研究中，Ringel报道Mazor的准确率仅有85%，明显低于传统术中透视的93%。但是在该研究中，作者使用克氏针固定参考架，由于克氏针固定的强度较低，故其微动可能导致机器人辅助手术的失败。此外，ROSA SPINE机器人目前也通过了FDA和CE认证，可用于脊柱外科。Lonjon的研究发现ROSA组椎弓根螺钉植入的准确率为97.3%，明显高于徒手植入组的92%。

2. 虚拟现实、增强现实、混合现实技术

近年来，虚拟现实、增强现实、混合现实显示技术成为研究与应用的热点之一，学者针对这些技术也进行了在脊柱外科应用的探索。2012年，Fritz在体外腰椎模型验证AR技术与MRI引导脊柱穿刺技术的准确性。他发现，AR导航设备在进针点处有（1.6±0.8）mm的误差，穿刺角度存在1.6°±1.0°的误差，进

针深度有（0.7±0.5）mm的误差，而目标靶点有（1.9±0.9）mm的误差。同时，他还使用尸体腰椎标本验证AR技术的准确性。在尸体标本中，他使用硬膜外穿刺、神经根穿刺、关节突穿刺、脊神经后内侧支穿刺及椎间盘造影多种穿刺方法进行验证。他发现准确率可高达94.1%。2013年，Abe检验了AR技术在PVP模型中的准确率，其结果依然显示AR技术有较高的准确率。2016年，Terander等比较了AR技术与传统技术在胸椎椎弓根螺钉植入中的准确性。结果显示，在胸椎椎弓根螺钉植入术中，AR技术的准确率明显高于徒手技术。2018年，该研究团队又在尸体中比较了AR技术与传统技术在经皮胸腰椎椎弓根螺钉植入术中的准确性，其结果与之前的研究结果相同。

三、手术导航技术优点、不足与展望

（一）手术导航技术的优点

在脊柱内固定术中，精准、安全地植入植入物是手术成果的必要因素之一。而这一过程，即使是经验丰富的高年资医生徒手操作也有较高误差，而这种误差常常是致命的。通过脊柱手术导航系统的辅助，可以让医生清晰、明确、实时地看到原本肉眼不可见的手术器械在脊柱骨中的位置，这可以避免出现操作和定位错误，从而显著提高植入的成功率。而对于手术操作难度大的椎弓根变异如脊柱侧凸、后凸畸形及严重脊柱退变病例，通过手术导航系统的辅助，不仅能大幅度降低放射线损伤，同时还能明显提高螺钉植入的精准程度，与传统手术方式相比，优势明显。

复杂的脊柱恶性肿瘤，需广泛暴露，而这些患者往往伴有其他因素导致的局部解剖结构难以分辨，增加了肿瘤边界辨明的难度、手术的风险性及术后的复发率。而通过术前的CT、MRI影像的手术导航系统可以很好地显示肿瘤在脊柱及周围组织的浸润情况，可以精确地沿肿瘤边界切除，无须广泛暴露。

手术导航系统对年轻医生成长的帮助尤为明显。因此，其也可用于临床医生培训。借助术前影像及虚拟手术软件，模仿脊柱手术的术中操作，有利于低年资医生的成长；虚拟手术操作的实时反馈功能也有利于高年资医生提高手术技能。研究表明，与常规培训方式相比，使用计算机辅助导航系统术前培训医生，无论是在培训后的早期还是晚期（6周后），全髋关节置换术有相似或更高的手术精确度和准确性。

（二）手术导航技术的不足与展望

数字脊柱外科是计算机数字技术与脊柱外科临床紧密结合的新兴领域，其以安全、精准、微创为目的，以脊柱外科临床应用为基础，以计算机视觉、图形图像处理技术、机器人技术、快速成型技术等为辅助，涉及解剖学、生物力学、材料学、信息通信、传感器、控制、运算能力等领域内容。就目前应用而言，其最重要的内容在于术中手术导航技术对进钉方向及深度的引导。整个过程主要涉及医学影像学显影及三维重建、手术流程等。

1. 医学影像显影及三维重建方面

图像质量、软组织显影、三维模型的在体显示都是手术导航系统的主要限制因素。图像的质量是CAS技术的基础，为了更好地支持CAS系统，术中影像也向着更稳固的系统架构（拍摄正、侧位影像时会发生形变的C臂，无论任何角度拍摄都会围绕这一个中心点旋转的等中心C臂，有固定滑轨规定透视拍摄轨迹的O臂）、更高清晰度的影像和更低的单次X线照射辐射量方向演进（图3-5）。

2. 手术流程方面

手术室摆放（避免遮挡问题）、手术过程中脊柱标定架的移位及遮挡问题是主要限制因素。由于目前手术导航辅助的手术并没有统一的规范化操作标准，所以，对于术前如何确定手术导航设备（双目红外摄像机）、手术床、标志点、手术人员的位置等都存在一定的问题。如果摆放不当，可能会因光线遮挡导致光学定位导航设备不能继续导航、术者操作不便从而影响手术时间及质量等问题。尽管国内外有学者对此进行了初步研究，探讨更方便、有效的摆放方案，以期形成切实可行的导航系统辅助手术的术前操作流程，但目前尚未达成共

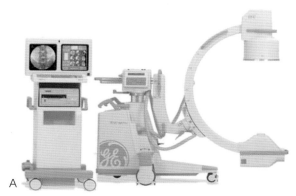

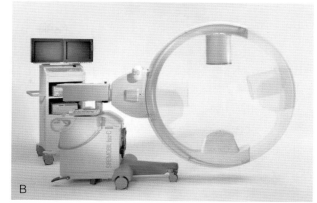

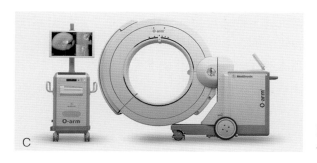

图3-5　术中影像设备的发展，从C臂到O臂
A. C臂。B. Iso-C臂。C. O臂

识。此外，在手术过程中需要用一个标定架固定在脊柱上来标定脊柱的解剖位置，如果这个标定架在术中发生了移位（如骨质疏松、人员误碰等导致），就会发生定位错误，而这个定位错误往往是导致严重操作失误的原因，而且常常难以被探查。因此，需要术者对此有足够的重视，避免发生难以挽回的后果。同时，由于光学定位导航系统采用红外光定位，而光的直线传播特性决定了光线遮挡后手术导航设备便无法接收信号，而术中会造成遮挡的因素很多，不仅有人员或器械造成的遮挡，还可能有血迹覆盖反光球表面、反光球反复使用后表面涂层脱落、手术室其他强光源等。当发生遮挡后，需要停止手术，重新确认定位，从而延长了手术时间。另外，由于光电定位导航系统是跟踪标识球，再根据标识球的空间结构构型确定与之连接的手术器械模型，这些模型是事先做好放入软件系统中的，也就意味着手术导航系统默认手术器械是不可变性的，故实际操作中易产生弯曲的克氏针等器械需慎重使用。

目前，由于整套的手术导航系统设备昂贵，加上设备维修费、软件升级费，以及相应专业人员的费用等，国内众多中小型医院尚难有充足的资金购置与使用。此外，手术导航系统设备在各品牌之间还有很高的产品壁垒，互相并不通用，这也是造成整套手术导航系统设备价格昂贵的重要原因之一。因此，很有必要开展手术导航系统设备临床应用的模块化、开放式研究，使该系统既可以满足绝大部分常规手术的需求，又能满足针对性手术的需求，同时便于消毒、保管与维护。

此外，新技术如AR系统方面，与其他导航技术一样，其确实可以缩短手术时间，但是如果加上术前器械准备及器械注册的时间，就远长于常规手术。如果术区出现术前无法探测的组织，则会大大影响术者的操作。并且，AR技术极其依赖术前影像学数据，所以术前影像学数据的准确性就成了AR技术的核心。目前，AR技术中运用最多的是头戴式设备，该设备较重，可能引起医生的不适。

第二节　脊柱导航技术的基本工作原理

一、脊柱导航系统的组成与分类

脊柱导航系统与传统手术导航系统其实并无明显差别，均是通过与周围物体的距离识别进行定位。但是，在导航系统的具体组成上，两者存在明显差异。脊柱导航系最基本的构成包括影像系统、红外摄像机、参考架、导航跟踪设备、相关电脑操作系统，以及相应的导航软件。影像系统主要负责存储患者术前或者术中实时扫描的影像学数据。红外线摄像机可发射红外线，该红外线可被导航跟踪系统所识别。参考架是导航系统中重要的连接设备，在导航手术中，导航跟踪设备所接收的红外线与参考架所接收的红外线相结合，最终实时定位术中的位置。最后是相关的电脑操作系统及导航软件，多个公司均开发有成熟的导航软件，该软件可将术中导航跟踪系统所感触到的位置与影像学数据相结合，得到最终的导航图像。脊柱外科手术导航系统的本质是将多种虚拟图像进行整合，并将整合后的图形结果展示在医生面前。

（一）光电定位式手术导航系统的组成

一般来讲，光电定位式手术导航系统主要由4部分组成（图3-6）。

1. 红外摄像机、标志架与标志球

光电定位式手术导航系统，是通过定位、跟踪光电定位球的空间位置关系，来判断与之相连的手术器械的空间位置的，因此形成光电"发射-接收"回路的装置是该系统的核心硬件系统。这些核心硬件包括固连在手术器械或手术对象骨性结构上的标志架、与标志架顶端连接的标志球，以及接收标志球反射的光纤的红外摄像机（图3-7）。

2. 图形工作站及相应软件

通过光电定位方式，红外摄像机只能获得

标志球的位置，而这些标志球构成的结构的意义，则需关联到事先构建的数据库中的具体手术器械。此外，医学影像三维重建、手术规划的制订与再现、正/侧位等多角度查看、手术器械导引等内容均需要相应软件及图形工作站计算机的支持才可完成，这部分是手术导航系统的软件核心（图3-8）。

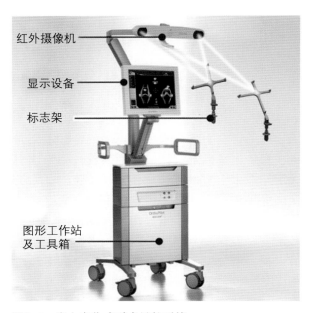

图3-6　光电定位式手术导航系统

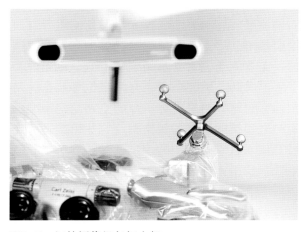

图3-7　红外摄像机与标志架

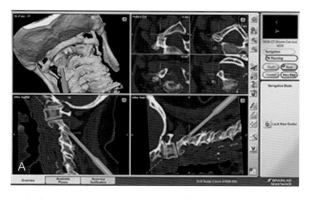

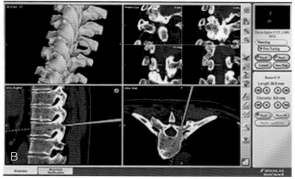

图3-8　脊柱外科手术导航系统软件界面示意
A.颈椎。　B.胸椎

3.显示设备

手术导航系统与医生之间视觉互动的主要依据就是显示设备上的影像。根据该影像显示的位置关系，医生调整手术工具、完成手术操作。显示设备常因医生的视角等需要改变位置，因此系统中有可调整位置的的显示设备存在（图3-9）。

4.手术导航工具

手术导航系统与医生直接接触、互动的部分便是手术导航工具。该工具与多方连接，通过标志架与标志球和红外相机相连，通过工具末端或末端固定的螺钉等与手术对象接触，通过工具本体与医生进行交互，是手术导航系统的主要连接部分（图3-10）。

（二）脊柱外科手术导航系统的分类

脊柱外科手术导航系统可以分为基于术前影像的手术导航系统和基于术中影像的导航系统。

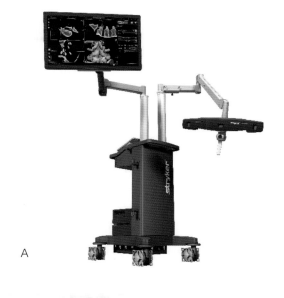

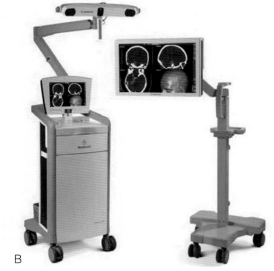

图3-9　脊柱外科手术导航系统显示设备
A.与图形工作站、红外摄像机相连的显示设备。B.与手术导航系统其他部件不完全相连的显示设备

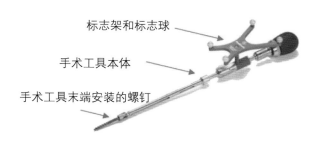

标志架和标志球

手术工具本体

手术工具末端安装的螺钉

图3-10　手术导航工具

1. 基于"术前-术中影像配准"的手术导航系统

基于"术前-术中影像配准"导航技术最早应用于腰椎椎弓根螺钉植入操作中。这类手术导航系统包括基于CT影像的手术导航系统和基于MRI影像的手术导航系统。两者操作与原理类似，均需要严格配准和参照才能获得较好的图像，同时无法实时显像。

由于骨骼的刚体特性，每一节脊柱椎体在术前、术中是不发生形变的（骨折椎体除外），因此可以通过在术前采集高清晰度的医学影像信息，并在术中针对每节椎体进行图像注册与配准，最终通过术中低清晰度影像（如C臂影像或超声影像）拍摄实现高清晰度显影及手术导航的目的。

为了进行手术导航，需要建立术前影像与手术器械、手术对象之间的坐标转换方程组，从而在术中将术前影像与手术对象、手术器械相结合，即手术导航的注册过程。目前最常用的注册方式是点注册和面注册。在注册过程中，需要对运动产生的伪影进行补偿，要求每个脊柱节段在注册和手术操作过程中都需要作为参照标志，因此要求标志架必须固连在脊柱节段上，并且在手术过程中不能移动。

目前的主要实现方式是通过术中影像（如C臂影像或超声影像）采集术中患者的解剖结构特征点或面与术前影像相应结构进行图像配准。在注册过程中，为明确配准算法的精确度，需要术者对注册结果进行检查，可通过对比器械的实际位置与显示屏上展示的虚拟位置之间的对应关系完成，即"校验"。

2. 基于术中影像的手术导航系统

由于普通C臂在拍摄不同位置的透视影像时自身会产生严重的形变，而且这种形变难以被量化，所以不能使用多张不同角度拍摄的普通C臂影像合成一个三维模型获得多于单幅C臂透视影像的信息，便于后续的数字化操作。

1999年，西门子公司推出以空间一点为圆心进行等中心旋转的C臂产品（Siremobil lso-C 3D系统）开启了手术导航过程术中数字化的可能性。该系统通过机械设计和增加的步进电机实现C臂围绕手术对象的等中心旋转，使其通过传统的锥束重建算法就可以完成三维重建。尽管如此，通过该系统进行三维扫描存在一定的图像扭曲失真现象，Nolte等使用7×7×7的球形网格式定制体模对体积为120 mm³的立方体单元进行研究，所有球体与体模物理学中心相对距离的统计学评估结果显示，体积的平均精度为0.22 mm，最大误差出现在立方体的外周区域，为0.7 mm。因此，如果使用等中心C臂作为术中影像设备的话，必须完成系统的注册操作。Iso-C 3D能够对大部分脊柱进行静态扫描，可以满足主要的计算机辅助骨科重建和置换手术的需要。

二、脊柱手术导航系统的主要步骤与基本工作原理

导航技术是将计算机图像处理技术、可视化技术与临床手术相结合的一种新型手术辅助技术。首先应配备能够接收和发射红外线的跟踪系统，然后使用可识别光学信号的特殊手术器械进行注册，以进行术中实时跟踪导航。同时需配置可进行图像处理的计算机图像处理系统，该系统将术前与术中的图像进行整合，将虚拟的影像学参数与术中真实的解剖部位进行叠加，使术者能够在显示器上看到术中实时操作的解剖学部位。

在脊柱手术中，首先将参考架固定于手术部位临近的解剖标志（常定位于相近的棘突等骨性结构），然后通过患者术前或术中的影像学数据与之匹配。之后导航跟踪设备上的跟踪系统可接收由红外线摄像机所发射的红外线。最后，在相应的电脑操作系统上，通过不同导航跟踪系统上的立体定位，即可实时将术中的位置与影像学数据相结合。

（一）主要步骤

1. 影像学数据采集

如采用术前影像学数据（CT或MRI）的患者，需在术前将指定格式的影像学图像拷贝至导航的计算机中。如采用术中影像，则需要在术中进行C臂透视或O-arm扫描，然后将图像传输至导航的电脑中。

2. 注册及跟踪系统

计算机辅助导航系统中的计算机通过红外线照相机获取信息，红外线照相机可以探测到患者示踪器和手术工具示踪器所发出的红外信号。患者示踪器相对固定，它发出信号可以告诉红外线照相机它的位置，照相机捕捉到信号后，将信号传入计算机模拟出患者示踪器的位置和形状的图像。工具示踪器可相对移动，它同样可以发出信号告诉红外线照相机它的位置，并在计算机内模拟出工具示踪器的空间位置，进而模拟出工具的空间位置，从而使我们知道工具相对于患者的空间位置。

3. 软件系统

通过相应的计算机软件，可模拟出患者术区的模型，并对数据进行分析和筛选，从而指导手术的进程。通过将手术工具的虚拟图像和手术部位的图像整合到一起，可以指导医生借助于已获取的手术部位图像，使用手术工具进行实时空间的手术操作。不同手术需要不同软件，如创伤软件、关节软件、脊柱软件和颅面部外科软件等。有时候一个手术过程中可能需要几个软件包，不同的内植物需要匹配不同的软件。此外，厂家间的软件也不能相互兼容。

4. 其他导航的手术工具

固定锚钉，固定于患者骨骼结构上的追踪器；跟踪连接装置，套在相应的手术器械上进行跟踪的设备。

（二）基本工作原理

在手术室中建立一系列带有红外光发射与接收装置的可跟踪系统，再应用能够识别这些光学信号的摄像机将每个带有光学信号的手术部位（解剖部位）、手术器械、注册影像进行手术空间的位置跟踪；定位方面，计算机图像处理工作站能够把摄像机记录的每个跟踪目标的空间位置进行空间坐标的数字化测算，并将数据存储在计算机中；数据库方面，计算机软件通过跟踪的光学信号的特殊空间结构（标志架的形态）来确定软件数据库中与之相对应的虚拟模型或手术影像；之后，计算机还能够把虚拟影像与真正的手术部位进行空间位置的准确叠加与对映，使手术者能够在计算机上看到

手术器械与手术部位及透视图像之间的实时位置。之后，根据不同的手术需求，应用与之相应的软件，就能让医生按照计算机的操作界面提示进行精确的手术操作。CAOS的关键技术就是影像对映技术及空间定位技术，其直接影响了导航手术操作结果的精度。脊柱外科医生应该对上述工作原理有正确的认识，才能把自己的临床思维与计算机的导航界面进行很好的结合，完成手术。

三、脊柱导航系统的关键技术与操作要点

（一）脊柱外科手术导航系统关键技术

CAOS在脊柱外科手术的关键技术是以医学图像配准技术为核心的立体定位技术。国际上一般将其概括为：追踪（tracking）、注册（registration）、可视化（visualization）和确认（validation）等内容。

1. 追踪

目前脊柱外科常用的追踪定位方法是光学定位，除此之外，还有声学定位、电磁定位、机械定位等方式。红外线光学定位作为目前脊柱外科手术导航系统中的主流定位方法，是由2个或以上的CCD摄像机接收手术器械发射（有源）或反射（无源）的红外线进行定位（图3-11）。其优点在于定位精确度高，可达1 mm，处理灵活。但受到红外线接收装置限制，存在物体遮挡及周围光线或金属物体镜面反射

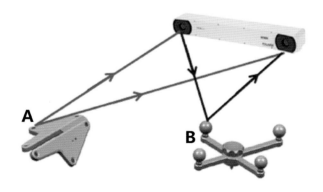

图3-11　光学定位跟踪
A. 主动定位的发射路线（有源）。B. 被动定位的反射路线（无源）

等问题。可分为无源被动定位系统和有源主动定位系统，较为先进的有源主动定位系统，是在手术器械上安装红外线发光管，通过主动控制发光定位，其精度可达0.1 mm。

2. 注册

注册的目的是建立手术对象、手术器械的对应关系，从而可以在统一的虚拟空间中同时显示患者医学影像和手术器械。为了保证定位的精度与手术操作过程的安全性，需要在手术对象上固定一个参照物（一般是固定在棘突上的标志架），这个参照物的光学信息会对手术对象可能发生的移动进行跟踪，并通过算法对其进行补偿。

3. 可视化

术前采集影像资料，存入导航仪后，整个手术过程都可以在导航的引导下完成手术操作，导航手术过程中可以完全做到手术部位不切开或仅微小切开，即做到骨骼模拟可视化。可视化基于手术导航系统采用的医学影像方案，目前脊柱外科临床主要使用的方案有两种。其一，是基于"术前-术中影像配准"的手术导航系统，这种方案术前使用三维CT图像资料，术中使用不同体位的透视影像完成注册、配准，进而实现可视化，指导手术导航操作。其二，是基于术中影像的手术导航系统，这种方案是利用术中二维X线透视图像，将手术器械的实时位置，虚拟地显示在术中C臂机获取的透视图像上进行导航操作或者利用Iso-C臂/O臂获取的术中三维X线透视图像进行导航操作，术中实时三维成像，自动建立三维透视图像与手术对象的数据信息之间的联系。

4. 确认

确认的过程主要依据医生的经验，来确定手术导航系统的可视化结果是否可信，是否可以作为依据辅助完成剩余的手术导航操作。

（二）脊柱外科手术导航系统操作要点

一般来讲，计算机导航系统辅助脊柱外科的操作要点可以概如下。

1. 合理安置导航系统

合理安排C臂、Iso-C臂、O臂等术中影像设备及导航手术工作站、手术区域的位置摆放，便于术中操作避免导航定位的遮挡。

2. 放置手术对象示踪器

组装并将手术对象示踪器固定于患者手术区域附近，之后激活该示踪器。

3. 组装导航工具并校准

组装手术工具示踪器，激活并校准。校准过程应根据不同手术的要求，进行顶点校准（术中只需定位手术工具的顶点）或顶点与长轴同时校准（术中需要同时定位手术工具的顶点及长轴）。进行顶点校准时，对手术工具的形状并无要求；然而当进行长轴校准时，要求被校准的工具是刚性的且其形状是笔直的。

4. 术中影像的获取与处理

将C臂定位示踪器安装到C臂或Iso-C臂上，激活C臂机信号发射器，C臂获取的影像会自动传输到手术导航系统并完成影像的失真纠正，之后获取的影像被存储到手术导航系统中，用于术中的导航操作。

5. 手术导航操作：

调整红外线照相机使所有示踪设备均能被拍摄到。在手术导航软件的可视化提示下，辅助医生完成手术导航操作。

第三节　计算机导航辅助脊柱外科手术的应用

一、数字技术用于脊柱肿瘤的精准安全切除

（一）典型病例-1

男性，54岁，主诉胸背部疼痛伴左侧胸壁放射性疼痛1年，加重3个月。胸背部疼痛VAS: 6。

术前CT、MRI及三维重建见图3-12，图3-13。

术中明确切除范围，手术导航系统引导手术操作，完整切除肿瘤，术后病理结果为骨样骨瘤（肋骨头）（图3-14~图3-16）。

术后6个月复查，CT见肿瘤切除干净（图3-17）。

（二）典型病例-2

男性，36岁，体力劳动者。主诉：发现左侧腰部包块3年，疼痛伴迅速增大3个月。左下肢间断性放射性疼痛伴麻木3个月。查体：左侧髂腰部软组织饱满，包块质硬，界限不清楚，无压痛。神经系统查体（-）。左侧髂腰部疼痛VAS: 4。

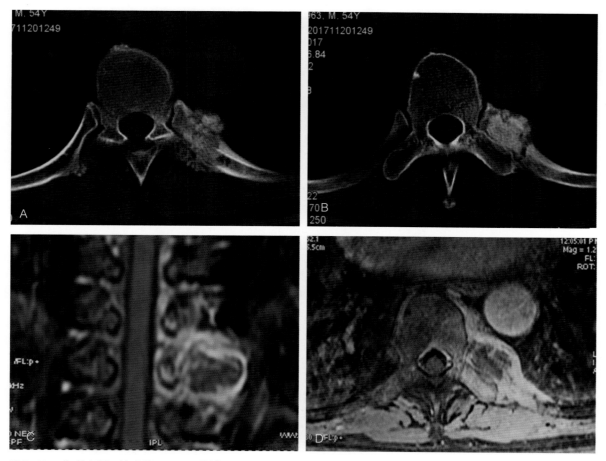

图3-12　典型病例-1的术前CT、MR影像
A、B.CT影像。C、D.MR影像

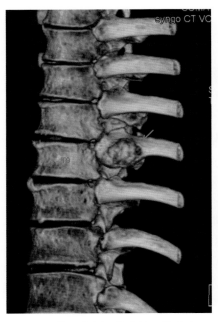
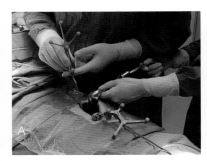
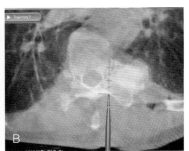
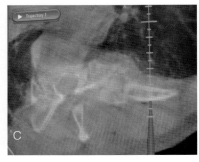

图3-14 典型病例-1的术中情况
A. 手术导航系统安放情况。B、C. 手术导航系统引导手术操作

图3-13 典型病例-1的术前三维重建

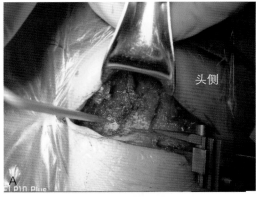
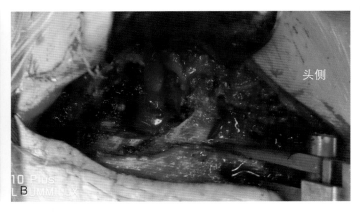

图3-15 典型病例-1肿瘤切除前后对比
A. 切除前。B. 切除后

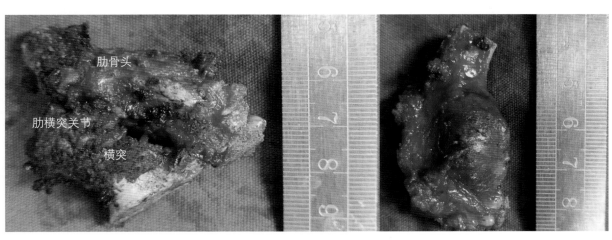

图3-16 典型病例-1手术切除肿瘤大小情况

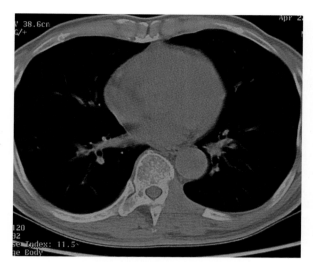

图3-17　典型病例-1术后6个月复查CT片

术前CT影像显示左侧髂腰部不规则影像，CT引导下穿刺示：软骨样组织（图3-18，图3-19）。MRI影像示肿瘤与L4、L5神经根关系密切（图3-20）。

术中，采用T形切口从后路行肿瘤整块切除与重建（图3-21）。小心暴露手术部位（图3-22）。

手术导航系统参考架安放方法见图3-23。

通过美敦力公司的O-arm系统获取患者的术中放射影像，采用美敦力公司StealthStation手术导航系统，术中O-arm获取的数据可以与手术导航系统"无缝"对接（图3-24）。

通过O-arm系统扫描患者即可获得实时3D影像（扫描用时26 s）（图3-25）。

手术导航获取O-arm影像数据后，对手术工具进行"注册"。随后，在手术导航系统引导下精准、安全切除肿瘤。手术时间共7小时，出血量1000 mL（图3-26，图3-27）。

术后，影像学检查显示，肿瘤被精确切除（图3-28）。通过手术导航（图3-29），精确截骨，能保证肿瘤的整块切除（图3-30）。

术后处理：给予抗生素覆盖伤口直至引流管完全拔除；术后1周带腰骶支具下地活动；术后1周出现左下肢神经节炎表现，给予塞来昔布胶囊200 mg 2次/天，普瑞巴林75 mg 2次/天，有效控制并发症表现（图3-31）。

术后6个月复查，第4腰椎~第1骶椎确切融合（图3-32）。

（三）典型病例-3

女性，44岁。颈痛伴左上肢麻木3个月。查体：左侧霍夫曼征阳性，左上肢反射亢进，余阴性。结合术前影像，诊断：第5颈椎椎体病变（浆细胞瘤）（图3-33~图3-36）。

椎板的瘤外切除见图3-37。

颈椎椎弓根的"一次"离断见图3-38。侧块及横突后结节的整块切除见图3-39。颈椎椎弓根的"二次"离断见图3-40。椎体的手术切除结果见图3-41。术后CT影像见图3-42。术后6个月随访结果见图3-43。

手术体会：累及脊柱三柱结构并侵及椎管的脊柱肿瘤，毗邻神经、血管、肺等重要结构，手术风险较高，切除难度较大。采用T形切口一期单纯后路完成肿瘤切除与重建，对于累及脊柱三柱结构的肿瘤切除优势明显。导航引导的En-bloc切除/contaminated En-bloc切除，可以明确肿瘤边界，尽量不经瘤操作理论上可以减少肿瘤"沾染"和复发的概率，减少出血。

二、数字技术用于颈胸椎后路的精准减压

（一）典型病例-1

男性，62岁。双上肢麻木，无力伴步态不稳2年，加重1个月。查体：四肢及躯体针刺痛觉减退；双上肢肌力约3级，双下肢肌力2级；四肢肌张力增高，腱反射亢进，髌踝阵挛阳性；病理征阳性；留置尿管，肛门括约肌肌力减弱。结合术前影像，诊断：颈椎OPLL伴不全性脊髓损伤。

术前CT影像见图3-44，图3-45。术前三维重建见图3-46。术前MRI见图3-47，图3-48。

术中O臂扫描，结合手术导航系统引导手术，术中使用磨钻进一步提高手术精度（图3-49~图3-51）。

手术用时180 min，出血量200 mL，术后无相关并发症发生。术后1周，患者双上肢肌力由3级恢复至4级，双下肢肌力由2级恢复至3级；四肢肌张力有所降低。

术后CT影像见图3-52，图3-53。术后三维重建见图3-54。术后MRI影像见图3-55，图3-56。

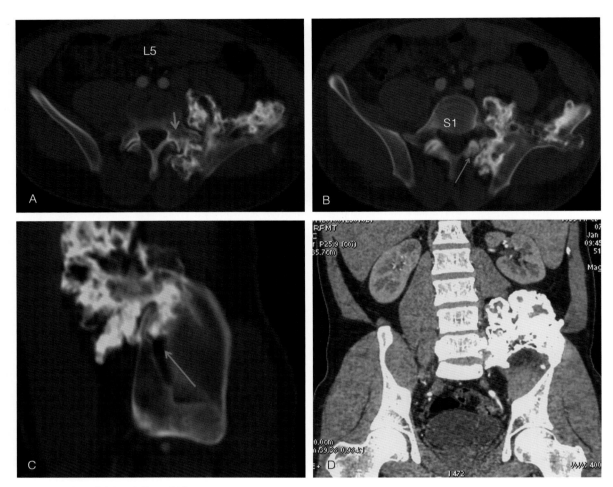

图3-18 典型病例-2 术前CT影像

A.L5影像。B.S1影像。C.矢状面影像。D.冠状面

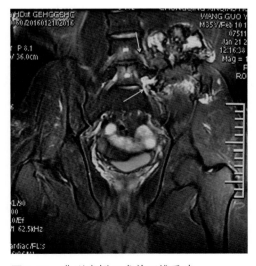

图3-19 典型病例-2 术前三维重建

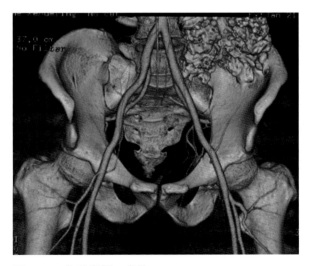

图3-20 典型病例-2 术前MRI

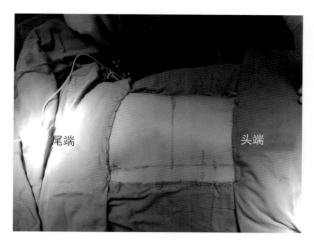

图3-21　典型病例-2 术中手术切口

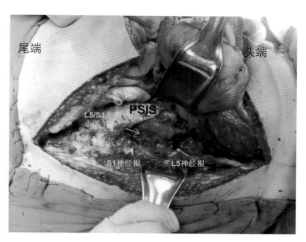

图3-22　典型病例-2 术中手术部位暴露

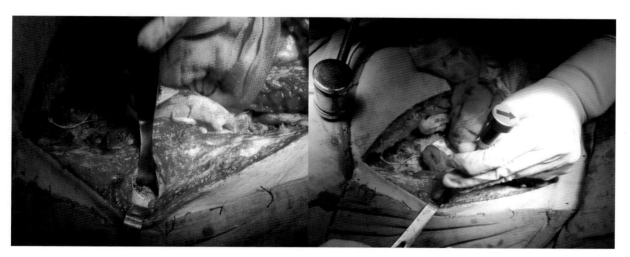

图3-23　典型病例-2 安放参考架

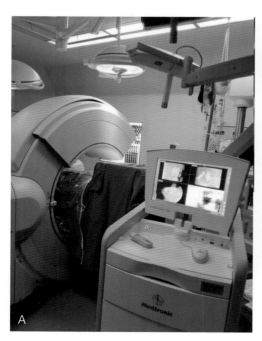

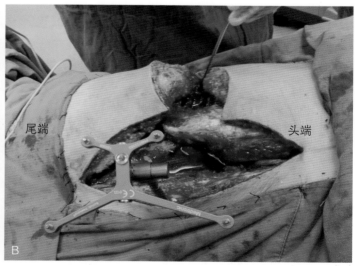

图3-24　典型病例-2 导航系统影像获取
A. O-arm系统获取术中放射影像。B. 手术导航系统与之对接

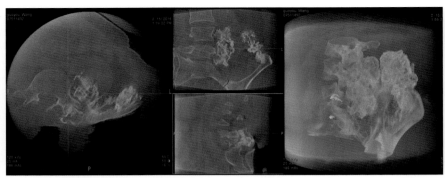

图3-25　典型病例-2 术中O-arm影像

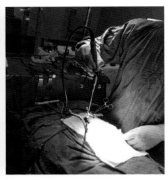

图3-26　典型病例-2 手术工具的注册

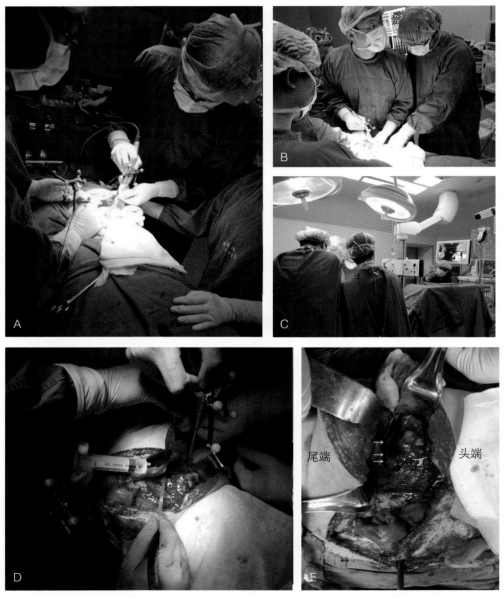

图3-27　典型病例-2 手术导航系统引导精确切除肿瘤
A~G. 手术导航系统引导下手术操作

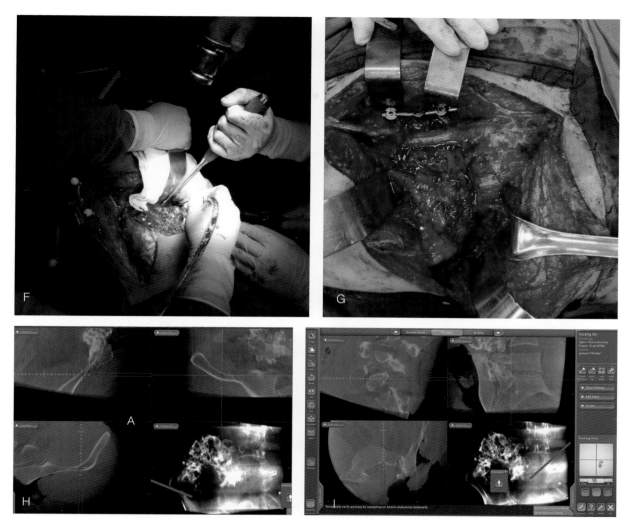

图3-27（续）　H~I. 手术导航系统引导界面

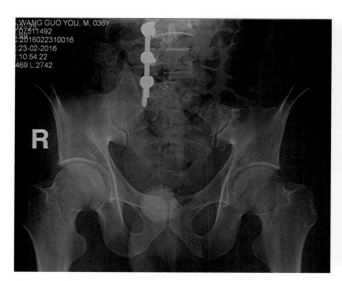

图3-28　术后X线

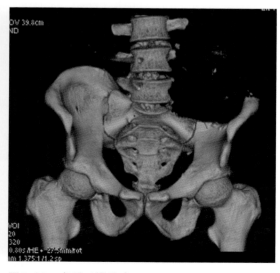

图3-29　术后三维重建

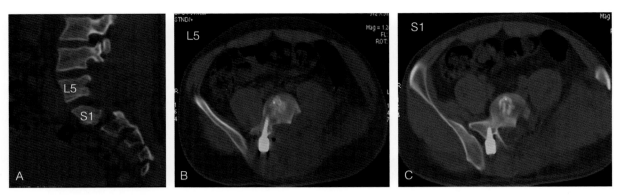

图3-30 典型病例-2 术后CT
A.矢状位。B.L5横截面。C.S1横截面

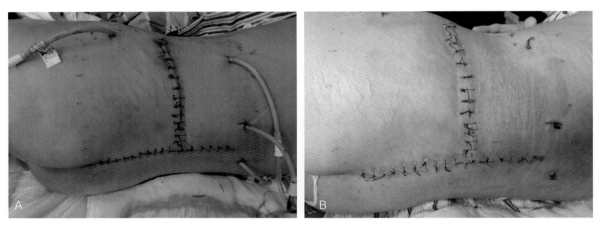

图3-31 典型病例-2 术后情况及处理
A.拔管前。B.拔管后

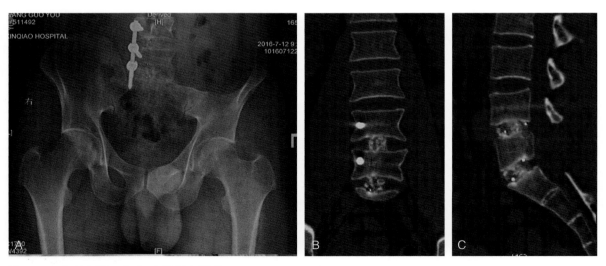

图3-32 典型病例-2 术后6个月复查情况
A.X线片。B.CT冠状面。C.CT矢状面

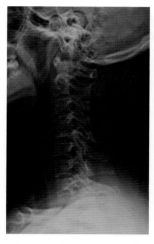

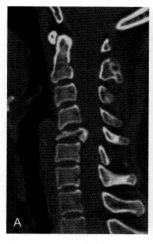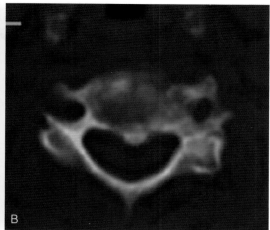

图3-33 典型病例-3 术前X
线片

图3-34 典型病例-3 术前CT
A. CT矢状面。B. 第5颈椎椎体

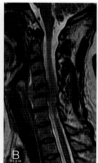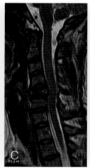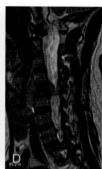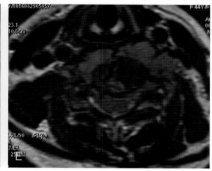

图3-35 典型病例-3 术前MRI
A~D. 矢状面。E. 第5颈椎椎体

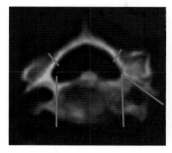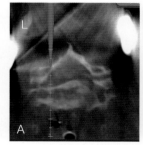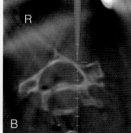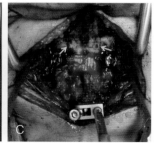

图3-36 典型病例-3 手术规
划

图3-37 典型病例-3 手术切除椎板
A、B. 导航引导图像。C. 手术操作情况

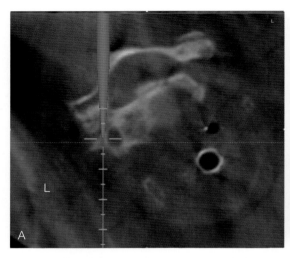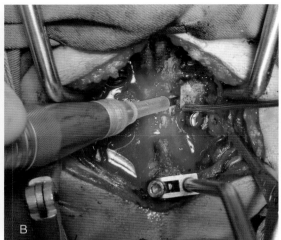

图3-38 典型病例-3 颈椎椎弓根"一次"离断
A.导航引导图像。B.手术操作情况

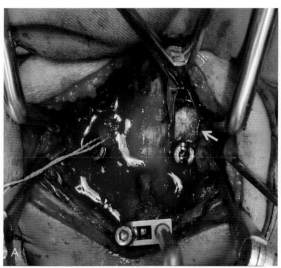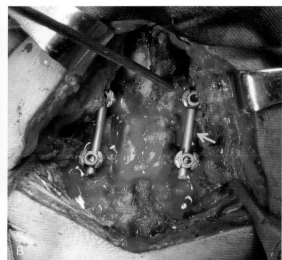

图3-39 典型病例-3 手术切除

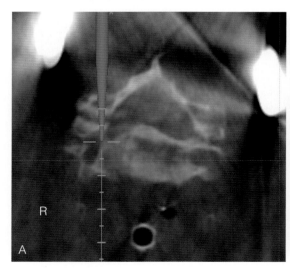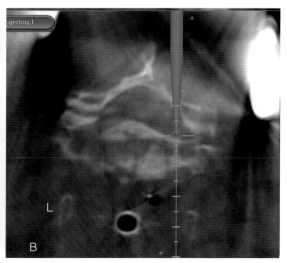

图3-40 典型病例-3 颈椎椎弓根"二次"切除

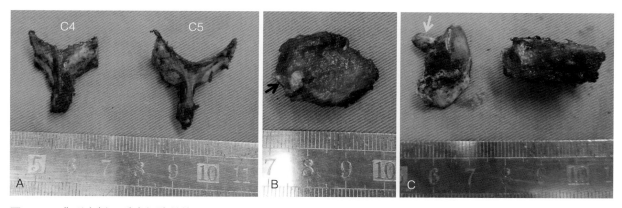

图3-41 典型病例-3 手术切除骨块

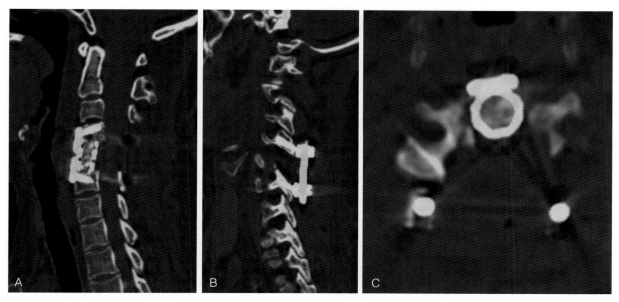

图3-42 典型病例-3 术后CT

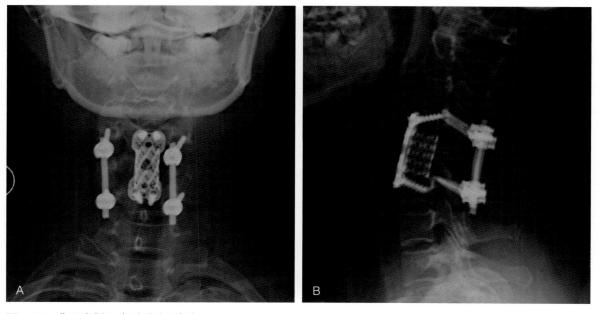

图3-43 典型病例-3 术后随访X线片

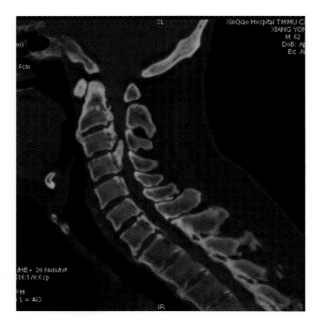

图3-44 典型病例-1 术前CT矢状面

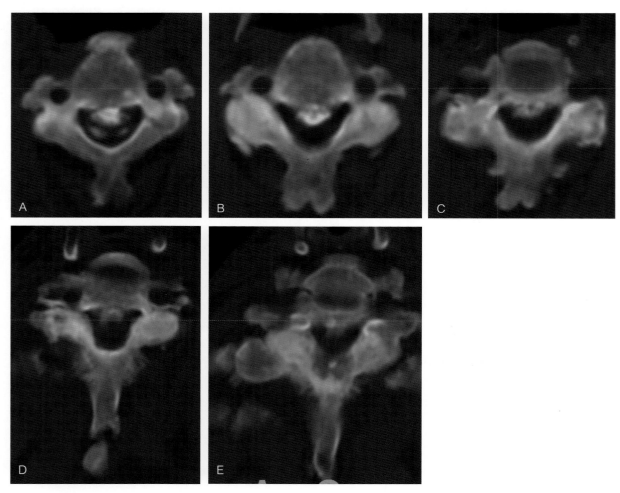

图3-45 典型病例-1术前CT
A. C3。B. C4。C. C5。D. C6。E. C7

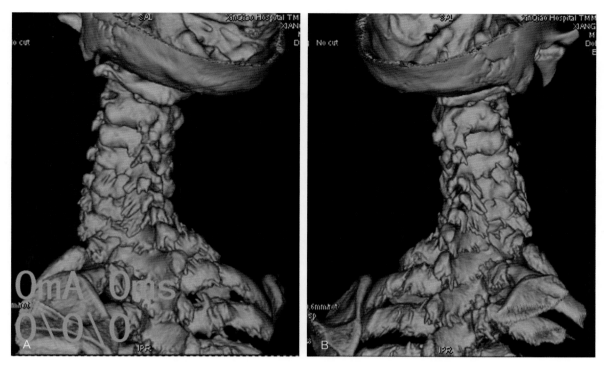

图3-46 典型病例-1 术前三维重建

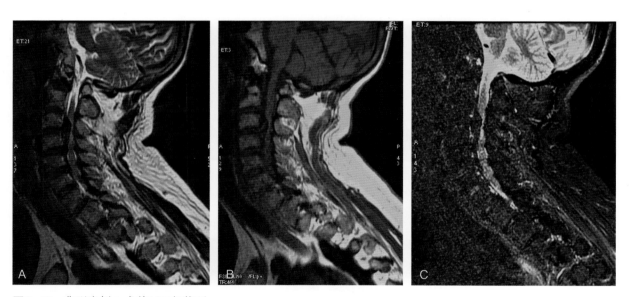

图3-47 典型病例-1 术前MRI矢状面

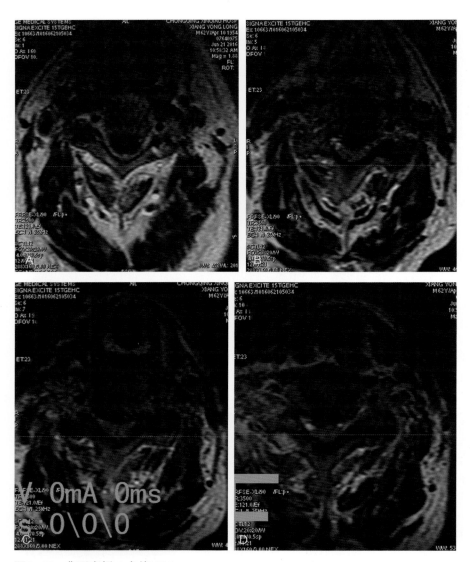

图3-48 典型病例-1 术前MRI
A. C3~C4。B. C4~C5。C. C5~C6。D. C6~C7

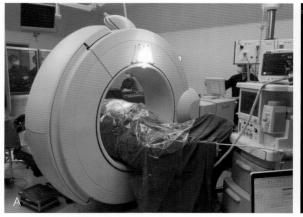
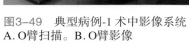
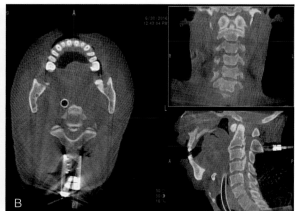

图3-49 典型病例-1 术中影像系统
A. O臂扫描。B. O臂影像

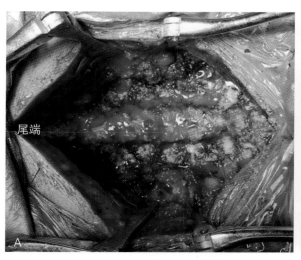
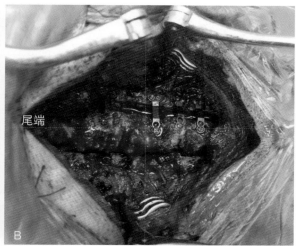

图3-50　典型病例-1 手术情况
A.手术区域暴露后。B.手术结束，手术区域关闭前

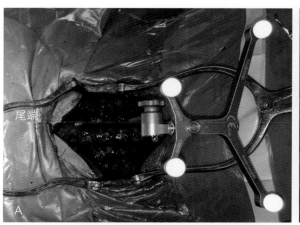
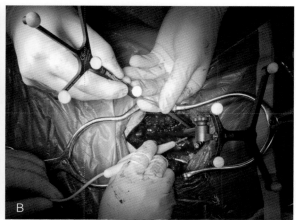
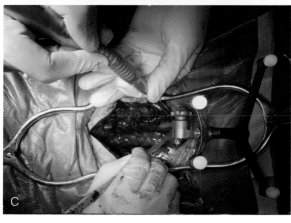

图3-51　典型病例-1 手术导航系统情况
A.参考架固定在术野部位。B.导航定位。C.磨钻操作

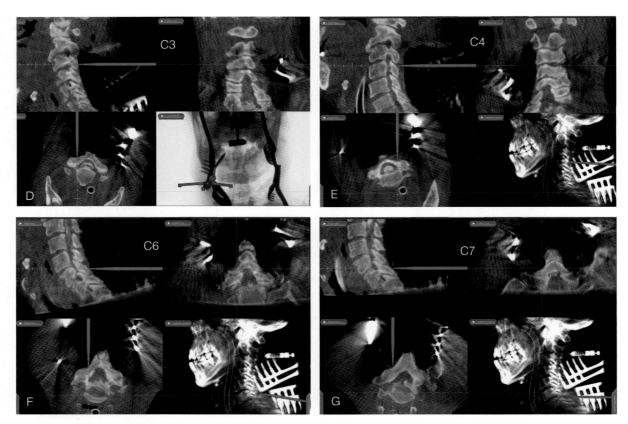

图3-51（续） D~G.手术导航引导操作的导航影像

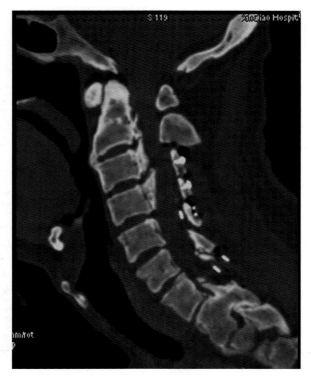

图3-52 典型病例-1 术后CT矢状面

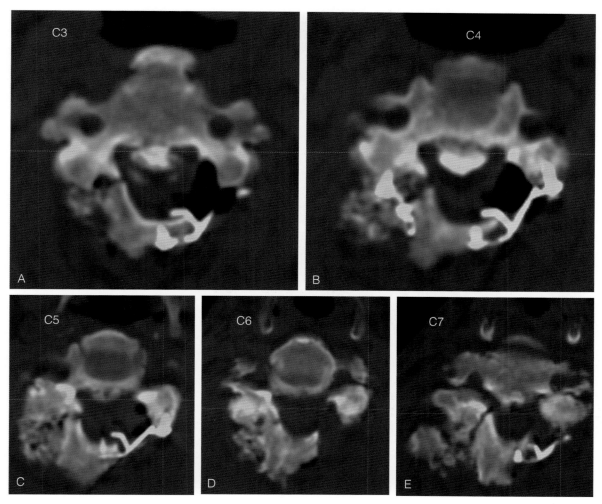

图3-53 典型病例-1 术后CT
A. C3。 B. C4。 C. C5。 D. C6。 E. C7

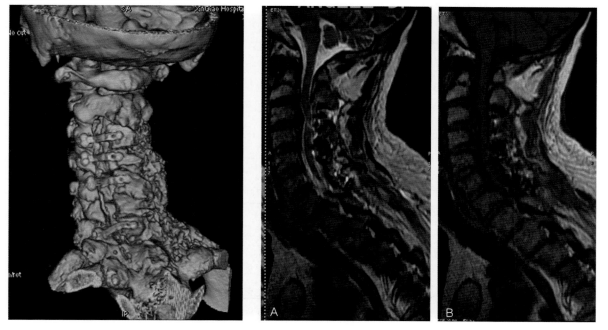

图3-54 典型病例-1 术后三维重建

图3-55 典型病例-1 术后MRI矢状面

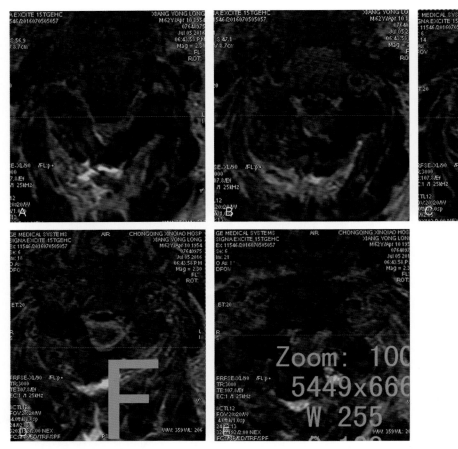

图3-56　典型病例-1 术后MRI
A. C3。B. C4。C. C5。D. C6。E. C7

（二）典型病例-2

女性，64岁。双下肢麻木，无力，步态不稳5年，加重6个月。查体：约T8水平以下针刺痛觉减退；双下肢肌力4⁻级，双下肢肌张力增高，腱反射亢进，病理征阳性，髌踝阵挛阴性；大小便功能正常，肛门括约肌肌力正常。结合术前影像，诊断：胸椎YLO伴不全性脊髓损伤（图3-57~图3-59）。

术中，暴露胸椎骨性结构，固定手术导航参考架（图3-60）。

O臂扫描，获取术中影像，扫描时间26 s，扫描完成后将数据传输到手术导航系统中（图3-61）。

手术导航引导胸椎黄韧带骨化精准"掀盖"（图3-62，图3-63）。

手术时间共240 min，出血量约400 mL。术后并发症处理：针对硬膜完全缺失，进行人工硬膜修补；对于术后脑脊液漏，进行加压包扎，头低脚高位，足量补液及电解质；对于肋间神经痛，给予普瑞巴林胶囊 75 mg 口服，2次/天，用药1周；帕瑞昔布钠 40 mg 静脉注射，1次/天，用药3天。患者术后1周即下地活动，自觉双下肢麻木，无力感明显改善，查体见双下肢肌力4级。

术后影像情况见图3-64~图3-67。

手术体会：计算机导航引导的颈胸椎后路精准减压手术，不但保证确切的减压效果，而且更加安全，尤其对于脊髓重度受压的病例。超声骨刀应用于"开门"和"掀盖"手术安全，高效。计算机导航与超声骨刀的联合应用能够降低颈胸椎后路减压手术的"门槛"，缩短该类手术的学习曲线。未来超声骨刀、磨钻等工具在导航系统中的"注册"必能进一步提高工作效率，缩短手术时间，是我们进一步研究的方向。

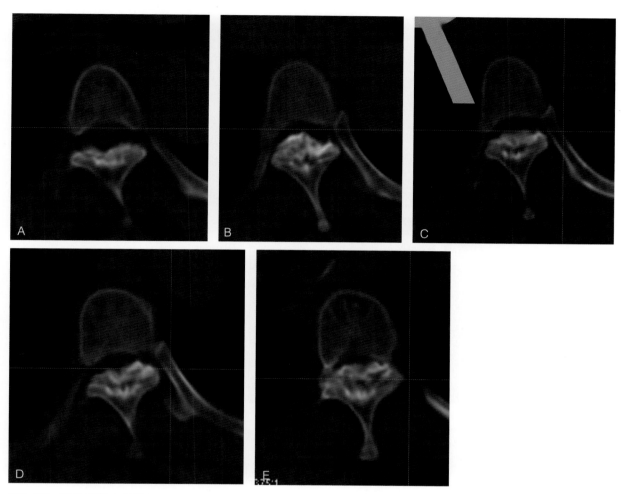

图3-57 典型病例-2 术前CT
A. T5~T6。B. T6~T7。C. T7~T8。D. T8~T9。E. T9~T10

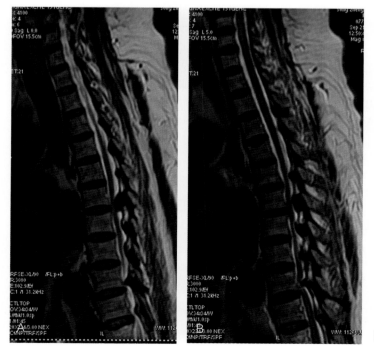

图3-58 典型病例-1 术前MRI矢状面

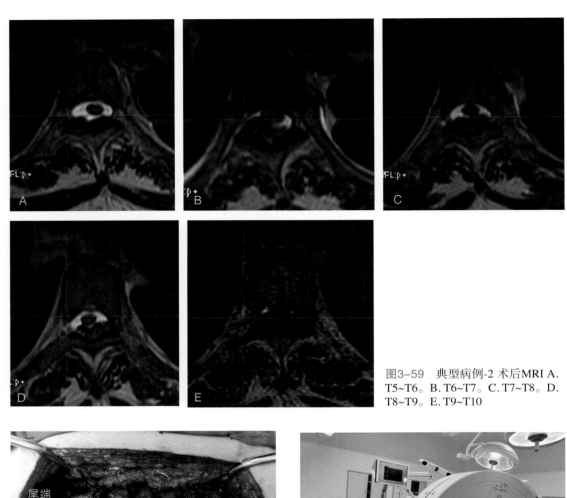

图3-59　典型病例-2 术后MRI A.
T5~T6。B.T6~T7。C.T7~T8。D.
T8~T9。E.T9~T10

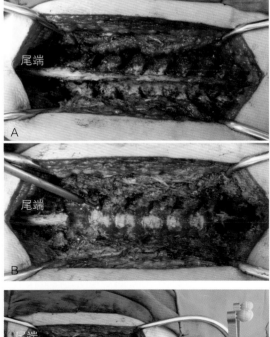
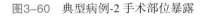

图3-60　典型病例-2 手术部位暴露

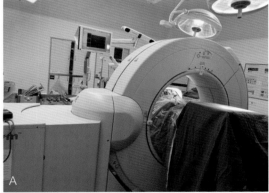
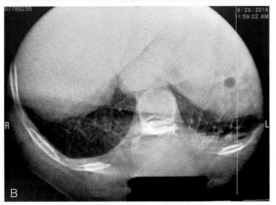

图3-61　典型病例-2 术中影像系统
A.O臂扫描。B.扫描影像

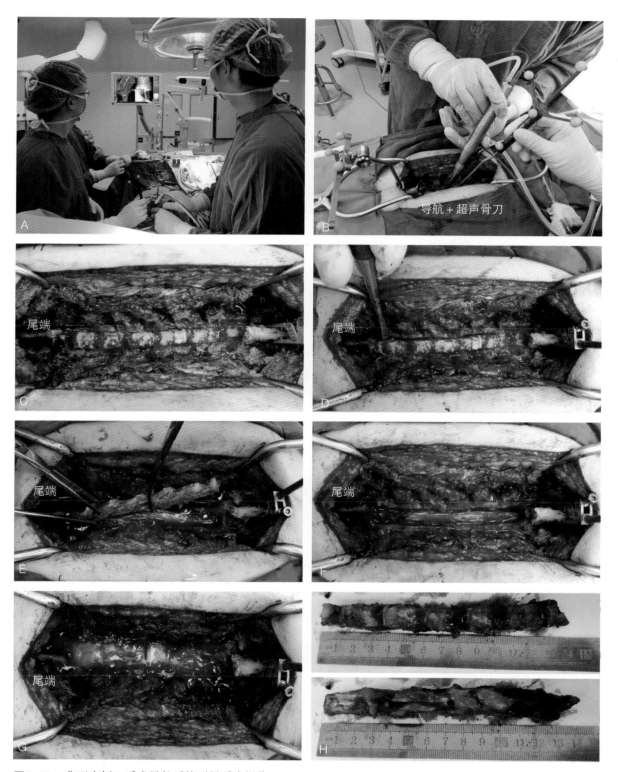

图3-62 典型病例-2 手术导航系统引导手术操作
A.导航器械注册。B.手术导航系统结合超声骨刀完成手术精准操作。C~G.胸椎黄韧带固话精准"掀盖"过程。H.术中取出物大小

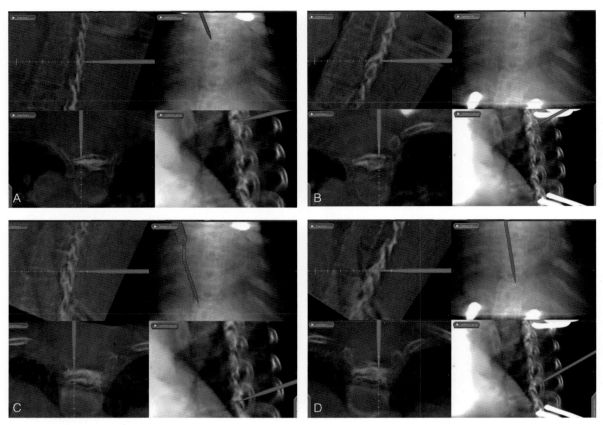

图3-63 典型病例-2 手术导航系统各节段界面
A. B. T6~T7。C. D. T9~T10

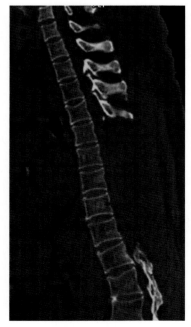

图3-64 典型病例-2 术后CT矢状面

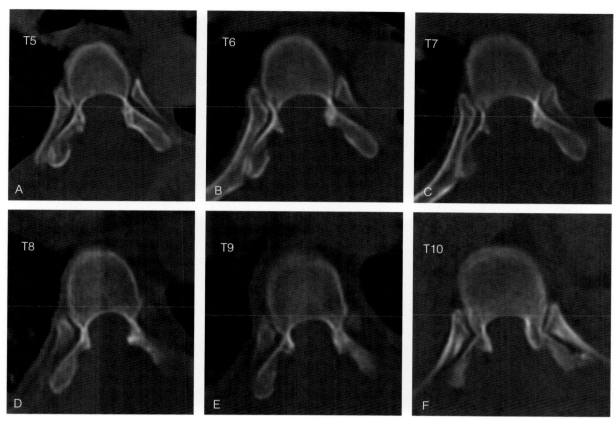

图3-65　典型病例-2 术后CT
A. T5。B. T6。C. T7。D. T8。E. T9。F. T10

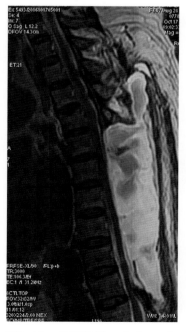

图3-66　典型病例-2 术后MRI矢
状面

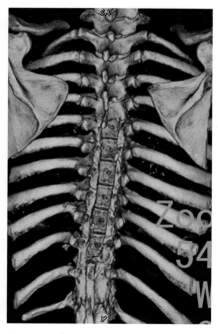

图3-67　典型病例-2 术后三维重建

三、数字技术用于脊柱内固定的精准安全植入

（一）典型病例-1

男性，53岁。摔伤致颈部疼痛，双上肢麻木伴步态不稳1周。查体：四肢肌力正常；四肢腱反射亢进，双侧霍夫曼征阳性。结合术前影像，诊断：强直性脊柱炎；齿状突陈旧性骨折；黄韧带骨化伴颈脊髓损伤。

术前影像见图3-68。术中手术导航影像见图3-69，图3-70。术中手术导航引导椎板切除见图3-71。术后影像见图3-72。

（二）典型病例-2

男性，48岁。摔伤致骶尾部疼痛伴大小便功能障碍1天。查体：肛周会阴部针刺痛觉消失；留置尿管；肛门括约肌肌力消失；肛周反射消失。结合术前影像，诊断：骶骨骨折伴马尾神经损伤；骨盆骨折

术前影像见图3-73。术中情况见图3-74。术后1年复查情况见图3-75。

（三）典型病例-3

女性，14岁，游离齿状突合并难复性寰枢椎脱位病例。

术前影像见图3-76。术中，通过O-arm联合术中导航系统治疗难复性寰枢椎脱位。术中情况见图3-77。术后影像见图3-78。

（四）典型病例-4

男性，35岁，导航引导下OLIF手术病例。

对手术情况进行详细说明：体位见图3-79。将参考架放置在髂后上棘（图3-80）。术中影像系统（O臂）图像扫描，并将信息传输给手术导航系统（图3-81）。手术导航系统引导下的体导定位见图3-82。手术切口见图3-83。手术步骤如下：分离腹膜后组织见图3-84；扩张器与牵开器斜侧进入见图3-85；导航引导下椎间盘切除（图3-86）；试模植入（图3-87）；融合器植入（图3-88）；俯卧位经皮椎弓根螺钉植入（图3-89）。

（五）典型病例-5

男性，45岁，脊柱结核导航应用。跳跃型及椎体内部深在结核病灶，大量死骨形成，大量椎旁脓肿及椎管内脓肿，刺激、压迫脊髓（图3-90）。

术中，手术导航系统指引病灶位置、彻底清除。可以注册探针、髓核钳、刮匙等直的及弯的工具，使工具可视化，导航直视下到达病灶。病椎椎弓根螺钉避开病灶，精准植入（图3-91，图3-92）。

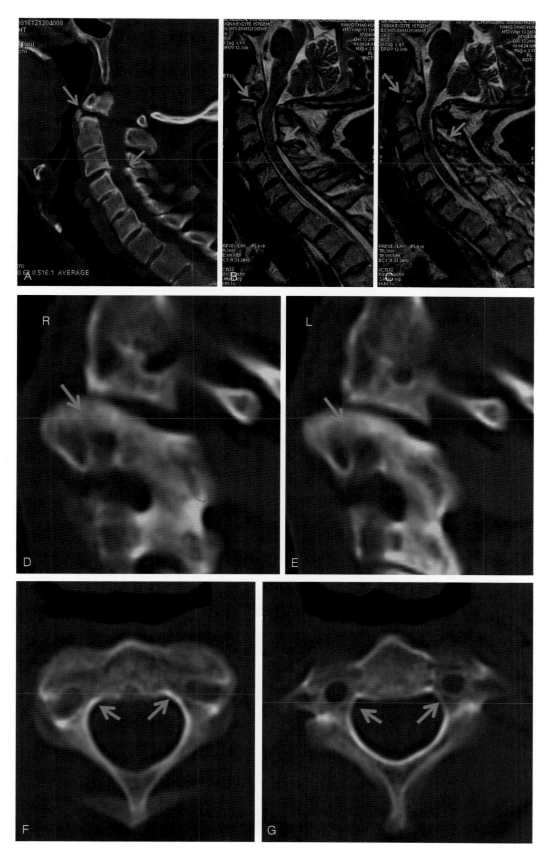

图3-68　典型病例-1 术前影像
A. CT矢状面。B、C. MRI矢状面。D~G. CT具体影像

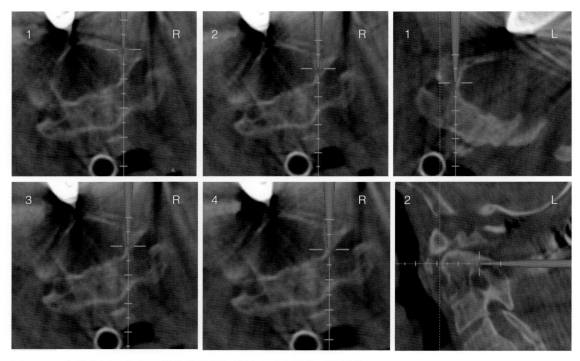

图3-69　典型病例-1 术中C2部分椎弓根钉的植入手术导航系统影像

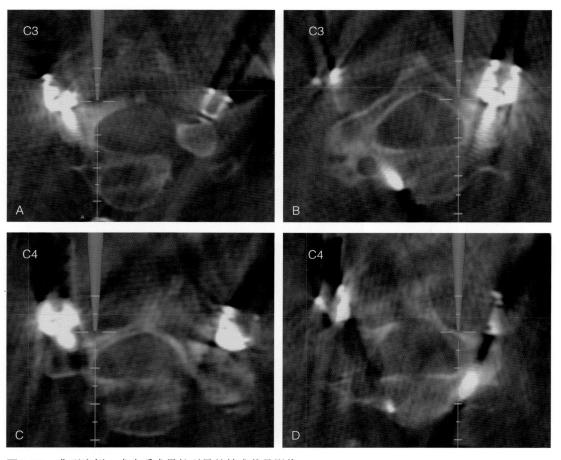

图3-70　典型病例-1 术中手术导航引导的精准截骨影像
A、B.C3。C、D.C4

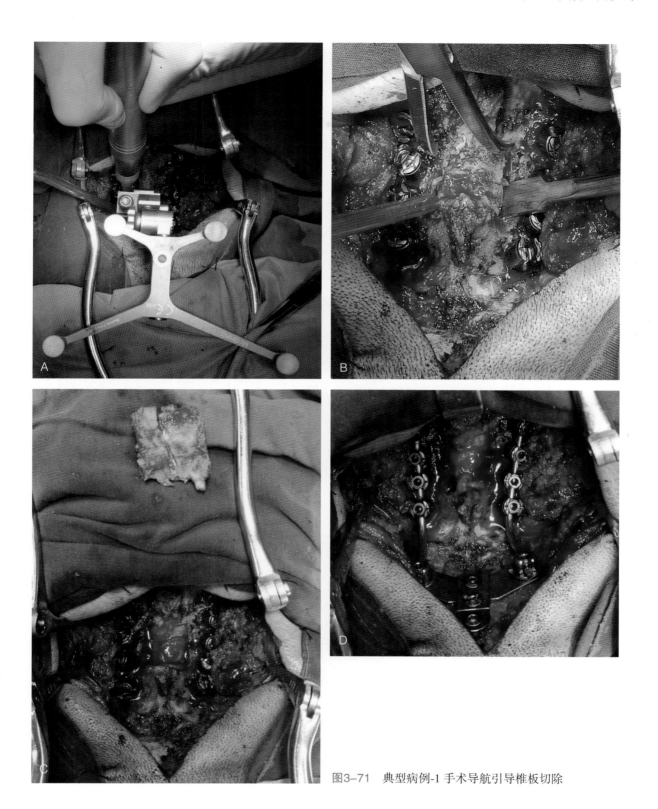

图3-71　典型病例-1 手术导航引导椎板切除

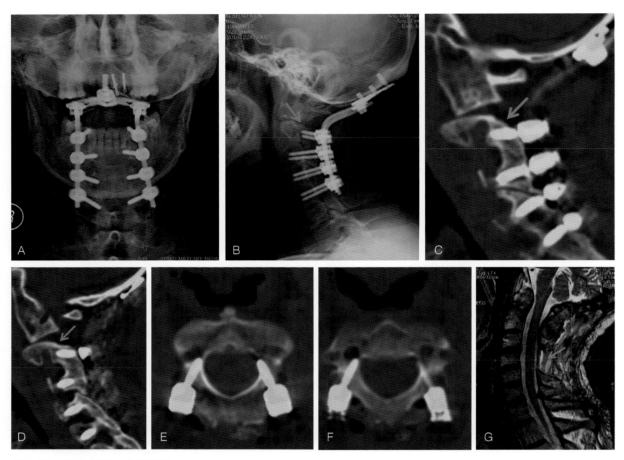

图3-72 典型病例-1 术后影像
A、B. X线片。C~F. CT。G. MRI

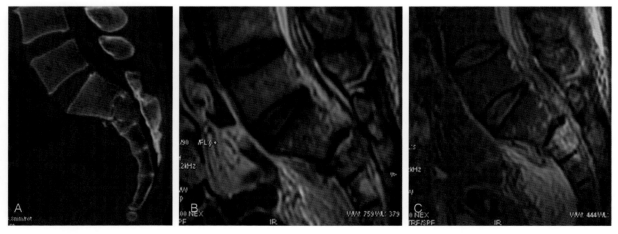

图3-73 典型病例-2 术前影像
A. CT。B、C. MRI

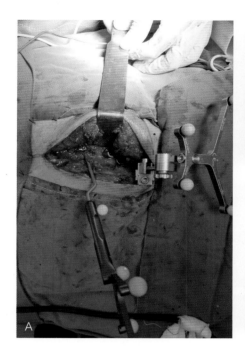
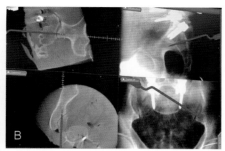
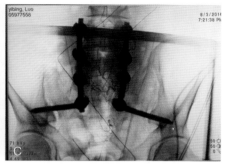

图3-74　典型病例-2 术中情况
A.术野情况。B.手术导航界面。C.内植物放置情况

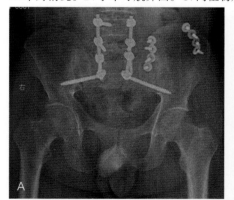
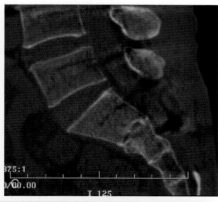
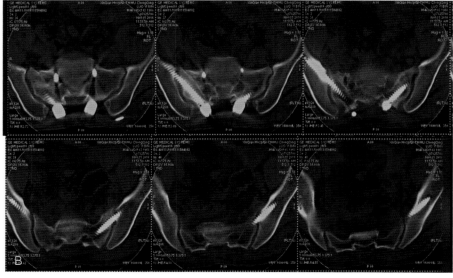

图3-75　典型病例-2 术后1年复查情况
A.线片。B.CT。C.内植物取出后CT影像

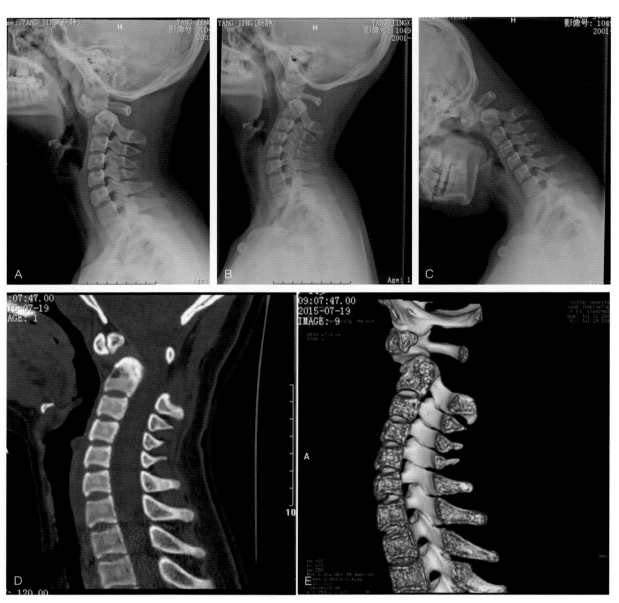

图3-76 典型病例-3 术前影像
A~C. X线动力位片。D. CT。E. 三维重建

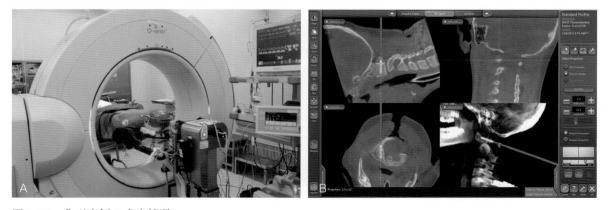

图3-77 典型病例-3 术中情况
A. O臂扫描。B. 术中导航界面信息

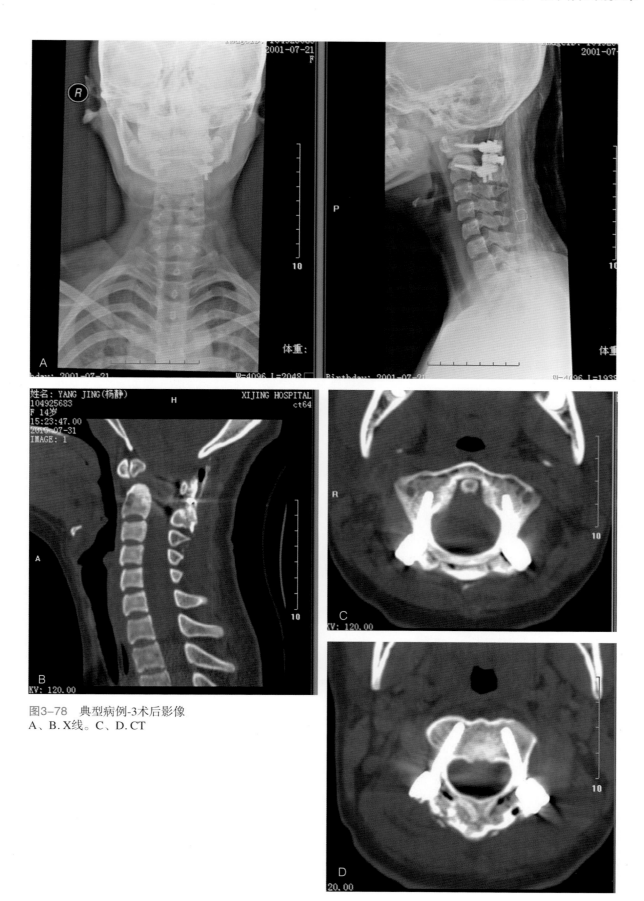

图3-78　典型病例-3术后影像
A、B. X线。C、D. CT

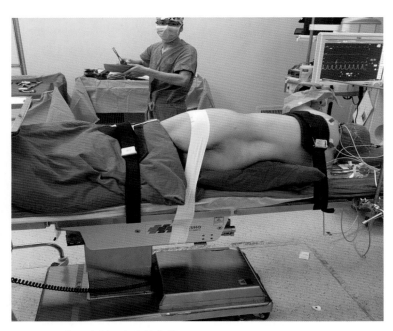

图3-79 典型病例-4术中体位情况

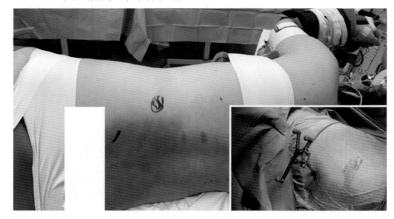

图3-80 典型病例-4术中参考架情况

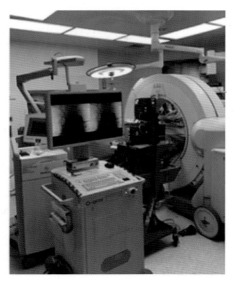

图3-81 典型病例-4术中情况，O臂扫描

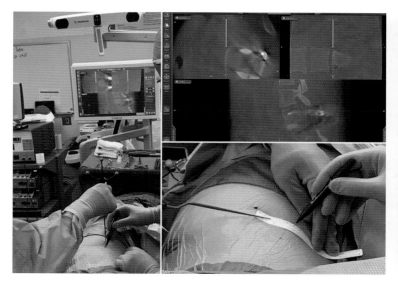
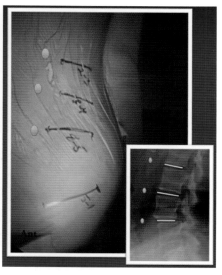

图3-82 典型病例-4术中情况，手术导航

图3-83 典型病例-4术中情况，切口

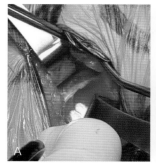
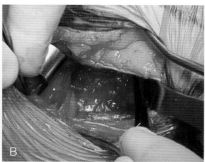
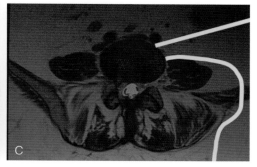

图3-84 典型病例-4术中情况，分离与暴露

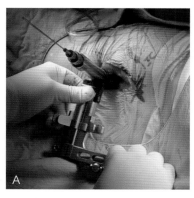
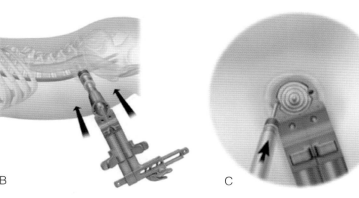

图3-85 典型病例-4术中情况，安放管道

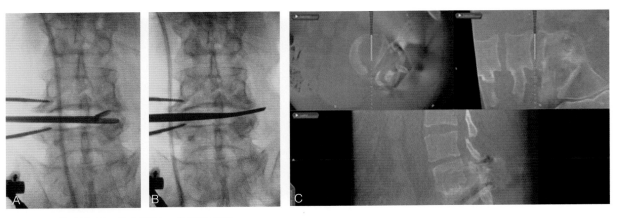

图3-86 典型病例-4术中情况，椎间盘切除

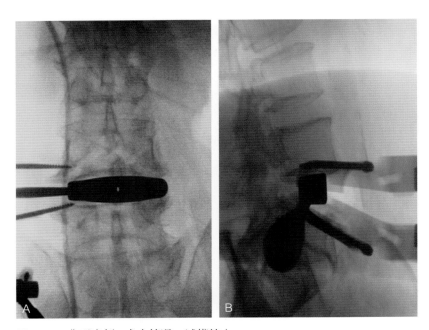

图3-87 典型病例-4术中情况，试模植入

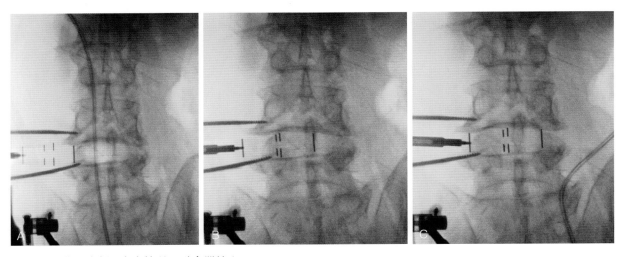

图3-88 典型病例-4术中情况，融合器植入

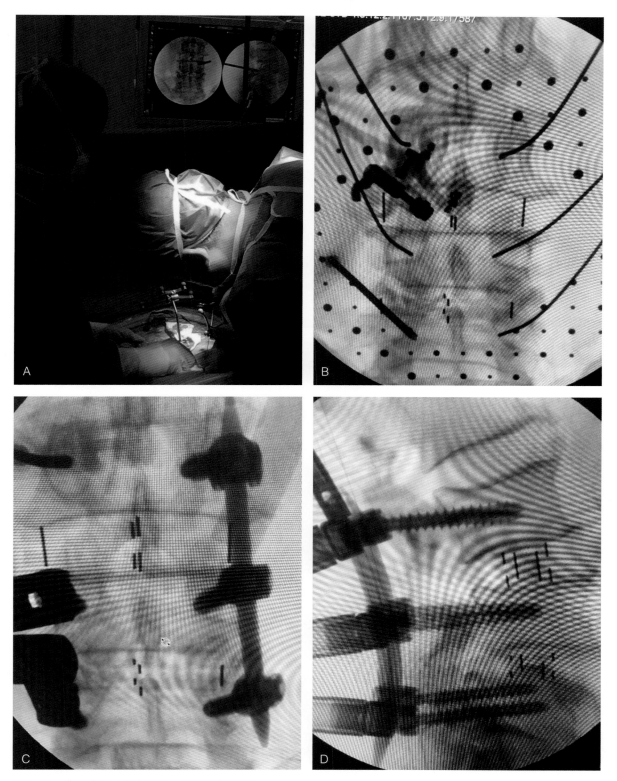

图3-89　典型病例-4术中情况，椎弓根螺钉植入

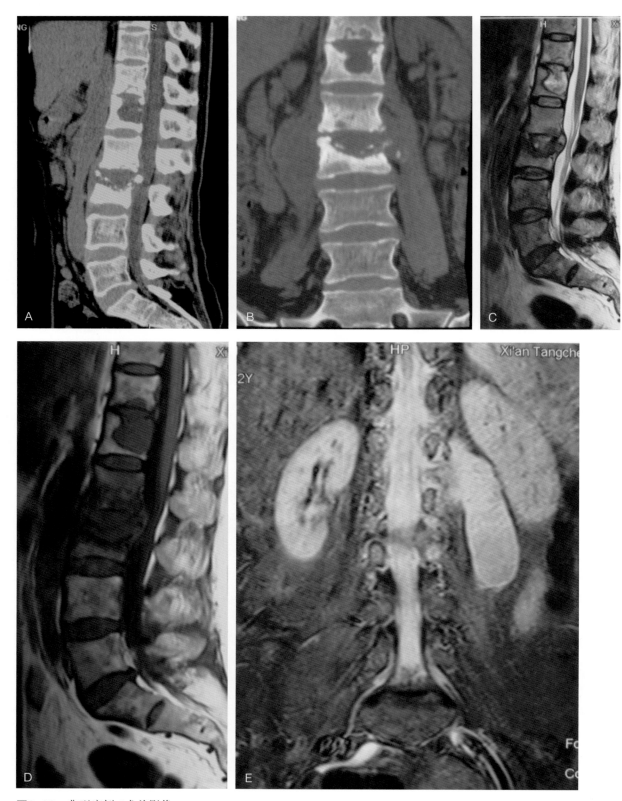

图3-90　典型病例-5术前影像
A、B. CT。C~E. MRI

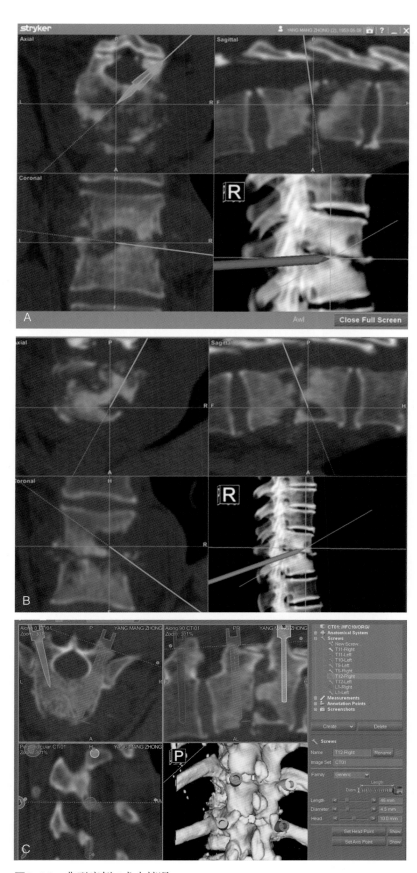

图3-91　典型病例-5术中情况

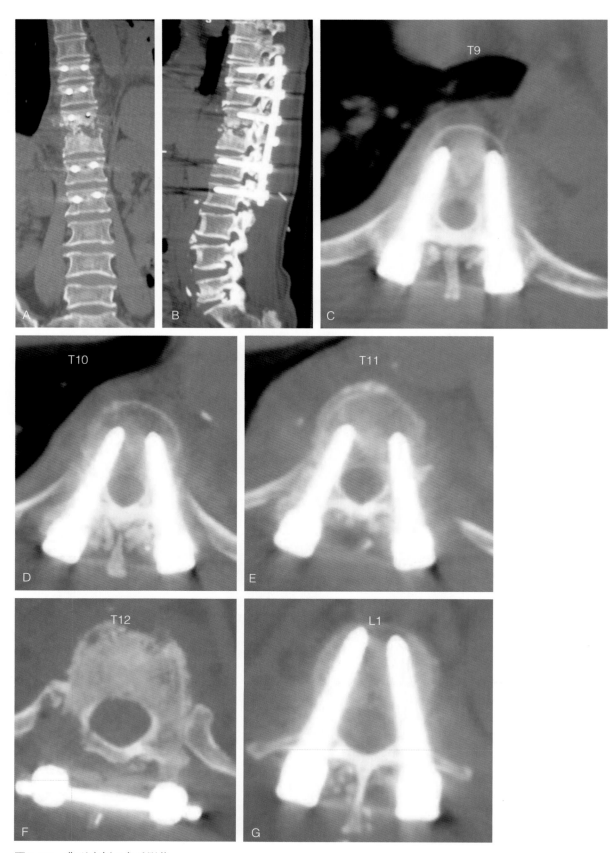

图3-92　典型病例-5术后影像

第四节 计算机导航辅助脊柱外科手术指南(2016)

中华医学会骨科学分会自2009年开始组织全国50余位骨科与计算机导航领域专家对计算机导航辅助脊柱外科手术的精确性、安全性及其影响因素等14项课题进行调查研究，同时开展循证医学研究。2010年，中华人民共和国国家卫生和计划生育委员会（现中华人民共和国国家卫生健康委员会）全国医疗服务标准委员会立项，制定《脊柱外科计算机导航技术》。期间邀请全国30个省市自治区直辖市50余位专家开展了多次研讨，完善该操作标准。2009~2012年，开展多中心大样本的临床实证研究，对操作标准进一步优化。2014年，中华医学会骨科学分会及《中华骨科杂志》编辑部启动制订"计算机导航辅助脊柱外科手术指南"项目，经过多次会议，邀请国内各地多位骨科知名专家及方法学和计算机导航技术专家进行讨论研究，最终形成现有版本。

因脊柱外科手术部位深在，脊柱结构复杂、毗邻重要神经、血管组织，且脊柱发育变异、畸形或退行性变常见，故如何提高脊柱外科手术安全性和精准性一直是临床关注的重要问题。自1995年计算机导航技术应用于脊柱外科手术，显著提高了脊柱外科手术的植钉精确性，降低了术中辐射剂量，并明显提高了脊柱微创手术的安全性。近年来，随着"精准医疗"概念的兴起，作为骨科精准医疗重要应用的脊柱外科导航技术也随着立体定向、图像配准、机器人以及计算机技术等的不断发展而日益成熟。作为一项新兴技术，目前国内外尚无计算机导航辅助脊柱外科手术的临床应用指南，影响了此技术的进一步推广普及。因此，为更好地指导脊柱外科导航技术在临床规范化推广应用，中华医学会邀请全国30个省市自治区专家收集近年来相关循证医学证据，讨论撰写形成本指南。

本指南仅为学术性指导意见，临床应用必须依据患者具体情况制订。

一、适用人群

本指南的适用人群是参与计算机导航脊柱外科手术的医生、技师以及护士等。

二、流行病学

采用传统手术技术与采用计算机导航辅助脊柱外科手术的精确度情况见表3-1。研究结果显示：计算机导航辅助脊柱外科手术可显著降低术中医生和患者的辐射剂量，并提高脊柱外科微创手术的精确度及安全性。

表3-1 采用传统手术技术与采用计算机导航辅助脊柱外科手术的精确度情况（%）

分 类	精确度
传统手术技术	80.4~86.6
导航方式	
透视二维导航	81.0~92.0
透视三维导航	93.4~93.7
CT 导航	90.8~94.4

三、定义

（一）计算机导航技术（computer assisted navigation technique）

指融合现代计算机、立体定位和医学影像技术等的一种外科手术辅助技术，用于引导手术医生进行精确地手术规划和操作。

（二）红外线光学导航系统（infrared optical navigation system）

指采用红外线立体定位技术的光学导航系

统，是目前脊柱外科计算机导航技术中应用最广泛的系统，分为：①主动红外线光学导航系统（active infrared navigation system），指红外线发光二极管安装在各个示踪器和智能手术器械的导航系统，其发射的红外线信号由位置传感器接收后传至导航工作站进行处理；②被动红外线光学导航系统（passive infrared navigation system），指红外线被动反射球安装在各个示踪器和智能手术器械上，红外线发射装置安装在位置传感器上的导航系统，位置传感器发射的红外线被反射球反射后再折返至位置传感器，由位置传感器接收后传至导航工作站进行处理。

（三）示踪器（tracker）

指在手术过程中通过发射或反射红外线信息至位置传感器，用于追踪坐标信息的器械。

1. 患者示踪器（patient tracker）

指在术中与患者解剖结构连接的示踪器，发射或反射红外线信息至位置传感器。

2. C臂示踪器（C arm tracker）

指经工程师校准并安装于C臂X线机上的示踪器，扫描的图像可由导航系统自动注册。

3. 通用示踪器（universal tracker）

指在术中与手术器械连接的示踪器，发射或反射红外线信息至位置传感器。

（四）指点器（pointer）

指在手术过程中用于指引患者的世界坐标系与影像虚拟坐标系的配准，在导航时对患者空间位置进行定位的器械。

（五）智能手术器械（smart tool）

指安装有示踪器的手术器械，可在导航图像中显示相应坐标。

（六）位置传感器（camera）

指将通过跟踪示踪器发射或反射的红外线信号传输至导航工作站，确定相应坐标信息的硬件。

（七）匹配（match）

指将术中患者解剖结构与获取的影像学图像，或将不同时间、不同传感器（成像设备）或不同条件下获取的两幅或多幅图像进行对应、叠加的过程。

1. 点匹配（point to point matching）

术中用指点器接触若干手术椎体表面解剖标志清楚的参考点，与虚拟图像中相应位置进行匹配。

2. 面匹配（surface matching）

术中用指点器接触能够覆盖完整椎板结构表面的若干个随机点，与相应部位CT图像三维表面模型进行匹配。

（八）配准（registration）

指通过对影像内容、特征、结构、关系、纹理及灰度等的对应关系，相似性和一致性的分析，寻求相似影像目标的方法。在计算机导航辅助脊柱外科手术中是指通过一定算法在术中解剖结构的世界坐标系（空间的绝对坐标系）与导航影像的虚拟坐标系间寻找对应的同名点的过程。

（九）示踪（track）

指通过指点器与智能手术器械上的示踪器，在虚拟坐标系中反映出其实时坐标的过程，用于引导手术操作。

（十）C臂X线机透视二维图像导航（two dimensional C arm fluoroscopy based navigation）

在手术过程中，使用C臂X线机获取相应脊柱透视图像，传输至导航系统，引导手术操作。

（十一）术前CT三维图像导航（preoperative three dimensional computed tomography based navigation）

在手术前，按照一定的参数要求，采集CT图像，传输至导航系统，引导手术操作。

（十二）术中即时三维图像导航（intraoperative real time three dimensional fluoroscopy based navigation）

在手术过程中，使用C臂、O臂X线机或CT等获取三维图像，传输至导航系统，引导手术操作。

（十三）图像漂移（image drift）

指因目标组织形变、位移或者红外光线传输异常而导致的图像位置与实际位置不符。

（十四）计算机导航辅助微创脊柱外科手术（computer assisted minimal invasive spine surgery，CAMISS）

指将计算机导航辅助外科技术与微创脊柱外科技术相结合的手术方法，能保障微切口手术在精确安全的条件下实施。

四、计算机导航辅助脊柱外科手适应证

计算机导航辅助技术适用于大部分脊柱外科手术领域，包括脊柱创伤性疾病、退变性疾病、脊柱畸形、脊柱肿瘤、脊柱感染等，主要作用是提高内固定植入的精准性及明确病灶范围。在骨性解剖标记不明确或骨性解剖变异、畸形的情况下，计算机导航辅助技术更能显现其优越性。尤其适用于脊柱微创手术及脊柱翻修手术。

（一）脊柱创伤性疾病

如齿突骨折、不稳定Hangman骨折、下颈椎骨折、胸腰椎骨折等。

（二）脊柱退变性疾病

如颈椎间盘突出症、颈椎管狭窄症、颈椎后纵韧带骨化症、胸椎黄韧带骨化症、腰椎间盘突出症、腰椎管狭窄症、腰椎滑脱症等。

（三）脊柱畸形

如上颈椎畸形、先天性重度腰椎滑脱、脊柱侧弯、脊柱后凸畸形等。

（四）脊柱肿瘤

如脊柱椎体肿瘤、椎管内肿瘤。

（五）脊柱感染性疾病

如脊柱结核。

五、计算机导航辅助脊柱外科手术禁忌证

1. 全身性疾病包括严重出血性疾病、严重心脏疾病、严重呼吸系统疾病、其他不能耐受麻醉或手术者。
2. 患者不耐受脊柱手术的体位要求，如脊柱后路手术，患者不耐受俯卧位。
3. 患者不能接受术中射线辐射。
4. 示踪器安放位置无法满足手术要求。
5. 无法获得满足手术要求的图像质量。

六、学习曲线

计算机导航是一项手术辅助技术，使用该技术需要通过一定量的训练，并掌握其要领，才能真正掌握该技术。在使用计算机导航初期，手术时间及植钉准确性会受到学习曲线的影响，经过一段时间的积累，术者熟练掌握后可缩短手术时间并提高植钉准确性。

七、计算机导航设备与患者的摆放位置

导航工具消毒灭菌，使用时置于手术台上。位置传感器置于手术床一侧，位置高于并朝向术野，且不能被托盘或头架遮挡其视野；C臂X线机使用时从手术床一侧进入，建议有地面标记，以指引合适地摆放位置，减少调整视野次数，节省时间；计算机导航系统操控台和C臂X线机操控台可以远离手术区域，以方便技师操作；仔细安排设备位置，以满足各种设备，如电生理监护、自体血回输的摆放要求。导航设备与患者的摆放（图3-93）。

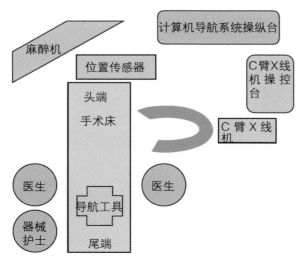

图3-93 导航设备与患者的摆放示意图

八、计算机导航辅助脊柱外科手术操作流程

本指南针对不同类型的导航系统（包括C臂X线机透视二维图像导航、术前CT三维图像导航和术中即时三维图像导航），将其整合制订为临床实用性强的操作流程（图3-94），用于在手术中指导医生正确操作，提高导航系统的临床实用性和临床精度，缩短导航技术的临床学习曲线。

（一）术前设计

使用术前CT三维图像导航需进行术前设计，在手术开始前完成。

1. CT图像采集

术前按一定参数获取手术部位CT扫描图

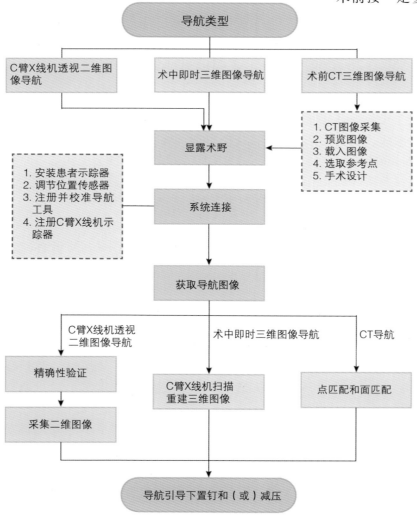

图3-94 计算机导航辅助脊柱外科手术操作流程图

像数据，经移动存储或网络连接导入计算机导航系统。CT图像扫描建议参数：无倾角扫描，在满足手术要求情况下尽量缩小扫描范围，以减少外围组织的干扰，层厚1 mm。

2. 预览图像

在导航软件中点击进入"图像预览"界面，检查图像的标记顺序和图像所示患者位置方向之间是否匹配。

3. 载入图像

当图像被选中并按顺序排列后，将图像载入患者记录中，并自动进行冠状位、矢状位重建。

4. 选取参考点

根据其三维重建图像，在拟手术椎体后方表面结构分别选取至少3个解剖标志清楚的参考点，待术中进行点匹配。

参考点选取的注意事项：①参考点应易于显露；②参考点表面软组织必须充分去除；③参考点选取后需经主刀手术者确认；④各参考点之间相距至少1.5 cm；⑤多节段操作时应对每个手术椎体节段分别选取参考点。

5. 手术设计

按手术目的，通过软件设计截骨部位、病灶切除或减压范围、虚拟螺钉植入位置、长度和直径等。

（二）术中操作

1. 患者体位

患者体位同传统手术，根据手术具体部位采取俯卧位、仰卧位或侧位。

2. 系统连接。

（1）安装患者示踪器：夹钳是连接棘突和患者示踪器的固定装置。选择合适形状的夹钳，一端在体内固定到显露的棘突上，另一端在体外连接患者示踪器，对于某些上颈椎手术患者可根据具体情况选择体外固定夹钳。拧紧两端的螺栓，安装牢固，并将患者示踪器开关打开。患者示踪器尽量不妨碍术者操作且不易被术者或助手遮挡。需要注意的是，因皮肤的牵扯可能造成夹钳轻微位移，故夹钳不应紧挨皮肤。

（2）调整位置：传感器位置，面向术野和患者示踪器。

（3）注册并校准导航工具（指点器、尖锥、开路器）：打开一件工具开关，打开注册校准工具开关，将工具尖端对准注册校准工具的校准靶心，依次对每一件导航工具进行注册和校准。对于非智能工具，可使用通用示踪器，通过通用注册台进行注册和校准。

（4）注册C臂X线机示踪器并连接导航系统和C臂X线机系统。

（5）将C臂X线机示踪器、患者示踪器以及智能工具安放到最佳可视位置——三者之间无障碍物遮挡，三者均显示于导航系统图像显示器的中心区域，患者示踪器与位置传感器相距约1.5 m。患者示踪器必须牢固固定，避免术中移动，否则精确性降低，需要重新进行导航系统注册操作。

3. 获取导航图像

（1）精确性验证（仅应用于C臂X线机透视二维图像导航）：进入系统精确性验证程序，首先获取一幅透视图像，并在可视状态下检测患者示踪器或操作工具的影像能否准确覆盖校准图像上的影像轮廓。

（2）点匹配（仅应用于术前CT三维图像导航）：根据术前设计的参考点，进行点匹配。

（3）面匹配（仅应用于术前CT三维图像导航）：用指点器接触患者解剖结构表面至少35个点，并在完成每一点操作时按下工具上的选择按钮。需要注意的是：每次点按操作时必须稍做停顿，确保点按时指点器无移动；匹配点选取应覆盖整个椎板后方骨性结构。

（4）图像采集和注册（应用于C臂X线机透视二维图像导航或术中即时三维导航）。①C臂X线机透视二维图像导航：采集患者前后位、侧位和双斜位的二维图像并将图像传输至导航系统，即可使用。图像与患者之间的配准是自动完成的，无须进行人工点匹配和面匹配。②术中即时三维导航：在计算机操作界面选择需扫描的部位、患者体位和C臂X线机位置。按照计算机操作界面的提示手动旋转C臂X线机，确定扫描结束位置和扫描起始位置，踩住脚踏开关开始三维扫描。C臂X线机自动连续旋转190°采集100幅数字点片图像并自动重建三维图像。C臂X线机的整个图像采集过程耗时1或2 min。将图像传输至导航系统，系统同时进行自动注册。图像传输完毕即可使用，无须人工进行点匹配和面匹配。

4. 植钉和（或）减压操作

（1）C臂X线机透视二维图像导航：在二维虚拟影像引导下，以指点器确定螺钉入点和矢状角，进行螺钉植入。

（2）术中即时三维导航：①将导航工具移入导航区域并打开开关，在导航图像上即出现导航工具影像，此过程可重复进行。②根据骨性标志点粗略估计入钉点，将导航工具尖端放置于入钉点附近，在三维重建图像上确定入钉点位置，使用尖锥刺破入钉点处的骨皮质。如果入钉点处陡峭，使用磨钻或咬骨钳处理平整后，再用尖锥刺破骨皮质。③将开路器尖端放置在入钉点处，在矢状位和横断位图像上选择最长的钉道，尽量使钉道在椎弓根的中心位置，按照确定好的角度，使用开路器进行钻孔。开路器前进过程中，可随时停顿和调整。在重建图像上确认钉道位置是否合适，并使用导航软件设计螺钉直径和长度。④用小球状探子探查孔壁无误后，将合适的螺钉拧入钉道，之前可用丝攻攻丝。⑤待植钉完毕后，透视确认植钉效果，视病情需要行椎板减压和融合术。

（3）术前CT三维图像导航：导航系统自动测算系统精确度。如果误差可接受（导航精确度在0.5 mm以内），则进入下一步骤，在CT三维重建影像引导下，选择最佳椎弓根螺钉入点和方向，并在其引导下植钉，方法同上。

（4）术前CT或MR与术中影像融合导航：根据手术需要，对于骨肿瘤病灶切除术，可将术前CT或MR与术中影像融合，进行导航操作。

九、计算机导航辅助脊柱外科手术的优势

与传统切开技术相比，脊柱外科计算机导航辅助技术可以提高椎弓根螺钉等内植物植入的准确性，并降低对医护人员的电离辐射剂量；熟练掌握后使用，并未增加出血量和延长手术时间。在脊柱微创、翻修、畸形及胸椎手术中，计算机辅助导航技术更具有优势。

十、注意事项及推荐解决方案

（一）手术医生基本要求

应用计算机导航辅助脊柱外科手术的医生需有传统手术经验，术中应具有相关解剖知识判断导航系统是否准确，并在导航系统出现硬件或软件故障无法继续使用时有能力转为传统手术。

（二）手术台基本要求

手术台应能透过X线，推荐使用全碳素手术台，避免金属伪影对手术操作产生影响。此外，手术台底座不应妨碍术中影像设备采集术中图像。

（三）导航系统定期维护

1. 数据线

认真检查各传输数据线接口是否存在松动或脱落，数据线若老化需及时更换。

2. 电池

为确保术中导航系统工作正常，术前需检查电池是否电量充足。

3. 导航工具

术前需认真检查导航工具是否存在金属疲劳，以防工具在术中折断。

4. C臂X线机示踪器

术前需认真检查示踪器固定螺母是否松动，若松动将出现图像采集空间坐标错误，严重影响导航精确性。

5. 系统自身精度

需定期进行精度校准。

（四）图像漂移

导航图像的显示是基于坚硬物体原则，导航图像一旦获取就要求手术对象的解剖位置在三维空间内相对固定。任何因素导致术中或操作中出现手术对象组织结构位置变动，或者由于机器摆放原因造成红外光线传输距离过远而出现图像位置发生与实际不符的变动均视为图

像产生漂移。手术医生应具备判断导航图像有无漂移的能力。具体做法是当怀疑存在图像漂移时，选择明显解剖标志点，如棘突顶点、关节突关节或横突根部进行验证，若导航准确则可继续使用；如果是不可纠正的漂移，则需要重新扫描定位。

常见的图像漂移原因包括以下几点。

1. 手术对象相对患者示踪器出现相对位移。

（1）对活动度较大的部位如颈椎等施行手术时，若手术医生用力过大或过度牵拉软组织，会造成骨性结构间较大的相对位移，因此术中操作需轻柔，当工具前进适当距离就应完全松开导航工具及牵拉器械，验证工具位置是否准确。

（2）减压或截骨操作会破坏脊柱本身的稳定性，造成解剖结构间相对位移，如果术中情况允许，建议先行临时固定避免图像漂移。若仍不确定准确程度，可选择解剖标志点进行验证。

（3）长节段固定时，进行远端椎体操作会造成解剖结构间相对位移，建议术中操作应由远离患者示踪器位置向靠近患者示踪器位置进行。

（4）因麻醉原因造成患者术中苏醒将可能造成解剖结构空间位置改变，需待患者再次麻醉安静后再选择解剖标志点对导航系统精度进行验证。

2. 患者示踪器出现松动移位

患者示踪器需要保持与患者解剖结构的牢固固定，如果术中工具或手术医生本身不慎移动或碰触示踪器，或者在微创手术中皮肤牵拉造成示踪器松动移位，可能导致导航精度下降或导航操作失败，这是最常见的导致导航不准的原因。出现此种情况应重新进行导航注册操作。

3. 通用示踪器出现松动移位

一些导航系统允许将通用示踪器连接在其他工具，如磨钻、套筒上，通过注册使导航系统能够识别这些工具。通用示踪器连接的手术器械必须是刚体，若手术器械出现变形，将会导致导航不准确。同时，如果在操作中通用

示踪器同工具连接不牢固，出现松动移位，将导致导航图像漂移。因此，在使用连接通用示踪器的工具前，需认真检查示踪器连接是否紧密，示踪器位置是否妨碍手术操作。手术操作期间应注意避免触碰通用示踪器，一旦触碰需及时检查是否松动，并选择解剖标志点对导航精确性进行验证。

（五）术前和术中体位不一致

患者行CT导航时术前采集图像为仰卧位，若术中体位为俯卧位，则会因解剖结构位置关系变化而导致导航不准确。因此，在术中操作时建议尽可能单椎体注册，以保证导航精确性。

（六）导航光线问题导致的失准

导航操作必须保持红外线有良好发射、反射和接收。如果出现角度、距离超出良好接收范围、其他光线干扰以及相对位置变动过大，则均有可能造成导航失准。建议调整位置传感器，使手术野位于其探测范围中央；避免强光照射导航工具及位置传感器；若发现导航工具红外线发生器或反射球被血渍污染，则应及时清除。

（七）导航系统硬件或软件故障

导航系统出现故障，需首先联系专业工程师，并在工程师指导下进行初步排查。若故障无法解决，需停止使用导航设备，转为传统手术方式。

常见故障原因：①图像无法传输，检查数据线连接是否牢固。②C臂X线机扫描失败，检查C臂X线机初始和结束位置是否均可被位置传感器探测。③系统拒绝再次扫描，检查C臂X线机主机内存是否已满。

精准医疗是医疗领域的未来发展趋势。计算机导航辅助脊柱外科手术是精准医疗的重要组成部分。本指南的编写与发布将有利于此技术的推广普及。随着脊柱外科手术智能化的发展，导航技术未来的重要发展方向是将导航技术与手术机器人技术相结合。鉴于该领域发展迅速，建议今后每两年组织专家更新证据来源，依据最新证据对本指南进行修订。

参考文献

1. Atesok K, Schemitsch EH. Computer-assisted trauma surgery. J Am Acad Orthop Surg, 2010, 18:247-258.

2. Rivkin G, Liebergall M. Challenges of technology integration and computer-assisted surgery. J Bone Joint Surg Am, 2009, 91:13-16.

3. Stockle U, Schaser K, Koing B. Image guidance in pelvic and acetabular surgery-expectations, success and limitations. Injury, 2007, 38:450-462.

4. Gao H, Luo CF, Hu CF, et al. Percutaneous screw fixation of acetabular fractures with 2D fluoroscopy-based computerized navigation. Arch Orthop Trauma Surg, 2010, 130:1177-1183.

5. Gras F, Marintschev I, Klos K, et al. Screw placement for acetabular fractures:which navigation modality (2-dimensional vs. 3-dimensional) should be used? An experimental study. J Orthop Trauma, 2012, 26:466-473.

6. Wilharm A, Gras F, Rausch S, et al. Navigation in femoral-shaft fractures – from lab tests to clinical routine. Injury, 2011, 42:1346-1352.

7. Hawi N, Haentjes J, Suero EM, et al. Navigated femoral shaft fracture treatment:current status. Technol health care, 2012, 20:65-71.

8. Gao H, Luo CF, Hu CF, et al. Minimally invasive fluoro-navigation screw fixation for the treatment of pelvic ring injuries. Surg Innov, 2011, 18:279-284.

9. Kendoff D, Ortega G, Citak M, et al. Limitations and pitfalls of 3D fluoroscopic navigation in orthopaedic trauma surgery. Technology and Health Care, 2009, 17:133-140.

10. Oberst M, Hauschild O, Konstantinidis L, et al. Effects of three-dimensional navigation on intraoperative management and early postoperative outcome after open reduction and internal fixation of displaced acetabular fractures. J Trauma Acute Care Surg, 2012, 73:950-956.

11. Perrin DP, Vasilyev NV, Novotmy P, et al. Image guided surgical interventions. Curr Probl Surg, 2009, 46:730-766.

12. Rajasekaran S, Kamath V, Shetty AP, et al. Intraoperative Iso-C three-dimensional navigation in excision of spinal osteoid osteomas. Spine, 2008, 33:E25-29.

13. Wong KC, Kumta SM, Chiu KH, et al. Computer assisted pelvic tumor resection and reconstruction with a custom-made prosthesis using an innovative adaptation and its validation. Comput Aided Surg, 2007, 12:225-232.

14. Reijnders K, Coppes MH, van Hulzen ALJ, et al. Image guided surgery:new technology for surgery of soft tissue and bone sarcomas. EJSO, 2007, 33:390-398.

15. Devito DP, Kaplan L. Clinical acceptance and accuracy assessment of spinal implants guided with spine assist surgical robot:Retrospective study. Spine, 2010, 35:2109-2115.

16. Yang MS, Yoon DH, Kim KN, et al. Robot-assisted anterior lumbar interbody fusion in a Swine model in vivo test of the Da Vinci surgical-assisted spinal surgery system. Spine, 2011, 36:E139-143.

17. Kim MJ, Ha Y, Yang MS, et al. Robot-assisted anterior lumbar interbody fusion (ALIF) using retroperitoneal approach. Acta Neurochir, 2010, 152:675-679.

18. Ponnusamy K, Chewning S, Mohr C. Robotic approaches to the posterior spine. Spine, 2009, 34:2104-2109.

19. Citak M, Gardner MJ, Kendoff D, et al. Virtual 3D planning of acetabular fracture reduction. J Orthop Res, 2008, 26:547-552.

20. Nolte LP, Beutler T. Basic principles of CAOS. Injury, 2004, 35:SA6-SA16.

21. Zheng GY, Kowal J, Gonzalez MA, et al. Registration techniques for computer navigation. Current Orthopaedics, 2007, 21:170-179.

22. Suhm N, Muller P, Bopp U, et al. The MEPUC concept adapts the C-arm fluoroscope to image-

guided surgery. Injury, 2004, 35:SA120-SA123.

23. Hufner T, Gebhard F, Grutzner P, et al. Which navigation when? Injury, 2004, 35:SA30-SA34.

24. Messmer P, Gross T, Suhn N, et al. Modality-based navigation. Injury, 2004, 35:SA24-SA29.

25. Phillips R. The accuracy of surgical navigation for orthopaedic surgery. Current Orthopaedics, 2007, 21:180-192.

26. Sikorski JM, Chauhan S. Aspects of current management. Computer-assisted orthopaedic surgery:do we need? J Bone Joint Surg Br, 2003, 85:319-323.

27. Langlotz F. Potential pitfalls of computer aided orthopedic surgery. Injury, 2004, 35:SA17-SA23.

28. Grossterlinden L, Nuechtern J, Begemann PGC, et al. Computer-assisted surgery and intraoperative three-dimensional imaging for screw placement in different pelvic regions. J Trauma, 2011, 71:926-932.

29. Ochs BG, Gonser C, Shiozawa T, et al. Computer-assisted periacetabular screw placement:comparison of different fluoroscopy-based navigation procedures with conventional technique. Injury, 2010, 41:1297-1305.

30. Ruan ZY, Luo CF, Zeng BF, et al. Percutaneous screw fixation for the acetabular fracture with quadrilateral plate involved by three-dimensional fluoroscopy navigation:surgical technique. Injury, 2011, 43:517-521.

31. 裴国献, 相大勇. 计算机辅助骨科技术的现状与未来. 中华创伤骨科杂志, 2003, 5:85-88.

32. Jolesz FA. Future perspectives for intraoperative MRI. Neurosurg Clin N Am, 2005, 16(1):201-13.

33. Adamczak SE, Bova FJ, Hoh DJ. Intraoperative 3D Computed Tomography:Spine Surgery. Neurosurg Clin N Am, 2017, 28(4):585-94.

34. Enchev Y. Neuronavigation:geneology, reality, and prospects. Neurosurg Focus, 2009, 27(3):E11.

35. Besharati Tabrizi L, Mahvash M. Augmented reality-guided neurosurgery:accuracy and intraoperative application of an image projection technique. J Neurosurg, 2015, 123(1):206-11.

36. Callovini G, Sherkat S, Gazzeri R. Frameless nonstereotactic image-guided surgery of supratentorial lesions:introduction to a safe and inexpensive technique. J Neurol Surg A Cent Eur Neurosurg, 2014, 75(5):365-70.

37. Cabrilo I, Bijlenga P, Schaller K. Augmented reality in the surgery of cerebral arteriovenous malformations:technique assessment and considerations. Acta Neurochir (Wien), 2014, 156(9):1769-74.

38. Katic D, Spengler P, Bodenstedt S, Castrillon-Oberndorfer G, Seeberger R, Hoffmann J, et al. A system for context-aware intraoperative augmented reality in dental implant surgery. Int J Comput Assist Radiol Surg, 2015, 10(1):101-8.

39. Londei R, Esposito M, Diotte B, et al. Intra-operative augmented reality in distal locking. Int J Comput Assist Radiol Surg, 2015, 10(9):1395-403.

40. Sugimoto M, Yasuda H, Koda K, et al. Image overlay navigation by markerless surface registration in gastrointestinal, hepatobiliary and pancreatic surgery. J Hepatobiliary Pancreat Sci, 2010, 17(5):629-36.

41. Gavaghan KA, Peterhans M, Oliveira-Santos T, et al. A portable image overlay projection device for computer-aided open liver surgery. IEEE Trans Biomed Eng, 2011, 58(6):1855-64.

42. Mert A, Buehler K, Sutherland GR, et al. Brain tumor surgery with 3-dimensional surface navigation. Neurosurgery, 2012, 71(2 Suppl Operative):ons286-94; discussion ons94-5.

43. Liang JT, Doke T, Onogi S, A fluorolaser navigation system to guide linear surgical tool insertion. Int J Comput Assist Radiol Surg, 2012, 7(6):931-9.

44. Wagner A, Rasse M, Millesi W, et al. Virtual reality for orthognathic surgery:the augmented reality environment concept. J Oral Maxillofac Surg, 1997, 55(5):456-62; discussion 62-3.

45. Blackwell M, Morgan F, DiGioia AM 3rd. Augmented reality and its future in orthopaedics.

Clin Orthop Relat Res, 1998(354):111-22.

46. Loy Rodas N, Padoy N. Seeing is believing:increasing intraoperative awareness to scattered radiation in interventional procedures by combining augmented reality, Monte Carlo simulations and wireless dosimeters. Int J Comput Assist Radiol Surg, 2015, 10(8):1181-91.

47. Heller JG, Carlson GD, Abitbol JJ, et al. Anatomic comparison of the Roy-Camille and Magerl techniques for screw placement in the lower cervical spine. Spine (Phila Pa 1976), 1991, 16(10 Suppl):S552-7.

48. Weinstein JN, Spratt KF, Spengler D, et al. Spinal pedicle fixation:reliability and validity of roentgenogram-based assessment and surgical factors on successful screw placement. Spine (Phila Pa 1976), 1988, 13(9):1012-8.

49. Nolte LP, Visarius H, Arm E, et al. Computer-aided fixation of spinal implants. J Image Guid Surg, 1995, 1(2):88-93.

50. Foley KT, Smith MM. Image-guided spine surgery. Neurosurg Clin N Am, 1996, 7(2):171-86.

51. Haberland N, Ebmeier K, Grunewald JP, et al. Incorporation of intraoperative computerized tomography in a newly developed spinal navigation technique. Comput Aided Surg, 2000, 5(1):18-27.

52. Fritz J, P UT, Ungi T, Flammang AJ, Cho NB, Fichtinger G, et al. Augmented reality visualization with image overlay for MRI-guided intervention:accuracy for lumbar spinal procedures with a 1. 5-T MRI system. AJR Am J Roentgenol, 2012, 198(3):W266-73.

53. Fritz J, Uthainual P, Ungi T, et al. Augmented reality visualisation using an image overlay system for MR-guided interventions:technical performance of spine injection procedures in human cadavers at 1. 5 Tesla. European Radiology, 2013, 23(1):235-45.

54. Abe Y, Sato S, Kato K, et al. A novel 3D guidance system using augmented reality for percutaneous vertebroplasty:technical note. J Neurosurg Spine, 2013, 19(4):492-501.

55. Elmi-Terander A, Skulason H, Soderman M, et al. Surgical Navigation Technology Based on Augmented Reality and Integrated 3D Intraoperative Imaging:A Spine Cadaveric Feasibility and Accuracy Study. Spine (Phila Pa 1976), 2016, 41(21):E1303-E11.

56. Elmi-Terander A, Nachabe R, Skulason H, et al. Feasibility and Accuracy of Thoracolumbar Minimally Invasive Pedicle Screw Placement With Augmented Reality Navigation Technology. Spine (Phila Pa 1976), 2018, 43(14):1018-23.

57. Obenchain TG. Laparoscopic lumbar discectomy:case report. J Laparoendosc Surg, 1991, 1(3):145-9.

58. Inamasu J, Guiot BH. Laparoscopic anterior lumbar interbody fusion:a review of outcome studies. Minim Invasive Neurosurg, 2005, 48(6):340-7.

59. Roser F, Tatagiba M, Maier G. Spinal robotics:current applications and future perspectives. Neurosurgery, 2013, 72 Suppl 1:12-8.

60. Ringel F, Stuer C, Reinke A, et al. Accuracy of robot-assisted placement of lumbar and sacral pedicle screws:a prospective randomized comparison to conventional freehand screw implantation. Spine (Phila Pa 1976), 2012, 37(8):E496-501.

61. Lonjon N, Chan-Seng E, Costalat V, et al. Robot-assisted spine surgery:feasibility study through a prospective case-matched analysis. European Spine Journal, 2016, 25(3):947-55.

62. Amiot LP, Labelle H, DeGuise JA, et al. Computer-assisted pedicle screw fixation. A feasibility study. Spine (Phila Pa 1976), 1995, 20(10):1208-1212.

63. Tian NF, Xu HZ. Image-guided pedicle screw insertion accuracy:a meta-analysis. Int Orthop, 2009, 33(4):895-903.

64. Verma R, Krishan S, Haendlmayer K, et al.

Functional outcome of computer-assisted spinal pedicle screw placement:a systematic review and meta-analysis of 23 studies including 5, 992 pedicle screws. Eur Spine J, 2010, 19(3):370-375.

65. Tian NF, Huang QS, Zhou P, et al. Pedicle screw insertion accuracy with different assisted methods:a systematic review and meta-analysis of comparative studies. Eur Spine J, 2011, 20(6):846-859.

66. Shin BJ, James AR, Njoku IU, et al. Pedicle screw navigation:a systematic review and meta-analysis of perforation risk for computer-navigated versus freehand insertion. J Neurosurg Spine, 2012, 17(2):113-122.

67. Gelalis ID, Paschos NK, Pakos EE, et al. Accuracy of pedicle screw placement:a systematic review of prospective in vivo studies comparing free hand, fluoroscopy guidance and navigation techniques. Eur Spine J, 2012, 21(2):247-255.

68. Helm PA, Teichman R, Hartmann SL, et al. Spinal navigation and imaging:history, trends, and future. IEEE Trans Med Imaging, 2015, 34(8):1738-1746.

69. Gebhard FT, Kraus MD, Schneider E, et al. Does computer-assisted spine surgery reduce intraoperative radiation doses?. Spine (Phila Pa 1976), 2006, 31(17):2024-2027; discussion 2028.

70. Kraus MD, Krischak G, Keppler P, et al. Can computer-assisted surgery reduce the effective dose for spinal fusion and sacroiliac screw insertion?. Clin Orthop Relat Res, 2010, 468(9):2419-2429.

71. Bandela JR, Jacob RP, Arreola M, et al. Use of CT-based intraoperative spinal navigation:management of radiation exposure to operator, staff, and patients. World Neurosurg, 2013, 79(2):390-394.

72. Smith HE, Welsch MD, Sasso RC, et al. Comparison of radiation exposure in lumbar pedicle screw placement with fluoroscopy vs computer-assisted image guidance with intraoperative three-dimensional imaging. J Spinal Cord Med, 2008, 31(5):532-537.

73. Kim CW, Lee YP, Taylor W, et al. Spine J, 2008, 8(4):584-590. DOI:10. 1016/ j. spinee. 2006. 12. 012.

74. 吴静, 茅金宝, 孔祥云, 等. 导航与普通透视对手术室医务人员放射量的对比分析. 医学影像学杂志, 2013, 23(10):1631-1634.

75. Villard J, Ryang YM, Demetriades AK, et al. Radiation exposure to the surgeon and the patient during posterior lumbar spinal instrumentation:a prospective randomized comparison of navigated versus non-navigated freehand techniques. Spine (Phila Pa 1976), 2014, 39(13):1004-1009.

76. Yu E, Khan SN. Does less invasive spine surgery result in increased radiation exposure? A systematic review. Clin Orthop Relat Res, 2014, 472(6):1738-1748.

77. Klingler JH, Sircar R, Scheiwe C, et al. Comparative study of Carms for intraoperative 3-dimensional imaging and navigation in minimally invasive spine surgery part II -radiation exposure. J Spinal Disord Tech, 2014, 28:19-20.

78. Spetzger U, Von Schilling A, Winkler G, et al. The past, present and future of minimally invasive spine surgery:a review and speculative outlook. Minim Invasive Ther Allied Technol, 2013, 22 (4):227-241.

79. 刘亚军, 田伟, 靳培浩, 等. 导航微创与传统切开经椎间孔入路椎间植骨融合术治疗成人腰椎滑脱症的对照研究. 中华创伤骨科杂志, 2014, 16(3):194-198.

80. Lang Z, Tian W, Liu Y, et al. Minimally invasive pedicle screw fixation using intraoperative 3-dimensional fluoroscopy-based navigation (CAMISS technique) for hangman fracture. Spine (Phila Pa 1976), 2016, 41(1):39-45.

81. Tian W, Xu YF, Liu B, et al. Computer-assisted minimally invasive transforaminal lumbar interbody fusion may be better than open surgery for treating degenerative lumbar disease. J Spinal Disord Tech, 2014, 1:26-28.

82. 田伟, 韩骁, 何达, 等. 导航辅助微创手术与传统开放手术治疗胸腰段脊柱骨折的对照研究. 中华外科杂志, 2011, 49(12):1061-1066.

83. 田伟. CAMISS——脊柱损伤治疗的趋势. 中华创伤骨科杂志, 2012, 14(3):185 - 187.

84. 刘亚军, 田伟, 靳培浩, 等. 导航微创与传统切开经椎间孔入路椎间植骨融合术治疗成人腰椎滑脱症的对照研究. 中华创伤骨科杂志, 2014, 16(3):194-198.

85. 李勤, 田伟, 刘波, 等. 导航辅助微创经皮穿刺椎弓根内固定术治疗胸腰椎骨折的疗效观察. 中华医学杂志, 2007, 87(19):1339-1341.

86. 俞兴, 徐林, 毕连涌, 等. 三维导航在脊柱畸形或翻修手术患者椎弓根螺钉植入中的应用. 中国脊柱脊髓杂志, 2008, 18(7):522-525.

87. Zou D, Zhang K, Ren Y, et al. Three-dimensional image navigation system-assisted anterior cervical screw fixation for treatment of acute odontoid fracture. Int J Clin Exp Med, 2014, 7(11):4332-4336.

88. Tian W, Weng C, Liu B, et al. Posterior fixation and fusion of unstable Hangman's fracture by using intraoperative three-dimensional fluoroscopy-based navigation. Eur Spine J, 2012, 21(5):863-871.

89. 郎昭, 田伟, 袁强, 等. 术中即时三维导航引导经皮微创椎弓根螺钉内固定治疗颈椎骨折的临床研究. 中华外科杂志, 2015, 53(10):752 -756.

90. Hott JS, Papadopoulos SM, Theodore N, et al. Intraoperative Iso-C C-arm navigation in cervical spinal surgery:review of the first 52 cases. Spine (Phila Pa 1976), 2004, 29(24):2856-2860.

91. Lee HY, Lee SH, Son HK, et al. Comparison of multilevel oblique corpectomy with and without image guided navigation for multi-segmental cervical spondylotic myelopathy. Comput Aided Surg, 2011, 16(1):32-37.

92. Yuan Q, Zheng S, Tian W. Computer-assisted minimally invasive spine surgery for resection of ossification of the ligamentum flavum in the thoracic spine. Chin Med J (Engl), 2014, 127(11):2043-2047.

93. Nakashima H, Sato K, Ando T, et al. Comparison of the percutaneous screw placement precision of isocentric C-arm 3-dimensional fluoroscopy-navigated pedicle screw implantation and conventional fluoroscopy method with minimally invasive surgery. J Spinal Disord Tech, 2009, 22(7):468 - 472.

94. Luo W, Zhang F, Liu T, et al. Minimally invasive transforaminal lumbar interbody fusion aided with computer-assisted spinal navigation system combined with electromyography monitoring. Chin Med J (Engl), 2012, 125(22):3947-3951.

95. Guppy KH, Chakrabarti I, Banerjee A. The use of intraoperative navigation for complex upper cervical spine surgery. Neurosurg Focus, 2014, 36(3):E5.

96. Tian W, Han XG, Liu B, et al. Posterior reduction and monosegmental fusion with intraoperative three-dimensional navigation system in the treatment of high-grade developmental spondylolisthesis. Chin Med J (Engl), 2015, 128(7):865-870.

97. Ughwanogho E, Patel NM, Baldwin KD, et al. Computed tomography-guided navigation of thoracic pedicle screws for adolescent idiopathic scoliosis results in more accurate placement and less screw removal. Spine (Phila Pa 1976), 2012, 37(8):E473-478.

98. Ruf M, Wagner R, Merk H, et al. Preoperative planning and computer assisted surgery in ankylosing spondylitis. Z Orthop Ihre Grenzgeb, 2006, 144(1):52-57.

99. Kalfas IH. Image-guided spinal navigation:application to spinal metastases. Neurosurg Focus, 2001, 11(6):e5.

100. Arand M, Hartwig E, Kinzl L, et al. Spinal navigation in tumor surgery of the thoracic spine:first clinical results. Clin Orthop Relat Res, 2002, (399):211-218.

101. Moses ZB, Mayer RR, Strickland BA, et al. Neuronavigation in minimally invasive spine surgery. Neurosurg Focus, 2013, 35 (2):E12.

102. Ryang YM, Villard J, Obermuller T, et al.

Learning curve of 3D fluoroscopy image-guided pedicle screw placement in the thoraco-lumbar spine. Spine J, 2015, 15(3):467-746.

103. Wood MJ, McMillen J. The surgical learning curve and accuracy of minimally invasive lumbar pedicle screw placement using CT based computer-assisted navigation plus continuous electromyography monitoring - a retrospective review of 627 screws in 150 patients. Int J Spine Surg, 2014, 8. DOI:10. 14444/1027. eCollection 2014.

104. Bai YS, Zhang Y, Chen ZQ, et al. Learning curve of computer-assisted navigation system in spine surgery. Chin Med J (Engl), 2010, 123(21):2989-2994.

105. 刘亚军, 田伟, 刘波, 等. X线透视与计算机导航系统引导颈椎椎弓根螺钉内固定技术的对比研究. 中华外科杂志, 2005, 43(20):1328-1330.

106. Laine T, Lund T, Ylikoski M, et al. Accuracy of pedicle screw insertion with and without computer assistance:a randomised controlled clinical study in 100 consecutive patients. Eur Spine J, 2000, 9(3):235-240.

107. 田伟, 刘亚军, 刘波, 等. 计算机导航在脊柱外科手术应用实验和临床研究. 中华骨科杂志, 2006, 26(10):671-675.

108. Holly LT, Foley KT. Intraoperative spinal navigation. Spine (Phila Pa 1976), 2003, 28(15 Suppl):S54-61.

109. Mendelsohn D, Strelzow J, Dea N, et al. Patient and surgeon radiation exposure during spinal instrumentation using intraoperative computed tomography-based navigation. Spine J, 2016, 16(3):343-354.

110. Rajasekaran S, Vidyadhara S, Ramesh P, et al. Randomized clinical study to compare the accuracy of navigated and non-navigated thoracic pedicle screws in deformity correction surgeries. Spine (Phila Pa 1976), 2007, 32(2):E56-64.

111. Härtl R, Lam KS, Wang J, et al. Worldwide survey on the use ofnavigation in spine surgery. World Neurosurg, 2013, 79(1):162-172.

112. Langoltz F, Nolte LP. Computer-assisted surgery//Aebi M, ArletV, Webb JK, eds. AOSpine Manual, Principles and Techniques. New York:Thieme, 2007:571-587.

第四章　数字脊柱机器人技术

第一节　手术机器人技术概述

机器人（robot）一词源自捷克语，意为强迫劳动（forced labour）。该词在捷克作家、剧作家Karel apek的话剧《R.U.R.: Rossum's Universal Robots》中首次出现。尽管在外科手术领域，机器人系统并没有将人从重复劳动中解放出来，却另辟蹊径，实现了减少手术创伤、过滤人手震颤、增加手术灵活度、提高手术精度、远程手术等目的。

在骨科领域，由于骨骼的刚体特性，使得对骨骼系统进行相关手术操作相对简单、安全。因此，机器人辅助骨科手术很早就被具有工程师背景的医生认可，由Tayler等开发的关节外科手术机器人系统（ROBODOC）于1992年便实施了全髋关节置换术。通过相关研究，与人的手/手臂相比，机械臂更精确、稳定，有更高的耐疲劳度，既可以远程操作，又能在特殊的环境（如核、化、生等有害环境）中操作。

在脊柱外科领域，手术机器人的工作流程基本可以分为三个阶段：定位、计划、执行。定位，指通过一些技术手段，如医学影像学的配准、手术导航系统光学标定等实现不同坐标系的转换过程，这个过程的精度对手术机器人系统执行手术操作、完成手术效果影响较大，是手术机器人辅助操作精度的主要决定环节。计划，指在患者影像学信息的基础上，根据手术所需，指定手术操作规划。这个规划，最终会交于机器人系统主动或辅助医生完成相关手术操作的执行。执行，指机器人系统在上述两阶段后，从指定位置，按照计划执行相应的操作，如切割、磨削、钻孔等。此外，在手术机器人"执行"过程中，为保证操作安全，会对手术器械进行多源信息跟踪。

尽管上述三部分的具体内容、顺序，可能因为技术的发展而变化，但"定位、计划、执行"的分法，目前依然适用。同时，随着技术的发展与融合，机器人技术通过结合计算机视觉、医学影像学、图形配准等技术，实现了从简单定位到复杂定位，从术前计划到术中计划，从主动执行到辅助执行的转变，进而发展为目前的形态。

一、机器人辅助脊柱外科手术的工作原理

脊柱外科领域，目前的手术机器人系统有两种，最大区别在于如何实现"定位"过程，而这种区别，也决定了"计划"和"执行"。

第一种"定位"方案：术前与术中影像信息配准。这种"定位"方案出现较早，主要针对术中影像清晰度低、三维重建困难等问题，通过术前的高清晰度的CT/MRI影像与术中低清晰度的C臂影像的配准，实现术中低清晰度医学摄影情况下的高清晰度显示，提高临床的适用性和手术的指导性。由于采用"术前—术中"医学影像配准方式，因此，手术的"计划"常常是在术前完成的；而术中，作为执行机构的机器人系统需要在"定位"（即"术前—术中"影像配准）过程完成后，根据术前的手术计划执行操作。

这种配准方案最成功的案例就是Spine Assist系统。尽管目前该系统已经不再是脊柱外科领域唯一的商品化机器人，但该系统从2006

年商品化至今已经有了充分的临床病例和文献验证，该系统也是目前脊柱外科领域市场占有率最高的机器人系统。Spine Assist通过其特定的配准算法结合固定在患者身上的夹具（内含若干金属球）和固定在C臂的夹具实现术中影像与术前影像的配准，使用特殊的夹具连接机器人底部和患者骨性结构，最后通过并联结构的6自由度机器人系统辅助完成打孔操作。

第二种"定位"方案：高精度术中影像结合光学标志点，实现术中匹配。尽管将术中影像系统和光学标志点（手术导航系统）结合并不是一个新的点子，但传统的术中影像系统不能够提供清晰的医疗影像数据，故以此为基础的手术计划难以实现。而随着术中影像系统的发展，当越来越清晰的术中影像能够支撑术中三维模型构建及术中手术计划制订时，将高精度术中影像系统（如O臂）、手术导航技术、手术机器人技术等有机结合便成了一个临床可行、指导性较高的方案。这种方案，主要依赖于术中高精度的影像系统提供的医疗影像数据，无须"术前-术中"的影像匹配过程，技术难度较第一种"定位"方案低，但需要术中高精度影像系统的支持。

这种"定位"方案的成功案例是Rosa Spine系统。该系统通过将标定靶伸入O臂扫描区域，完成O臂系统与机器人系统之间的空间转换；而O臂扫描的时候，通过将光学标定球固定在患者骨性结构上，完成O臂与手术导航系统的空间转换，这样就完成了手术机器人、患者脊柱骨性结构、手术导航系统的坐标转换，实现了三者的统一。在此基础上，医生根据O臂影像设计手术计划；手术导航系统跟踪机械臂尖端和机器人基座，提供实时引导；机器人根据手术计划辅助医生完成打孔操作。

二、脊柱外科的手术机器人系统概述

在脊柱外科，手术机器人系统主要应用在椎弓根螺钉植入前的打孔操作。其主要有以下原因。

1. 从临床应用上来说，椎弓根的特殊结构使其具有控制脊柱运动，并将力传递到前部椎体的功能，而通过两侧椎弓根进入椎体的螺钉，可以获得骨组织的牢固融合，又可以有效控制整个椎体，具有三维固定和矫形的功能，因此，经椎弓根进行脊柱固定或椎体成形等手术方式广泛应用于临床。

2. 从临床操作上来说，椎弓根四周均毗邻重要的神经、血管，一旦操作失误，将导致如椎动脉、神经根、脊髓神经和内脏等人体重要组织结构的灾难性损伤。因此，要求手术操作必须具备极高精确性、安全性和可靠性。

3. 从临床需求上来说，椎弓根螺钉植入操作面临着诸如椎弓根骨折、术野显露困难，医护人员和患者术中X射线暴露时间较长等问题。与医生徒手操作相比，机器人具有更高的几何运动精度、稳定性和可重复性高以及不疲劳、抗辐射与感染等优点，不仅能精确、安全地完成手术操作，而且能反复透视X射线，辅助医生较好地完成手术操作。

除此之外，脊柱手术机器人系统的研究范围包括穿刺活检、封闭、PVP/PKP、椎板切除、肿瘤消融与切除、蛛网膜下腔探查等方面。

机器人学在脊柱外科的应用，始于工业机器人的理想工作状态，终于手术室环境、手术工作流程的具体操作。自20世纪90年代至今，已有20余种不同构型、标定方法的脊柱外科手术机器人系统报道（图4-1）。

三、采用"术前-术中影像配准定位方案"的脊柱手术机器人系统

（一）商品化的手术机器人系统

1. Evolution 1系统

2001年，来自弗劳恩霍费尔研究所（Fraunhofer Institute）的研究人员开发了Evolution 1手术机器人，商品化之后称为通用机器人系统（universal robot systems，URS)，在德国多个临床机构进行应用。尽管Evolution是为神经外科手术设计的，也有人在Robots and Manipulators for Medical Applications项目的支持下试图将该系统应用于脊柱外科。然而，不久后URS破产，由于系统维持和技术支持的缺

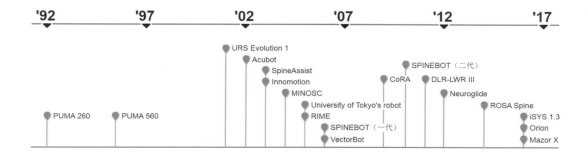

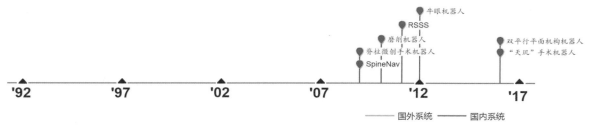

图4-1　脊柱外科机器人年表

失，原本的用户也不能继续使用他们的机器人系统了（图4-2）。

2. Spine Assist/Renaissance系统

2003年，以色列团队展示了一个并联机器人系统（MARS），并被Mazor Robotics公司商业化，称为Spine Assist，之后又对该系统的软件和人机界面进行了全面升级，称为Renaissance。该系统专门针对脊柱手术设计，可用于脊柱活检、经椎弓根固定、脊柱侧凸、椎体成形等手术，是目前唯一一个市场上可以买到的脊柱机器人系统，并通过了FDA和CE认证（图4-3）。

Spine Assist/Renaissance系统主要由机器人本体、控制机器人运动及行手术规划与配准的工作站、不同角度的打孔引导装置、术前/术中影像匹配与机器人固定支架等组成。机器人本体是一个并联结构的6自由度机械臂，其主体为圆柱形，底面25 cm²、高8 cm、重约250 g，定位精度在0.1 mm之内。工作站内整合了机器人控制、手术规划、术中机器校正、术中影像匹配等内容，并融合成一整套人机界面，方便医生进行操作。打孔引导装置主要分为3个型号，分别对应不同的臂长和角度，在

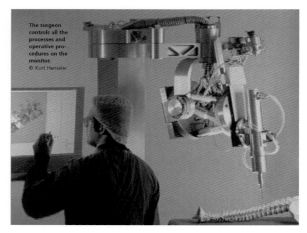

图4-2　Evolution 1系统

辅助打孔过程中，系统在配准后工作站会自动给出打孔建议，其中包括使用哪个型号的打孔引导装置。术前/术中影像匹配装置主要包括固定在C臂机上的标定盘和固定在患者身上的标定架（正位、60°斜位）；机器人固定支架是将患者脊柱和机器人结合在一起的桥梁，在开放方式下，机器人通过夹子和桥直接固定在脊柱上，微创方式下，机器人则固定在类似Hover-T的支架上。

该系统工作流程主要包括四个步骤。①手

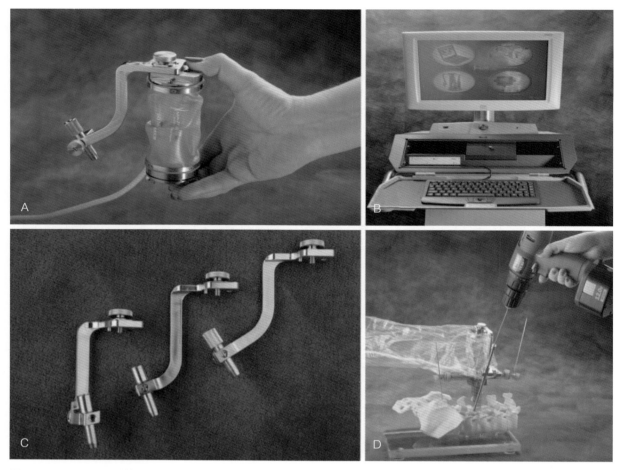

图4-3 Spine Assist系统。
A.机器人本体。B.工作站。C.打孔引导装置。D.打孔示意

术计划：术前在患者CT影像的基础上进行最优打孔位置以及植入物的设计；②术中引导轨道的安装：在患者骨性位置安置所需的机器人固定支架；③3D同步安置C臂标定盘和患者正侧位标定架，拍摄正位、60°斜位片，术中影像将自动与术前影像注册，并同步手术计划。④安置机器人系统并打孔：将机器人系统和特定的打孔引导装置固定在支架上，机器人系统会自动到达手术计划位置，医生在机器人辅助下进行打孔操作。

在近十年的时间里，Spine Assist/Renaissance系统已在颈椎、胸椎、腰椎等完成超过2 500例手术，放置了超过15 000个内植物，并没有神经损伤的报道。该系统能提高打孔精度，减少医护人员术中X线下操作时间，且熟练掌握后不会延长手术时间（无统计学差异）。但其仍面临着几个问题：①系统工作空

间小，对于某些特殊位置难以达到；②机器人固定不牢，在选用床旁固定方式时，由于机器人系统仅由一根克氏针固定，可能出现机器人系统与患者之间的相对移动；③打孔通道的移位，由于软组织牵拉、进钉点固定不牢均可以导致打孔通道的移位。

3. ROSA Spine系统

2012年，FDA通过了位于法国蒙彼利埃的Medtech公司提交的ROSA Brain系统在脑外科应用的申请，类似的系统在脊柱外科的扩展应用，就是ROSA Spine系统的由来。ROSA Spine系统在2014年通过CE认证，并于2016年通过FDA认证。目前，Medtech公司已被美国捷迈邦美（Zimmer Biomet）公司收购。

ROSA Spine系统由机器人系统和手术导航系统两大部分组成。机器人系统主要包括机器人本体、副显示屏、控制基座、工作站等；

手术导航系统主要包括手术导航头、主显示屏等。其中，机器人本体是一个有触反馈触感器的6自由度医用机械臂；手术导航头能对光学标志球进行跟踪定位；工作站则整合了机械臂控制、术中影像建模、手术规划、手术导航系统定位、手术器械跟踪、人体运动补偿等内容，并形成一套人机交互界面，在主、副显示屏分别显示。

该系由于主要依赖术中高精度影像设备，因此所有流程都在手术室内进行。首先，根据术中高精度影像进行脊柱骨性结构建模，并在此基础上进行手术规划，手术导航系统则对机械臂基座、机械臂尖端夹持的手术器械，患者脊柱骨性结构三个部位进行定位、跟踪，实现辅助打孔操作，并能针对由于人体呼吸导致的椎体间的微动进行补偿，保障操作的安全性，进一步提高精度。

由于上市时间较晚，ROSA Spine系统的临床研究较少，报道的辅助植钉精确率在97%左右（Gertzbein Robbins分类中A和B级作为精确，其余为不精确），未见神经损伤。

对于ROSA Spine系统，其与手术导航系统间的区别较小，而且由于机械臂定位与跟踪是依赖于手术光学导航技术，因此其弊端与手术导航系统类似，比如光线遮挡、固定在脊柱骨性结构上的标志物不能在操作中移动等问题（图4-4）。

4. Mazor X系统

2017年，Spine Assist/Renaissance系统所属的Mazor公司被实力雄厚的美敦力（medtronic）公司收购后不久，便对现有系统进行升级，将机械臂从并联结构改为串联结构，解决了机器人必须安装在与患者骨性结构固连的特定夹具的麻烦，增大了机械臂的活动空间。同时，为保证机器人定位与跟踪的精确性，该系统在机械臂上添加了可以进行平面扫描的激光阵列以及特制的跟踪镜头，通过对患者皮肤表面的激光扫描结合特制标靶的标定，以及后续跟踪镜头的跟踪，实现了手术机器人在术中的定位和跟踪，从而使该系统能在保留上一代产品优秀的精确性的基础上，提高了打孔的倾斜角度，缩小了手术切口（图4-5）。

（二）未商品化的手术机器人系统

1. PUMA 260系统

最早的脊柱外科机器人系统由1992年法国的Sautot等研制，通过对一种工业机器人PUMA260进行改装，在其机械臂末端执行器

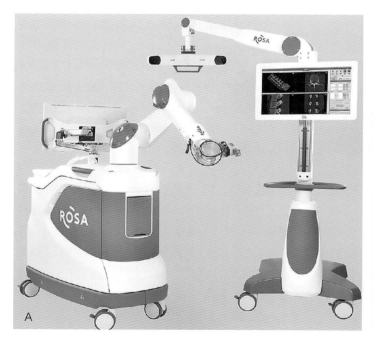
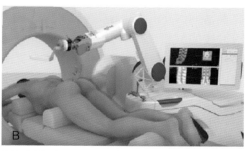
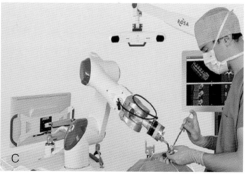

图4-4　ROSA Spine系统
A. ROSA Spine系统构成。B. 基于O臂影像的系统配准方案。C. 系统辅助手术操作

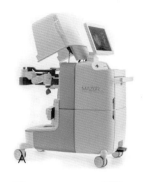 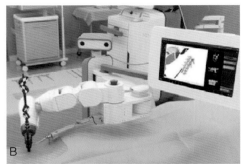 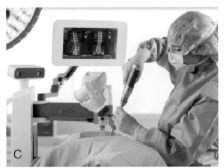

图4-5　Mazor X系统
A.机器人系统。B.系统配准方案。C.系统辅助手术操作

（end-effector）部位安装一个把持激光引导器的装置，通过激光指引医生在椎体打孔。术前，医生在CT影像基础上设计出打孔通道；术中，通过X线影像进行机器校准和影像注册。此系统在椎体塑料模型上进行了测试，测试中使用了两个CCD照相机代替术中X线影像设备，结果显示该系统精度在亚毫米级别，满足临床需求。

2. PUMA560系统

1995年，Santos-Munné等在PUMA560系统的基础上，提出了一个系统：术前，在CT影像基础上行手术计划；术中，通过X线影像进行注册，最后使用安装在机械臂末端的打孔引导装置辅助医生打孔。这个末端执行器是采用能透射线的材料制作，间以特制的金属层，通过这种方法，完成术中X射线的定位及术前计划轨迹坐标的注册。然而，作者却既没有报道该系统的精度也没给出实验结果（图4-6）。

3. 东京大学椎体成形术机器人系统

2005年，Onogi等研发了一个拥有能放入C臂和患者之间的空隙的紧凑末端执行器的机器人系统，并于2009年在聚氨酯腰椎模型上进行了实验。该系统通过术前CT扫描结果制订手术计划，通过术中透视影像引导手术操作。为了能透过X射线，该系统的持针部位是由塑料材质制作的。该系统模型实验偏差为（1.46±0.80）mm和1.49°±0.64°（图4-7）。

4. Stäubli系统

2008年，第三军医大学与机器人学国家重

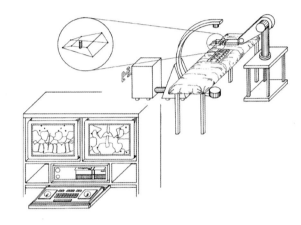

图4-6　脊柱椎弓根螺钉植入系统

点实验室（沈阳自动化所）合作，在Stäubli机器人系统的基础上进行改进，添加了握持气钻部位作为末端执行器，添加了医生控制主端和术野影像，从而构成了一套主从式遥操作机器人系统。该系统由医生在术中远程遥控机器人完成打孔操作，可避免操作过程中的X线损伤，塑骨、牛骨、人脊骨实验结果表明该系统操作稳定，打孔精度满足临床需求（图4-8）。

5. Spine Nav系统

2008年，南开大学与天津医科大学总医院合作研制了Spine Nav系统，一个专门为经皮椎体成形术设计的机器人系统，它能自动插入穿刺针。该机器人系统需与CT配套使用，由安置在CT床上的5自由度机械臂、固定在CT床上的金属标定装置以及主控单元组成。其通过金属标定装置能轻易分割术中影像以评估机器人的基础位置和姿势，以及与患者的相对位置关系。相关精度测试结果显示该系统定位误差为

0.89 mm，最大1.14 mm。目前尚没有尸体或临床应用报道（图4-9）。

6. Spine Bull-eye robot系统

2012年，张春霖等展示了使用椎弓根标准轴位视角（pedicle standard axis view，PSAV）进行胸、腰椎椎弓根螺钉植入的机器人系统。该系统由一个7自由度、末端有类似瞄准镜的中空的机械臂和主控单元组成。医生可远程操作调整机械臂位置。打孔时，先调整C臂位置，使其位于PSAV，在通过机械臂辅助植入引导针，最后通过引导针植入椎弓根螺钉。尸体实验中，由于所用标本均已脱钙，因此并未植入椎弓根螺钉，而所有引导针均植入椎弓根内，实际植入情况与术前计划无统计学差异（图4-10）。

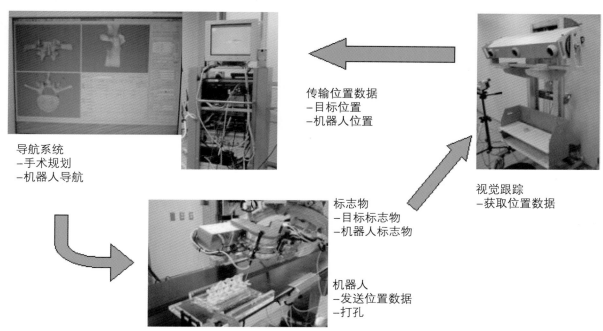

导航系统
－手术规划
－机器人导航

传输位置数据
－目标位置
－机器人位置

视觉跟踪
－获取位置数据

标志物
－目标标志物
－机器人标志物

机器人
－发送位置数据
－打孔

图4-7　东京大学椎体成形术机器人

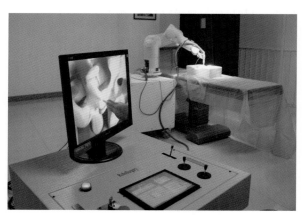

图4-8　微创脊柱手术机器人系统原理样机

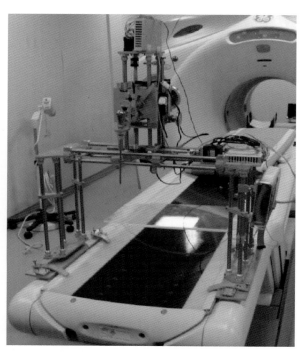

图4-9　Spine Nav系统

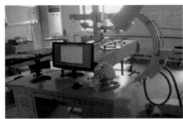
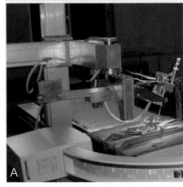
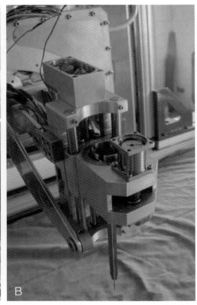
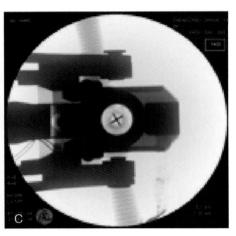

图4-10　Spine Bull-eye robot系统
A. 系统整体组成。B. 末端执行器。C. X线透视影

四、采用"术中影像结合光学标志点定位方案"的手术机器人系统

（一）AcuBot系统

2002年，Cleary等提出了一个开发脊柱外科微创系统的计划，并引领了AcuBot系统的研发。他们先对微创脊柱手术操作进行分析，认为在此类手术面临着术中轴向透视影像资料缺失、CT和MR影像融合困难、倾斜的植入轨道缺乏可视化、脊柱定位跟踪系统不适用，器械植入缓慢且困难以及缺少适当的软件等问题。针对这些问题，他们提倡使用术中CT影像设备、3D可视化技术、视觉定位跟踪系统、手术器械机器人夹持器等，并开发相应的软件与之配合。

2003年，AcuBot研制成功，该系统由机械臂、被动固定装置、远程运动中心、显示器、控制杆以及相应软件构成，可以在透视影像引导下经皮穿刺进行活检、神经根/关节突封闭等操作。机械臂共有6个自由度，其中3个自由度支持直角坐标操作器，2个自由度支持远程操作中心，在末端执行器上还有1个自由度用以实现沿着针的轴向平移功能。被动固定装置固定在直角坐标操作器和远程控制中心之间，供医生手动调节，使穿刺针尽量靠近插入点。显示器和遥控杆供医生远程控制机器人。该系统已通过了FDA认证。

2005年，Cleary等对20位患者进行了随机研究。这些患者由于腰痛需要进行神经根封闭，作者将他们随机分为两组，每组10人，一组采用传统方法进行操作，另一组采用AcuBot系统进行操作。结果显示两组穿刺精度和患者疼痛的缓解程度均类似。但由于样本量较小，无法进行肯定的判断。目前，该系统的研究重点已经转移到可旋转穿刺针夹持器的开发，以加强对穿刺针途径器官的保护，而对脊柱手术操作的关注度已明显下降（图4-11）。

（二）MIRA和Innomotion系统

磁共振成像能更好地显示软组织对照，并且对患者没有辐射损伤，在与机器人系统结合方面有着很好的优势。但在强磁场中机器人的设计却更为复杂，需要选用与其兼容的材料、感受器和驱动器等机器人研发必备零部件。此外，为适应磁共振仪的磁孔，机器人体积必须足够小才行。这些都是与磁共振仪兼容的机器人研发所面临的挑战。2003年，Hempel

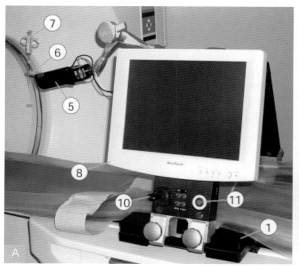 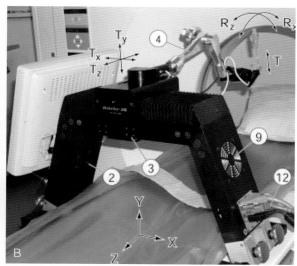

图4-11　AcuBot系统
A.控制系统。B.固定在CT创伤的机械臂

等为介入放射学研发了一个由聚醚醚酮和增强纤维环氧树脂材料制作的框架，通过超声和风力驱动，具有核磁兼容性感受器的机械臂系统（manipulatorfor interventional radiology，MIRA）。

2008年，Meizer等在这个系统基础上研发了Innomotion系统。该系统为一个在MR引导下可完成导管和探针插入的远程操作机械臂，可用于活检、引流、输送药物、肿瘤毁损等方面。动力学方面，主要包含一个连接在环形轨道上的5自由度机械臂，该轨道直接固定在磁共振仪的扫描床上。系统还装备着线性气压传动装置、光学限位开关以及旋转和线性编码器。该系统的末端手术器械夹持器是一个2自由度的运动控制中心，并填充了一圈钆以完成核磁影像下的图像分割，便于检测夹持器的位姿。该系统由Innomedic GmbH 公司（Herxheim，Germany）引入市场，通过了CE认证，该公司于2008年被Synthes（Solothurn，Switzerland）收购。2010年该系统的商业化停止，2012年由IBSmm Company（Brno，Czech Republic）重启，目前正在进行机器人的改进工作。

该系统模型实验中放入了25个穿刺针，使用尺子测量到的偏离为（2.2±0.7）mm。动物实验结果显示轴位偏离在±1mm范围（最小0.5mm，最大3mm），角度偏离在±1°范围（最小0.5°，最大3°）。临床试验有2例在脊柱周围进行，一是髂棘骨活检，一是腰5骶1节段脓肿引流，均成功实施。6例临床试验未见相关并发症（图4-12）。

（三）Vector Bot和LWR Ⅲ系统

德国航空航天中心（the deutsches zentrumfür luft- und raumfahrt，DLR）为了适应多样的手术情况，应对医学机器人系统复杂程度和费用的增长，开发了一系列低重量机器人系统。脊柱外科经椎弓根固定也是研究内容之一。Brain Lab（Feldkirchen，Germany）将这个项目称为"Vector Bot"并资助了500万美金左右，但不幸的是，在引入市场之前，这个系统就被取消了。

Vector Bot包括DLR的Kinemedic机器人和BrainLab开发的Vector Vision视觉跟踪系统，而该系统的原型样机使用的是DLR的轻量机器人Ⅱ（light-weight robot Ⅱ，LWR Ⅱ）。该系统能辅助医生定位，最后由医生完成打孔操作。其优点是定位不需要X线影像，所有的定位过程都依靠固定在患者椎体上的标志物和Vector Vision收集到的点所导引。但该系统在把辐射损伤问题减到最小的同时却需要充分暴露脊柱，增加了手术损伤。Ortmaier等使用这个系统在人工骨和牛脊骨上针对钻孔和磨削操作进行了一

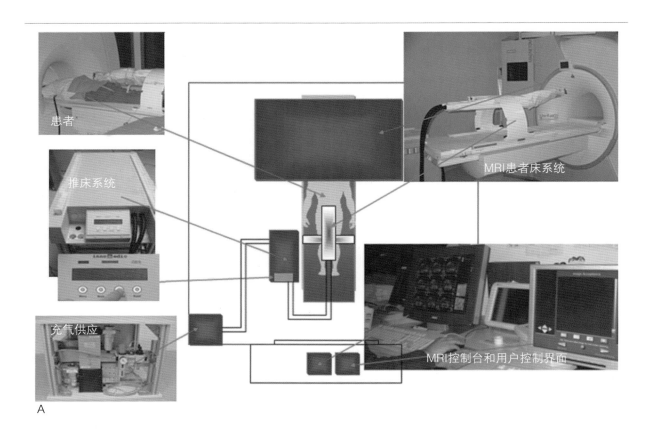

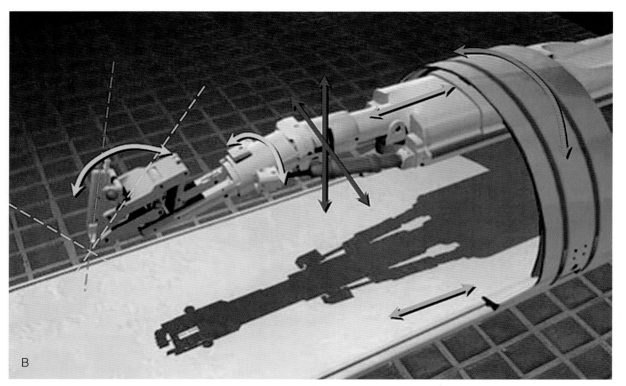

图4-12 Innomotion系统
A. 系统整体组成。B. 机械臂系统

系列实验。结果表明，偏离和反作用力方面，磨削操作的实验结果比钻孔操作更好；控制参数方面，随着系统整合程度的增加，机器人刚度会增加，姿势错误率、系统安置时间等会减小。此外，他们也考虑到了视觉跟踪系统精度和延迟问题，但是却没分析术前影像分辨率、图像分割精度和术中注册错误率等问题（图4-13）。

DLR的轻量机器人Ⅲ（DLR LWR Ⅲ）被KUKA商业化，并被越来越多的手术机器人项目采用。Tovar-Arriaga等研发的用于脊柱活检和椎体成形术的机器人系统就采用了这个机器人，除此之外，还包括视觉定位跟踪系统以及旋转C臂机（术中获取3D放射影像以引导机器人）。相关实验结果显示，工具尖端位置和机器人控制器之间校准平均误差为0.23 mm，最大0.47 mm；而工具尖端在模型上的偏离范围在（1.2±0.4）mm范围，最小0.3 mm，最大1.98 mm。尽管视觉采样精度和低采样率限制了系统精度，但目前该系统精度已可满足手术需求（图4-14）。

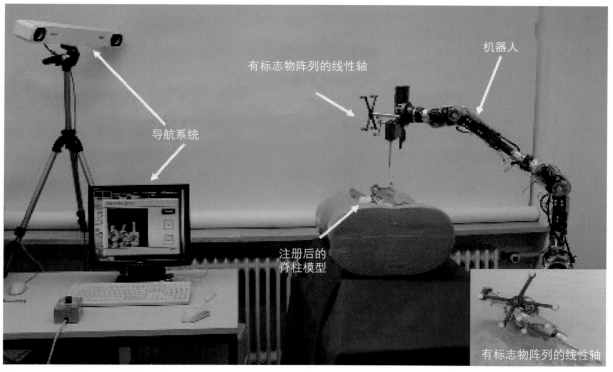

图 4-1-13 VectorBot系统

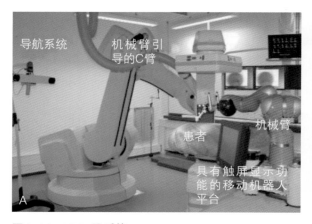

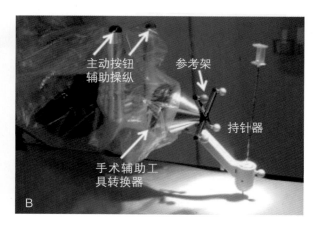

图4-14 LWR Ⅲ系统
A. 系统整体组成。B. 末端执行器

（四）SPINEBOT、SPINEBOT v2和CoRA系统

2005年，汉阳大学的研究团队展示了能自主钻孔的SPINBOT系统，该系统除了机器人之外，还采用了独特的内部规划软件和基于球面反射标志物的视觉定位跟踪系统。规划软件HexaView，允许医生使用患者的CT或MR信息从6个不同视角规划螺钉的植入方案。视觉定位跟踪系统被NDI（Waterloo, Ontario, Canada）商品化，在原嵌入式编码器的基础上为了便于机器人的冗余定位控制，添加了频率为30 Hz的反馈。机器人系统包括笛卡尔定位器、平衡环和一个工具把持装置，共有7个自由度。该机器人在定位后提供两种操作方式：保持原位辅助医生打孔与自主打孔。此外，该系统还包括一个基于视觉反馈的运动纠正系统，用以纠正由患者呼吸引起的偏离运动。据称，呼吸运动引起的偏离振幅约3 mm。相关实验表明，运动纠正系统能以±0.15 mm范围跟踪目标，视觉定位跟踪系统误差为0.35 mm，机器人自主操作精度比辅助医生操作略高，但两种情况的偏差均在1~2 mm（图4-15）。

2009年，浦项理工大学的研究团队使用SPINEBOT的规划与跟踪系统，结合一种能自动钻孔和螺钉植入的机器人系统，研制了合作机器人辅助系统（cooperative robotic assistant，CoRA）。为了能承受更大的反作用力，该系统框架更为粗犷，这样也阻碍了医生接近患者。除了机器人自主操作模式之外，该系统还提供了具有真实触觉反馈能力的远程操作模式。由于采用了和SPINEBOT相同的规划与跟踪系统，研究者希望能得到与SPINEBOT打孔精度相近的螺钉植入精度。但相关实验仅验证了相关概念，并没能对系统精度等进行定量分析，而且目前为止也未见模型或尸体实验报道（图4-16）。

2010年，完全重新设计的SPINEBOT系统（SPINEBOT v2）被用于尸体研究，该系统使用更少自由度的机械臂并去除了自主钻孔功能。这个新的机器人只有5个自由度，1个柱状关节和4个旋转关节，系统末端使用握持装置替代了之前的末端执行器。规划软件也进行了重新设计，跟踪系统被特制的双平面透视仪器所取代。该仪器类似于G臂机，但为保持系统的稳定性，将形状改为圆形，以透视影像测量患者和手术工具的位置关系，并使用了传统的2D-3D匹配算法。实验室评估该系统的定位偏差情况为（1.38±0.21）mm。尸体实验则针对

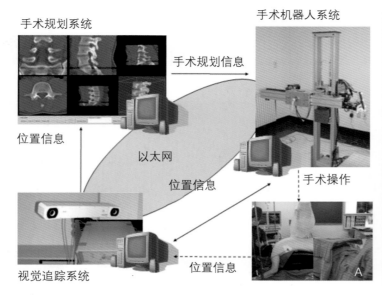
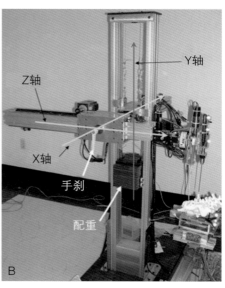

图4-15　SPINEBOT系统
A. 系统整体组成。B. 手术机器人

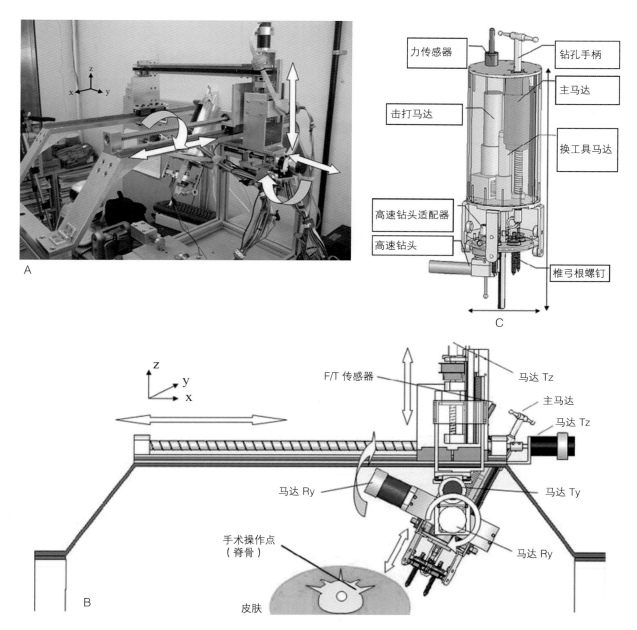

图4-16 CoRA系统
A.系统整体组成。B.系统结构说明。C.末端执行器

2具尸体14个椎体打入28枚螺钉，其中，26个定位精确，没有突入椎管的情况，轴向和侧方平均角度偏差分别为（2.45°±2.56°）和（0.71°±1.21°）（图4-17）。

（五）RIME系统

2005年Boschetti等提出了一个医疗环境机器人项目（robot in medical environment，RIME）来完成经椎弓根固定操作。该环境由触觉反馈控制主端、从端机器人、视觉跟踪系统和主控单元构成。医生通过远程机器人设备实施钻孔操作，过程中由触觉反馈引导：当椎体移动时，视觉跟踪设备测量椎体位姿，产生一个力并再现到医生把持的触觉反馈主端，这样医生便可以对手术工具的位姿进行调整，而从端机器人系统也会相应调整，从而完成远程操作。在2007年，Rosati等在相距35 km的两座城市进行了系统触觉反馈灵活性以及从端机器人

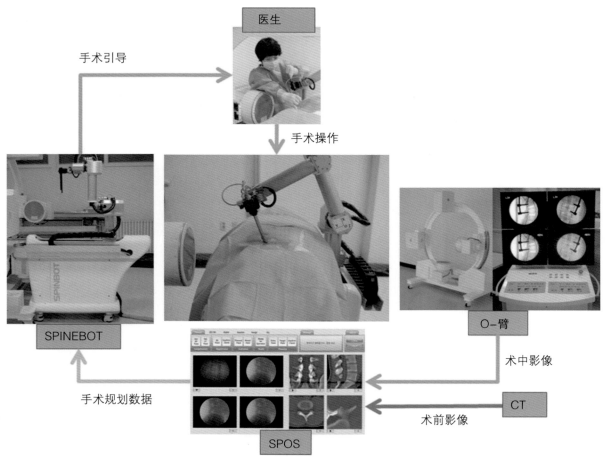

图4-17　SPINEBOT v2系统

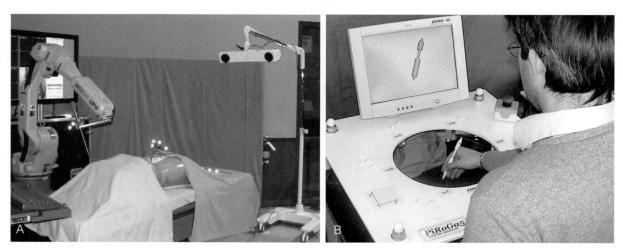

图4-18　RIME系统
A.系统整体组成。B.触反馈控制端

系统控制测试，但并没有尸体或动物实验的结果报道（图4-18）。

（六）Neuroglide系统

Neuroglide系统是针对颈椎，尤其是寰枢椎融合设计的机器人系统。该系统由末端握持打孔导引通道的并联4自由度机器人、视觉定位跟踪系统、医用输入设备和计划/导航软件构成。术前，在薄层CT影像基础上进行植钉计划；术中，通过点对点注册完成术前CT数据与患者解剖结构的匹配，再通过表面融合技术完成精准匹配。打孔时，先由医生大体定位，再由机器人根据术前计划轨迹进行精确定位，最后医生在打孔导引通道辅助下进行打孔操作。

该系统在6具尸体上进行了实验，共植入了10枚螺钉，对植入螺钉的实际情况与术前计划情况进行比较，结果显示平均平移误差为1.94 mm，平均旋转误差为4.35°。实验中，有两枚螺钉由于钻头滑移导致偏差异常大，因此并未纳入统计范围。作者解释这是由于系统在实验过程中仍在改进，并给出了改进完成后的精度值（最后一枚螺钉偏差为0.41 mm和2.56°）。此外，与传统手术方式相比，应用该系统的手术时间仅延长了3 min（图4-19）。

（七）RSSS系统

2011年，靳海洋等提出了一种新的椎弓根螺钉植入手术机器人系统，命名为机器人脊柱手术系统（robot spinal surgicalsystem，

RSSS）。该系统主要包含一个具有触觉反馈功能的5自由度的机器臂、光电定位系统和主控单元构成。该系统提供了一个自动钻孔控制策略，能根据机械臂末端受力情况进行判断，并在穿破椎体之前停止。该系统羊脊骨模型打孔结果显示，32个螺钉均未穿破椎弓根，与打孔计划相比，进钉点的轴向和矢向平均距离偏差为（0.50±0.33）mm和（0.65±0.40）mm，平均角度偏差为（1.9°±0.82°）和（1.48°±1.2°）（图4-20）。

五、非"椎弓根螺钉植入操作"的脊柱外科手术机器人系统

（一）Da Vinci系统

达芬奇手术机器人（intuitive surgical，sunnyvale，CA，USA）是较成熟的内镜机器人系统，目前广泛应用于泌尿外科、普通外科、妇产科等科室。虽然该系统主要针对内镜下柔软组织的操作设计，并不适于骨骼钻孔，也没有相应的脊柱手术器械，但仍有一些成功应用该系统进行手术的报道。Yang等使用达芬奇系统成功行椎旁肿瘤切除术；Lee等在尸体上进行了经口咽入路行寰枢关节减压的尝试；Ponnusamy等在猪身上通过后方入路成功行椎板切开术、椎板切除术、椎间盘切开术、硬脑膜缝合术等操作；Kim等在猪身上施行了前路腰椎融合术（anterior lumbar interbody fusion，ALIF）。

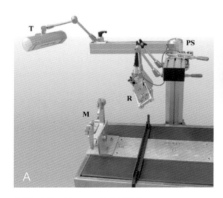
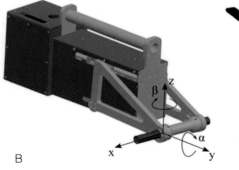
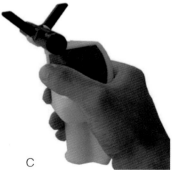

图4-19 Neuroglide系统
A.系统整体组成。B.末端执行器。C.控制装置

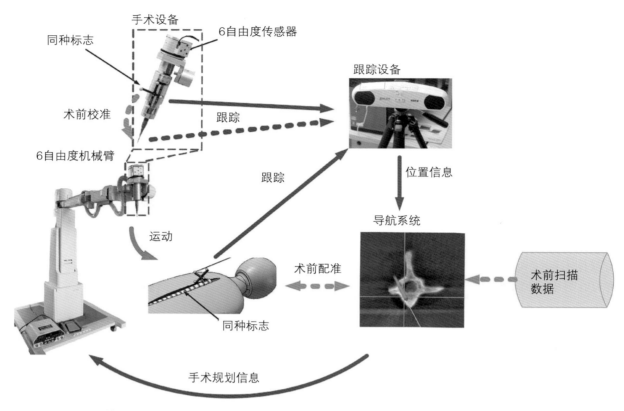

图4-20 RSSS系统

（二）用于蛛网膜下腔探查的手术机器人MINOSC系统

Ascari等研发了一种蛛网膜下腔内镜机器人，其可为医生提供直接术野，包括脊髓、血管、神经根，也允许在镜下进行局部电刺激操作。该系统由欧洲微型脊髓神经内镜项目支持，其研究的关键在于蛛网膜下腔仅几毫米宽，且被很多易受损伤的精密结构所包绕。该系统使用图像加工技术分析其周围物体，并反馈给控制单元，能避免触碰那些内镜视野内看不到的障碍物。相关实验对该系统原型机所有亚系统进行了验证，虽然目前离临床应用仍有很长一段路，但主要技术问题已经解决。

（三）用于椎板切除术的手术机器人系统

2010年，王田苗等报道了用于椎板切除术中"开窗"操作的手术机器人系统。这类操作需要磨削脊髓附近的骨质，因此为避免损伤脊髓需要高度的精确性。该机器人系统

有2个能自动对椎板加工的平移自由度，并能在突破椎管前停住，遗留一个很薄的骨皮质层，医生可以手动去除。该机器人装备了力感受器并定制了相应算法，能根据感受器测量的力学数据特征确定是否继续对骨质进行磨削。该系统牛脊骨标本实验显示，磨削遗留骨层厚度平均为1.1 mm，并没有突破椎管的现象出现，机器人磨削时间为10~14 min，类似于传统操作的时间（图4-21）。

（四）用于放射治疗的手术机器人系统

尽管放射手术机器人系统最初是用于治疗颅内深在部位的肿瘤，但目前，该手术方式也用于脊柱肿瘤占位和髓内动静脉畸形等治疗。该系统常使用重型机器人在患者周围移动一个线性加速器（linear accelerator，LINAC），该加速器依照之前的计划发射高能能量束，在周围健康组织损伤最小化的同时对深在部位肿瘤进行消融。这种手术方式有效且耐受良好，一项393个患者的研究显示，86%的患者疼痛获得了

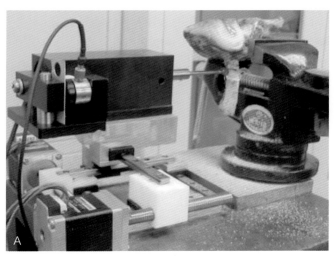
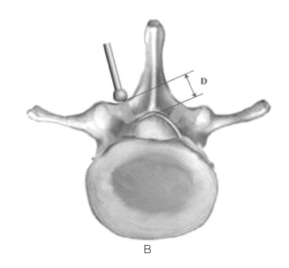

图4-21　磨削操作机器人系统
A. 系统整体组成。B. 磨削操作示意图

长期控制，88%的患者肿瘤获得了长期控制，且未发现因放射导致的神经损伤。

第一个商业化的放射手术机器人系统是伽马刀系统（GammaKnife，Elekta AB，Stockholm，Sweden），引入市场后受到世界范围的认可。目前市场占有量最大的是射波刀系统（CyberKnife，Accuray Inc.，Sunnyvale，CA，USA）和诺力刀系统（Novalis，BrainLAB，Heimstetten，Germany），这些系统不需要立体定位框架辅助，可以直接在术中影像引导下进行操作。影像手术系统应用的图像引导技术不需要任何形式的标记物，且精度较高，研究显示基于基准（fiducial-based）的脊柱放射手术平均精度为0.7 mm，而基于图像（image-based）的脊柱放射手术平均精度为0.5～0.6 mm。

六、小结

在20余年的脊柱外科机器人发展时间里，我们看到，针对脊柱外科需求的专科机器人受到越来越多的关注；经椎弓根固定仍是研究的重点；椎弓根螺钉植入方面整体趋势是机器人辅助定位，医生执行手术操作。在技术方面，虽然机器人系统能提高手术精度、减少X线暴露时间，还能达到以往难以达到的区域如蛛网膜下腔。但目前仍存在两个问题：第一，由于术中影像系统分辨率、注册精度、椎体移动等问题使得实际使用中的脊柱机器人辅助手术精度已达到1～2 mm，但难以达到亚毫米级别；第二，尽管目前有光学和影像两种定位跟踪方法，但都存在问题，目前仍没有精度高、侵入性小、X线暴露时间短、鲁棒性高的技术出现。此外，目前脊柱外科机器人辅助手术的费用较高，且相关费用-效益分析也未见报道。

第二节　脊柱外科手术机器人技术临床应用

一、手术机器人技术在寰枢椎脱位中的应用

（一）病例概述

朱某，女性，53岁。主诉：反复颈背部疼痛伴四肢麻木无力6年余，加重2年。查体：颈部生理曲度稍变直，活动受限，颈、肩部肌肉稍紧张，压颈试验(±)，臂丛神经牵拉试验（－），左侧霍夫曼征（＋），左肱二头肌、肱三头肌肌力4级；右肱二头肌、肱三头肌肌力5级；左侧拇指伸肌4级，双侧桡骨骨膜、肱二头肌反射亢进，双侧膝反射及跟腱反射均亢进。双侧奥本海姆征（＋），双侧巴宾斯基征（＋）。JOA：14分，VAS：3分。结合术前影像情况，诊断为寰枢椎陈旧脱位。

（二）术前影像

见图4-22~图4-26。术中，通过手术机器人技术精准定位的优点，辅助放置微创颈椎椎弓根跟螺钉导针。

（三）术中情况

1. 机器人辅助手术操作流程见图4-27~图4-30。
2. 术中透视验证置针情况见图4-31。
3. 术中透视验证螺钉及钛棒植入情况见图4-32。

（四）术后复查

见图4-33。

二、手术机器人技术在腰椎融合术中的应用

（一）病例概述

许某，女性，60岁。主诉：腰痛伴左下肢放射痛4个月余，跌倒加重2周。查体：腰椎生理曲度稍变直，腰部前屈后伸活动受限，左足下垂，L3~5椎间隙压痛（＋），叩击痛（－），L3/4明显，左跟臀试验（＋）。运动：左侧踇背伸、踝背伸肌力1级。感觉：左大腿前侧，左小腿内侧皮肤感觉麻木不适。反射：左膝腱反射稍减弱。JOA：9；VAS：6。结合术前影像，诊断为腰椎滑脱；腰椎椎管狭窄。

（二）术前影像

见图4-34~图4-36。

（三）术中情况

术中，通过手术机器人技术精准定位的优点，辅助放置微创腰椎椎弓根螺钉导针。术中情况见图4-37~图4-44。

（四）术后复查

见图4-45。

三、手术机器人技术在颈椎内镜中的应用

（一）病例概述

许某，女性，60岁。主诉：颈痛伴左上肢痹痛2个月余。查体：颈部生理曲度存，颈旁及左肩肌肉稍紧张，屈伸活动活动受限，左压颈试验（＋），左臂丛神经牵拉试验（＋），双侧霍夫曼征（－），左手握力3级，左肱二头肌肌力3级；左手中指、环指、小指麻木，左侧肱三头肌反射减弱，余肌力反射正常。VAS：6分。结合术前影像，诊断为神经根型颈椎病（C6/7，左）。

（二）术前影像

见图4-46~图4-48。

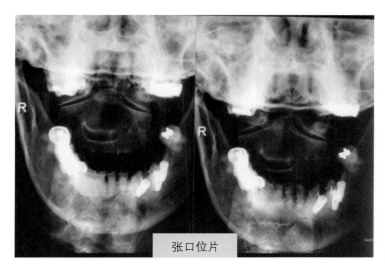

图4-22 术前DR，张口位片

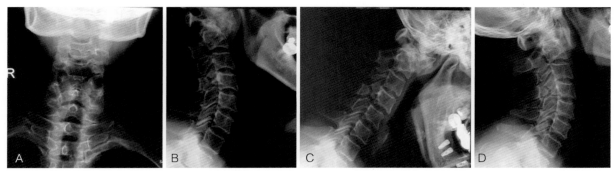

图4-23 术前颈椎正侧动力位片

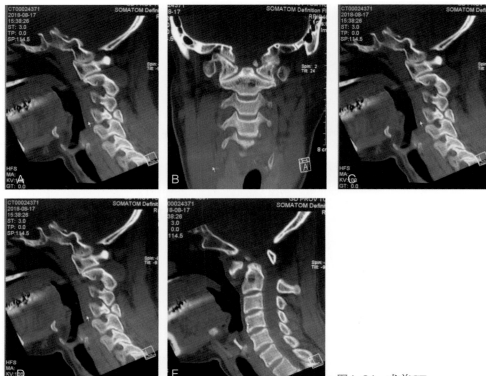

图4-24 术前CT

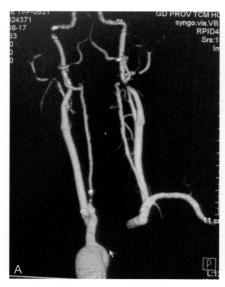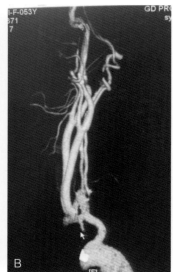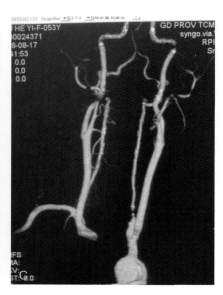

图4-25　术前CTA

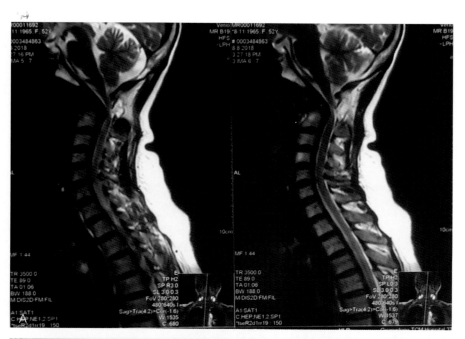

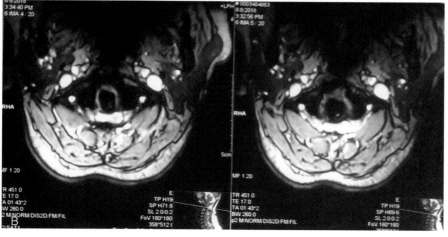

图4-26　术前MR影像

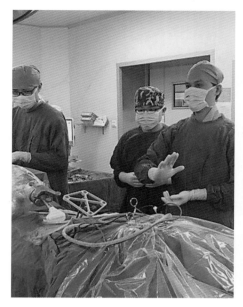

图4-27　安装示踪器

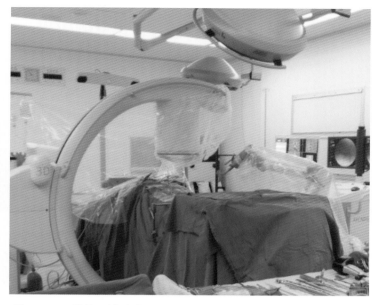

图4-28　C臂机三维重建

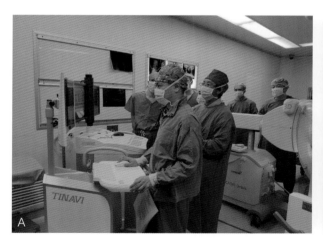

图4-29　术前规划

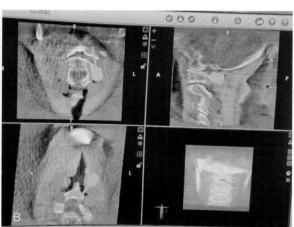

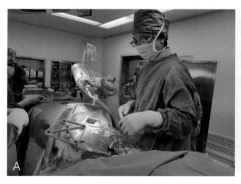
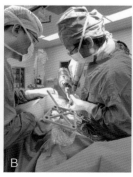
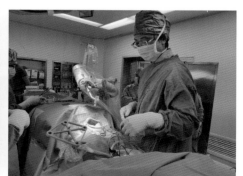

图4-30　机器人辅助下植入导针

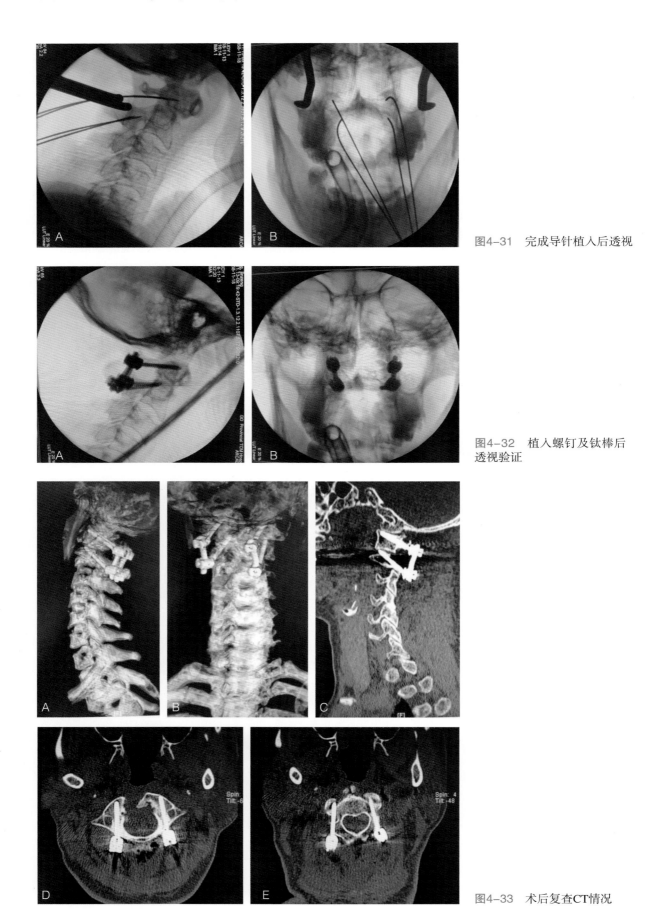

图4-31 完成导针植入后透视

图4-32 植入螺钉及钛棒后透视验证

图4-33 术后复查CT情况

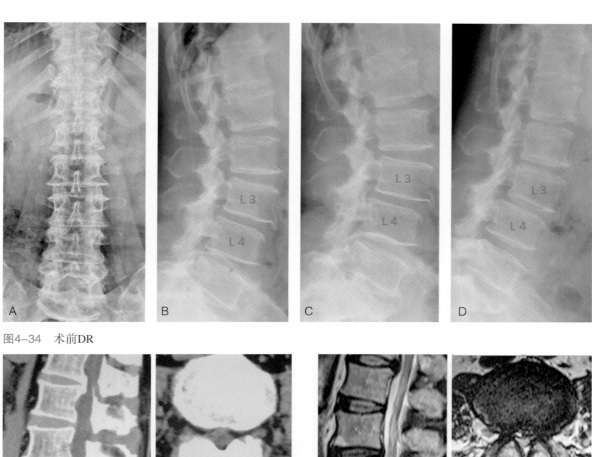

图4-34　术前DR

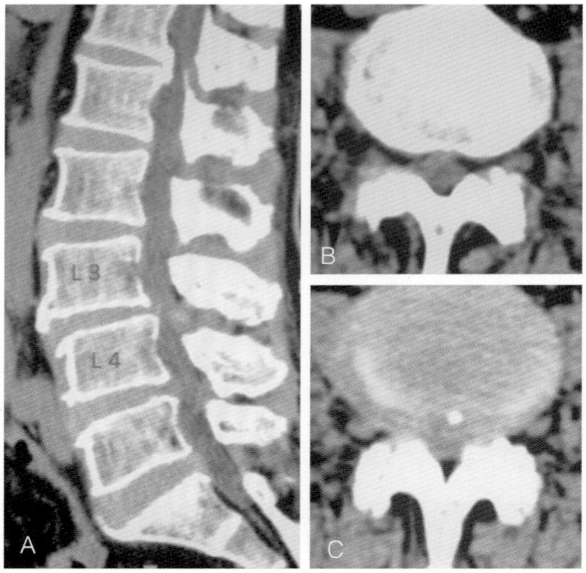

图4-35　术前CT

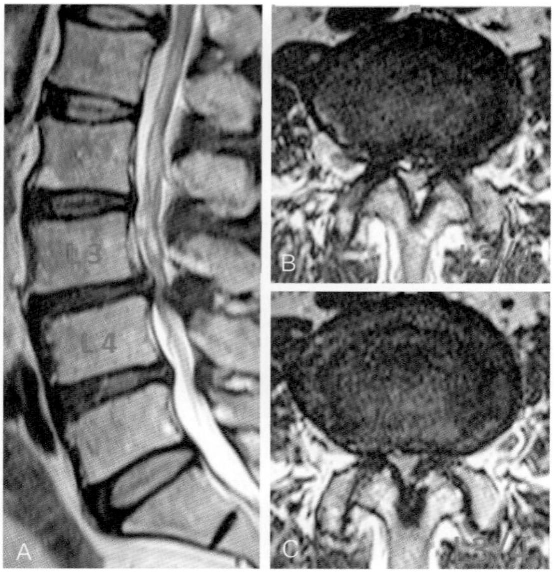

图4-36　术前MRI

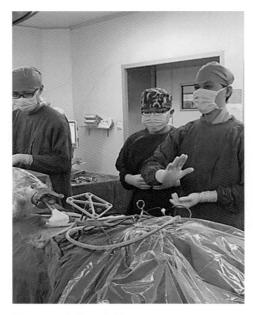

图4-37 安装示踪器

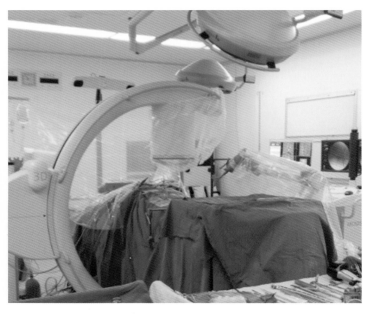

图4-38 C臂机三维重建

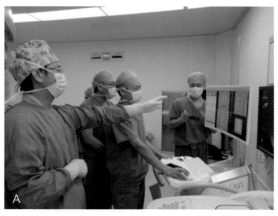
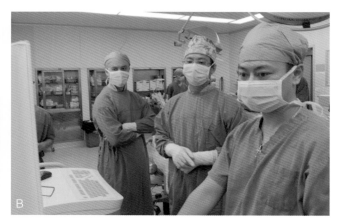

图4-39 术前规划

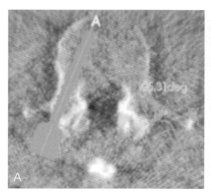
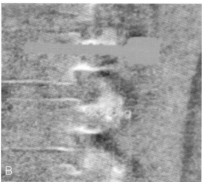
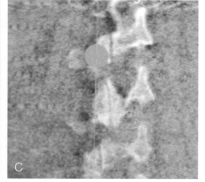

图4-40 机器人导航模拟植钉。术前计划横断位，椎弓根螺钉完全位于椎弓根内

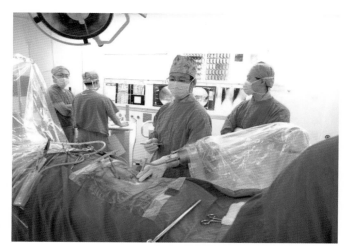

图4-41　机器人运行到位

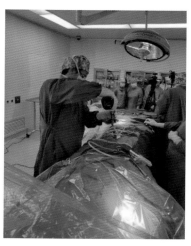

图4-42　机器人引导下植入导针

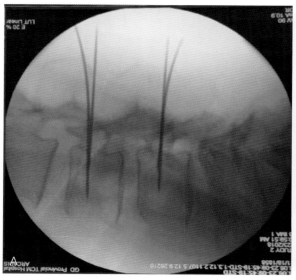

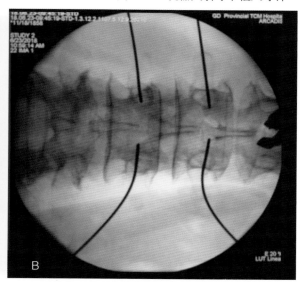

图4-43　完成导针植入后透视

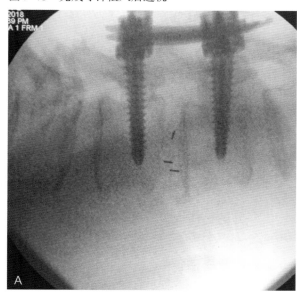

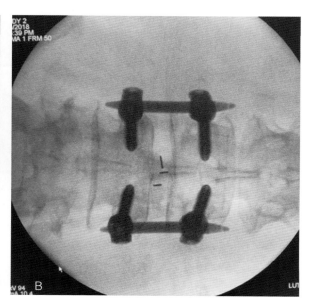

图4-44　植入螺钉及钛棒后透视验证

141

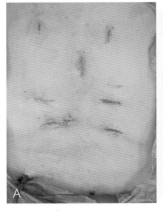
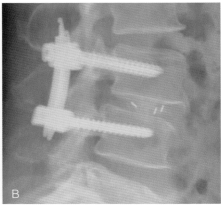
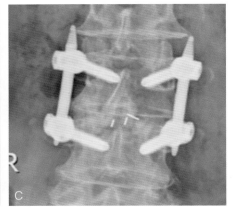

图4-45 术后复查
A.体表情况。B.C.X线正侧位

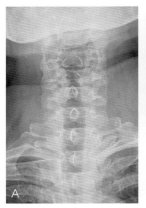
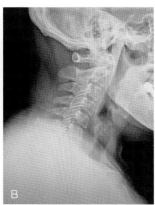
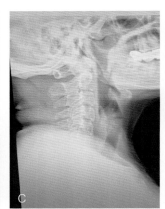
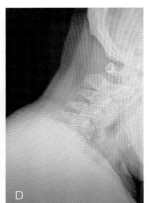

图4-46 术前DR

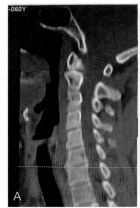
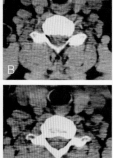
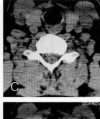
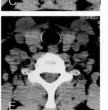

图4-47 术前CT

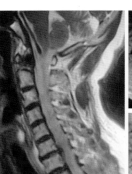
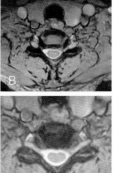

图4-48 术前MRI

（三）术中情况

术中，通过手术机器人技术精准定位的优点，辅助放置内镜通道导针。机器人辅助精准定位主要包括安装示踪器、机器人术中CT扫描、规划管道路径，执行规划、机器人引导下放置导针，最后再次透视确认位置，植入工作管道（图4-49~图4-52）。

（四）术后复查

术后3个月随访见图4-53，图4-54。

四、手术机器人技术在脊柱椎体血管瘤中的应用

（一）病例概述

钱某，44岁，腰背部疼痛2年入院，诊断为L2椎体血管瘤。

（二）术前影像

见图4-55，图4-56。

（三）术中情况

在头侧做一个辅助切口，在棘突用斯氏针固定Renaissance夹具（图4-57）。正斜位透视，将透视资料导入计算机（图4-58）。计算机将CT与术中透视图像进行匹配，精确度为0.07 mm（图4-59）。匹配完成后，安装机械臂（图4-60）。进针角度计算完成后，机械臂行至手术规划位置，安装打孔导引器械，并按照机器人指令进行穿刺（图4-61）。安装骨水泥工作通道、扩张球囊、注射骨水泥，完成手术（图4-62）。

（四）术后复查

术后X线示骨水泥分布良好，无渗漏发生（图4-63）。

五、手术机器人技术在脊柱畸形中的应用

（一）病例概述

张某，男性，20岁，特发性脊柱侧弯。

（二）术前影像

LENKE（I AN），胸弯85°（图4-64）。

（三）术中情况

术中，通过开放手术方式，利用Renaissance机器人系统辅助椎弓根螺钉的植钉（图4-65~图4-67）。

（四）术后复查

见图4-68。Renaissance系统辅助脊柱侧弯或复杂的脊柱手术，术中可能出现的困难主要有：发育不全/畸形的椎弓根在术中X线片中显示不良、V型椎体、术前计划有助于降低前壁穿破的风险等。相应的机器人辅助手术的优势主要包括：最优植钉选择、In-out-in植钉入路设计、减少手术时植钉时间、独立于解剖结构的术前计划设计、已有的内植入物不影响手术计划及翻修手术等。

六、小结

骨科手术机器人进一步推动手术向更加精准化、微创化和智能化发展。骨科机器人赋予医生更稳定性的"手"与高精度的"眼"，但患者的病情有独特之处的情况比比皆是，需要医生在规范的基础上临机处置，因此手术成败的关键依然是医生的大脑。

骨科机器人给予骨科医生很大的帮助，前景是美好的。其使用范围覆盖脊柱、创伤、关节，但由于使用费用高，阻碍了机器人的进一步应用和推广。

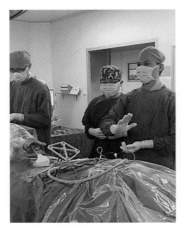
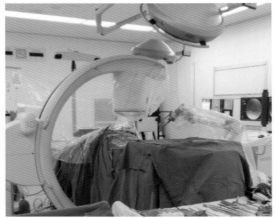

图4-49　安装示踪器　　　　图4-50　机器人术中CT扫描

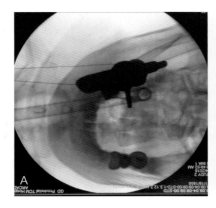
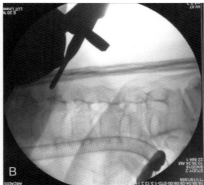
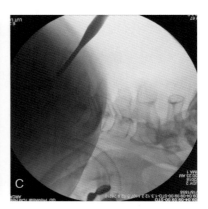

图4-51　再次透视确认位置

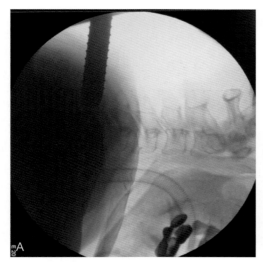
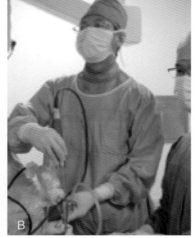

图4-52　植入工作管道

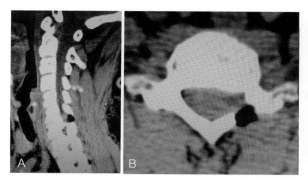

图4-53　术后3个月复查CT

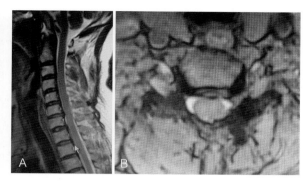

图4-54　术后3个月复查MR

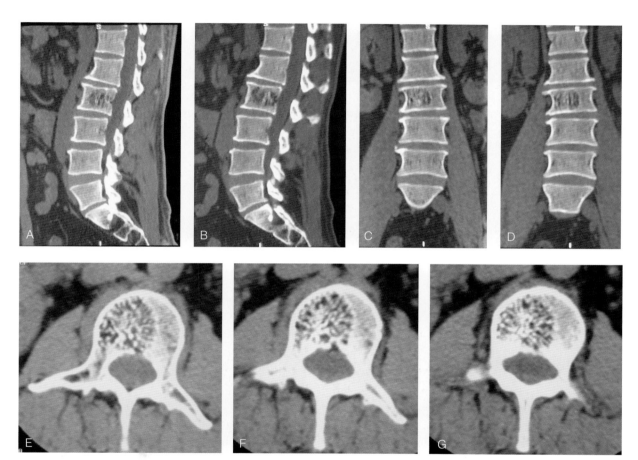

图4-55　术前CT
A、B.矢状位。C、D.冠状位。E~G.横断位

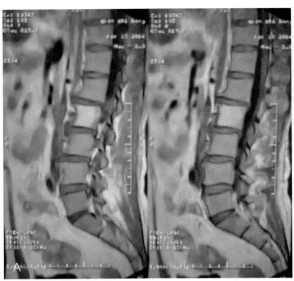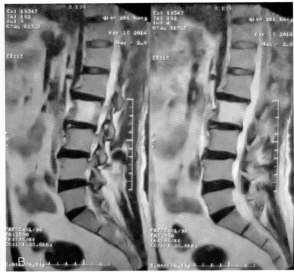

图4-56 术前MRI

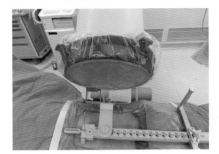

图4-57 固定Renaissance夹具

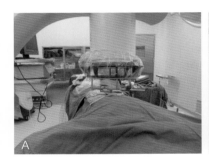

图4-58 C臂固定校准器后正侧位透视

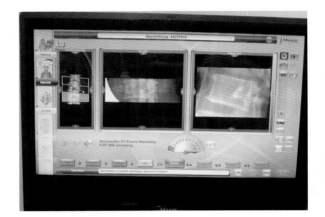

图4-59 术中影像与术前CT匹配

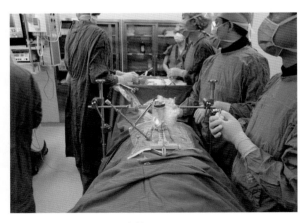

图4-60 安装机器人本体

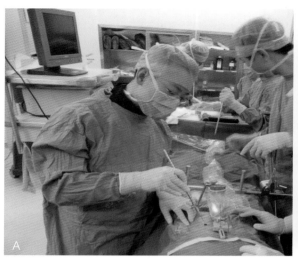

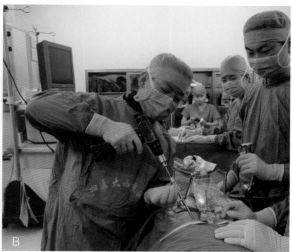

图4-61　按照机器人指令穿刺

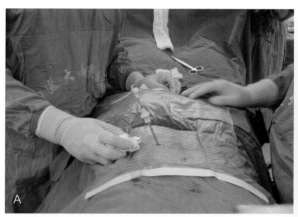

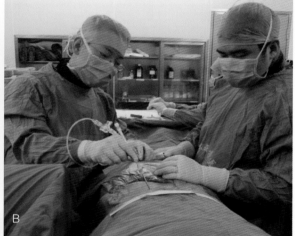

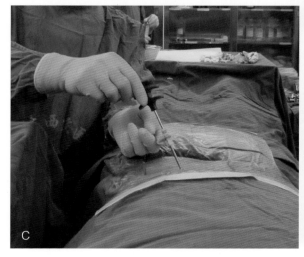

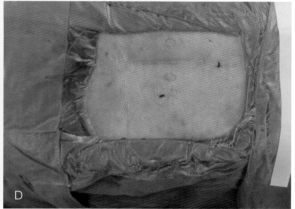

图4-62　骨水泥通道安装与球囊扩张

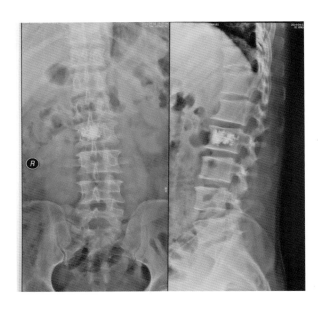

图4-63 术后复查X线

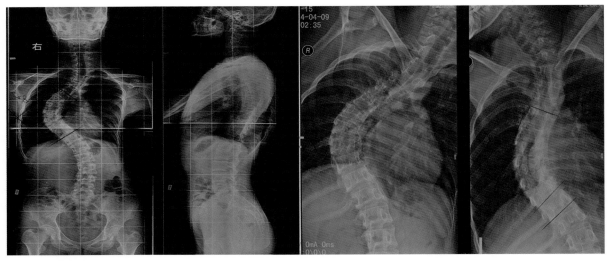

图4-64 术前影像

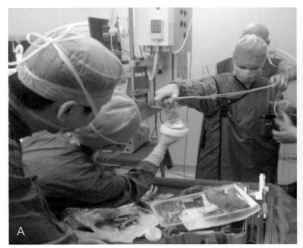

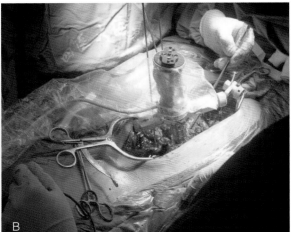

图4-65 安装机器人本体

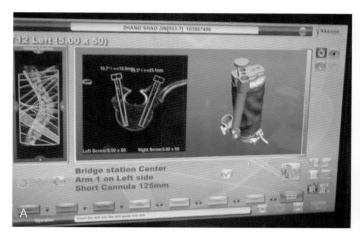

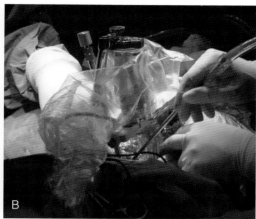

图4-66　根据术前计划，进行植钉

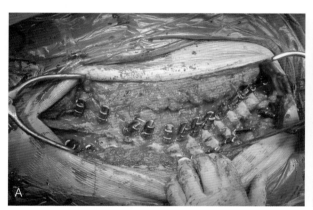

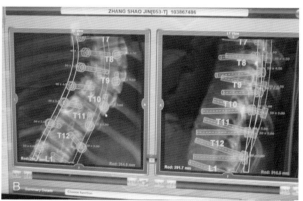

图4-67　完成所有植钉 T2~L1

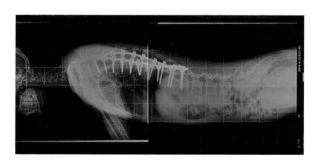

图4-68　术后X线

第一节　交叉现实技术概述

一、交叉现实相关概念简析

虚拟现实（virtual reality，VR），又称虚拟技术或虚拟环境，通过计算机模拟产生的一个三维空间的虚拟世界，使用者通过头戴式虚拟现实设备、电脑屏幕或其他立体显示设备，为用户提供关于视觉、听觉、触觉等感官的模拟，使用户仿佛身临其境，可以主动地、即时地、不受限制地观察虚拟三维空间中的事物，并与其交互。当用户进行位置移动或与三维空间交互时，计算机通过即时计算视角的空间位移和交互的物理状态，将精确的三维世界图像和声音甚至触觉等回馈给用户，使用户产生强烈的临场感。

增强现实（augmented reality，AR），又称扩增实境或实拟虚境，是指透过摄影机视频的位置及角度精算并加上图像分析技术，让显示屏上的虚拟世界能够与现实世界场景进行结合与交互的技术，增强现实通常包括三个方面的内容：将虚拟物与现实结合、即时交互和三维成像。

混合现实（mixed reality，MR），指的是结合真实世界和虚拟世界创造出新的环境和视觉感受，物理实体和数字对象同时共存并能实时相互作用，以用来模拟真实物体，其本质是客观世界现实、虚拟现实与增强现实三者的混合体。该技术通过在虚拟环境中引入现实场景信息，在虚拟世界、现实世界和用户之间搭起一个交互反馈的信息回路，以增强用户体验的真实感。

交叉现实（X reality，XR），是一个长远的、具有包含性与扩展性的概念，是各类虚拟与现实交互技术的总称，包括现如今已提出的虚拟现实技术（virtual reality，VR）、增强现实技术（augmented reality，AR）、混合现实技术（mixed reality，MR）和影像现实技术（cinematic reality，CR），以及未来可能提出的其他全新的虚拟与现实交互技术。

影像现实（cinematic reality，CR），是谷歌（Google）公司投资的MagicLeap所提出的概念，其与混合现实技术理念相类似，但可以为用户提供更强的真实感，其核心是全新的显示系统，通过光波传导棱镜设计，多角度将画面直接投射于用户视网膜，从而达到"欺骗"大脑的目的。

以上技术除CR技术尚无实际应用外，其他均在各领域多方面的实践中有着不同程度的应用。

二、交叉现实技术发展历史简述

（一）虚拟现实的概念及起源

1. 科幻概念及起源

虚拟现实系统的概念首次出现在斯坦利·温鲍姆（Stanley Weinbaum）1935年发表的短篇科幻小说《皮格马利翁的眼镜》中，其中提到的皮格马利翁的眼镜是一种能够为佩戴者带来气味和触觉感知的全息显示护目镜。20世纪50年代，摄影工程师莫顿·海利希（Morton Heilig）也提出了一种称作"体验剧场（Experience Theatre）"的概念。这种剧场可以在观看屏幕的同时获得听觉、嗅觉和触觉的感知，其团队在1962年还创建出第一个剧场原型：Sensorama，并制作了5部带有多重感官刺激的短片（图5-1）。

2.技术概念及起源

1965年，计算机科学家伊凡·苏泽兰（Ivan Sutherland）提出了终极显示（ultimate display）的概念。这个概念是营造一个虚拟世界，并通过一个HMD来观察这个虚拟世界，虚拟世界和HMD之间的配合能达到以假乱真的程度，让人分不清看到的是现实还是虚拟世界。这也包括了HMD的使用者可以和虚拟物体进行互动。这个概念要求计算机硬件进化成能够构建虚拟世界并能实时保持虚拟世界的功能性。这个概念被认识是虚拟现实技术的基础蓝图。伊凡将终极显示（ulitmate display）描述为：

"终极显示是一个计算机可以控制其中物质存在的空间。如果这个空间中有一把椅子，那么它应该能够让我们坐下；如果是手铐，那么应该可以限制行动；如果是子弹，那么应该能杀人。通过适当的编程，这个显示（display）可以真的变成爱丽丝行走的仙境。"

1968年，计算机科学家伊凡·苏泽兰（Ivan Sutherland）和他的学生鲍勃·斯普劳（Bob Sproull）创造了世界上第一台基于头戴式显示器的虚拟现实设备，由于其头戴式显示器较为原始且相当沉重，不得不悬挂在天花板上，因此得名"达摩克利斯之剑（The Sword of Damocles）"。现在看来，这套设备非常原始，因为它只能展示简单的虚拟的线框轮廓。而追踪器会追踪使用者带着HMD的头部运动，

当HMD运动时，对应的3D模型会相应地改变视角。尽管想法很好，但这套系统十分笨重，仅在实验室进行了初步的试验（图5-2）。

（二）虚拟现实技术发展历史

1.关键设备与系统

虚拟现实系统具有的基本特征是沉浸式交互和低延迟。沉浸式交互是人机交互系统的先进设计理念，强调了人在人机交互中的主导作用，人不再是被动接受计算机系统的输出，通过鼠标、键盘等与计算环境的单维数字信息发生作用，而是人能够沉浸到计算机系统所创建的环境中，通过多种传感器和控制器与多维信息的环境主动地发生交互作用，在虚拟环境

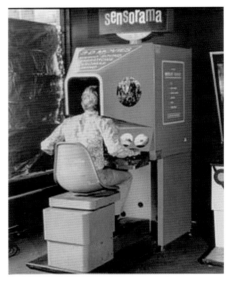

图5-1 Sensorama系统

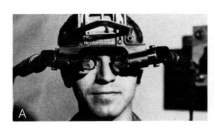
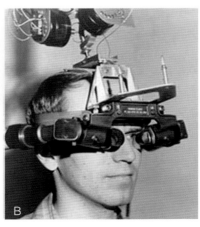
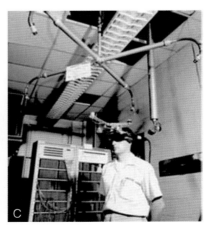

图5-2 世界第一台头戴式虚拟现实显示设备
A.佩戴后正面观。B.佩戴后侧面观。C.佩戴后远观

中通过感性和理性结合的认识，从而获得对虚拟环境中事物的深刻理解。低延迟可以确保虚拟现实系统的代入感。低延迟是指计算机计算的即时性和对于用户交互产生反馈的即时性。对于视觉系统，显示设备的刷新率不应低于90 Hz，3D渲染帧率不应低于90 fps，如低于此标准可能会使用户产生明显的眩晕感；对于听觉以及其他系统，声音输出或其他反馈延迟应控制在100 ms以内，如超过此标准可能会使用户感到明显的不同步感。

虚拟现实技术继承了电脑图形、电脑仿真、人工智能、感应、显示及网络并行处理等技术的最新发展成果，是一种由电脑技术辅助生成的高技术模拟系统，其运算的复杂性和标准的严苛性，使得虚拟现实系统除了人机交互设备之外还需要依附于具有足够强大计算能力的设备。

（1）HMD系统：1960年海利希获得了一项可伸缩电视设备的专利，这是第一个头戴设备（head-mounted display，HMD），他称其为"Telesphere Mask"。该设备能够提供光角的三维影像、双耳声音、气味和气流，但此时的头戴系统并没有运动捕获设备（图5-3）。

1961年，Philco Corporation便为军方监视那些太危险而不便接近或跟踪的地方设计并研发了一个具有头部追踪功能的头盔系统：Headsight。该系统是一个军方合作项目，系统头盔是通过显示屏与带有电磁头部跟踪功能的传感器集成而得，相关内容均显示到闭路电视中（图5-4）。

（2）VIDEOPLACE系统：1969年，电脑美工（computer artist）迈伦·克鲁格（Myron Krueger）将电脑和视频系统连接起来，让人们体验到了增强现实的感受。他创造了源于计算机的，能回应处于其中的人的虚拟环境。1975年，迈伦·克鲁格创造了第一个能与人互动的VR平台"VIDEOPLACE"，并将其放在密尔沃基艺术中心（Milwaukee Art Center）进行展示。这个平台使用了计算机图像、放映机、视频摄像机、视频显示设备等。该平台通过位置传感技术而不是护目镜或手套之类的方式实现虚拟物体与人的互动，而互动结果则通过暗房中的视频屏幕展示。摄像机记录了人们的运动并将其转变为虚拟人物轮廓线的改变进而展示到显示屏上。同时，不同空间中的使用者可以在共同的虚拟空间中通过人物的轮廓线进行互动。这激发了人们在不同地点也能在虚拟世界中交流的想法（图5-5）。

（3）Aspen Movie Map系统：1977年，麻省理工学院启动了Aspen Movie Map项目。这个项目允许人们在Aspen城进行虚拟漫步。漫步的环境有三种模式可以选择：夏季、冬季和多边形。尽管该项目使用的是第一人称视角而非头戴设备，却依然暗示了VR能将人置于其他地点的可能性（图5-6）。

（4）Eye Tap系统：1977年，加拿大研究者，可穿戴设备的先去史蒂夫·曼恩（Steve Mann）将显示系统小型化，与计算机相连，发明了首个可穿戴式计算机，这套计算机视觉系统可以在摄影的同时叠加文字和图形（图5-7）。

（5）VPL Research公司：1982年，游戏机公司雅达利（Atari）成立了虚拟现实研究实验室，实验室在运营2年后由于雅达利公司倒闭

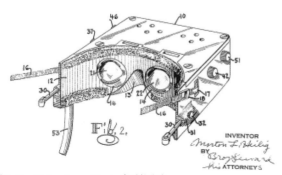

图5-3　Telesphere Mask 专利图片

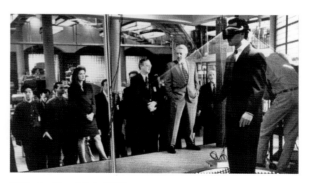

图5-4　Headsight系统

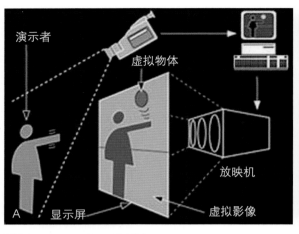
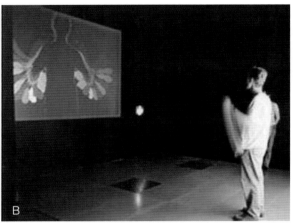

图5-5　VIDEOPLACE平台
A.平台方案。B.实际场景

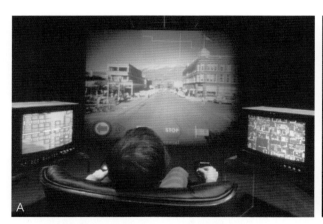
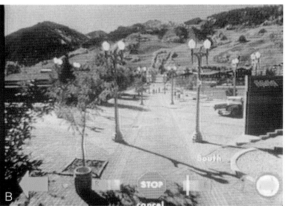
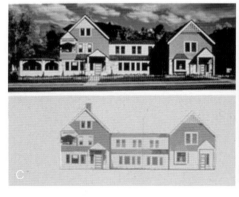
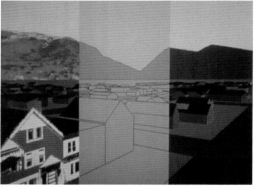

图5-6　Aspen Movie Map系统
A.使用情景。B.屏幕显示。C.3D模型、2D模型及轮廓线模型

而关闭，但是其中的工作人员汤姆·齐默尔曼（Tom Zimmerman）、斯科特·费舍尔（Scott Fisher）、贾瑞恩·拉尼尔（Jaron Lanier）和布伦达·劳雷尔（Brenda Laurel）等仍持续地研发虚拟现实相关技术。同年，桑丁（Sanding）和德芬蒂（Defanti）发明了首个有线手套：赛尔手套（Sayre Gloves）。该款手套通过在手套手指部位内置的光发射器和光电池来监控手的运动。这款手套的发明成了后续的手势识别的开端。1985年，拉尼尔创办的VPL Research公司研究出了一系列诸如"数据手套""眼睛电话"等的虚拟现实设备，并推出了第一款VR控制器系统"RB2"。1987年，拉尼尔向大众普及了"虚拟现实"这个词（图5-8）。

（6）The CAVE系统：1991年，伊利诺斯大学芝加哥分校电子可视化实验室的罗莱·克鲁兹·内拉（Carolina Cruz-Neira）、丹尼尔·J·桑丁（Daniel J. Sandin）和托马斯·A·德房蒂（Thomas A. DeFanti）创建了第一个可视化房间"洞穴"（The CAVE），类似于电影《星际迷航》中的"全息甲板"（Holodesk），让人们可以看到自己以及其他人的身体（图5-9）。

（7）Google Street应用：2007年，谷歌（Google）公司推出了街景视图，能够显示越来越多的世界各地的街道全景甚至是室内建筑和乡村地区，并在2010年推出了立体3D模式（图5-10）。

（8）Oculus Rift系统：2010年，帕尔默·拉奇（Palmer Luckey）设计出了虚拟现实头戴式显示器Oculus Rift的原型，该原型机的视野范围之大，达到了在消费市场前所未见的

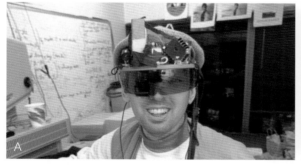
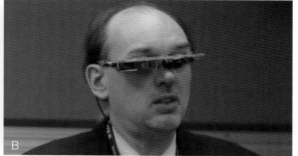

图5-7 Eye Tap系统
A. Eye tap（第一代）。B. 后续迭代

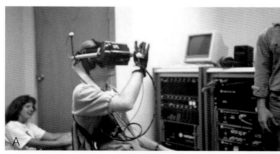
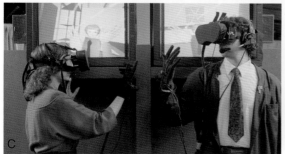
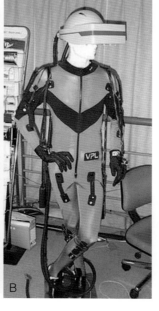

图5-8 VPL Research
A. VPL数据手套、头盔集成的RB2样机。B. VPL数据全身套装。C. RB2商品化后的产品

90°，该设计成为了后来众多虚拟现实设备设计的基础，正式版Oculus Rift在2016年上市（图5-11）。

（9）HTC VIVE系统：2013年，Valve公司完成了低余辉显示器技术的重大突破，并将此技术自由分享，使VR内容的低延迟无拖影显示成为可能，并被Oculus用于未来的所有头戴式设备。同年，任天堂公司申请专利，将虚拟现实技术用于2D电视，使其拥有更逼真的3D效果。2014年，Valve公司展示了他们的Steam Sight原型，其主要特点包括单眼1K分辨率低余辉显示器、大范围位置跟踪系统和菲涅耳透镜。同年，脸书（Facebook）公司以20亿美元收购了Oculus VR；索尼（Sony）公司发布了PlayStation 4游戏机的头戴式虚拟现实设备，代号Project Morpheus（即后来上市的Play Station VR）；谷歌发布方便易用成本低廉的Google Cardboard，允许用户将智能手机放置在头戴式的纸制夹板中实现虚拟现实体验。2015年，HTC公司和Valve公司共同发布了头戴式虚拟现实设备HTC Vive原型机和配套的控制器，该套装包括称为"灯塔（Lighthouse）"的追踪技

术，该技术采用壁挂式基站使用红外线对头戴设备和控制机等进行位置追踪，于2016年正式发售了第一批HTC Vive SteamVR头戴式虚拟现实设备，这标志着基于传感器追踪技术并且允许用户在一定空间范围内自由移动的虚拟现实系统的商业版本正式出现（图5-12）。

（10）其他方面：1986，Dimension International公司研发了一个能够在个人电脑上建造三维世界的软件。1994年，苹果（Apple）公司发布了QuickTime VR视频格式，能够记录360°全景画面。1999年，企业家菲利普·罗斯戴尔（Philip Rosedale）组建了林登实验室（Linden Lab），最初专注于虚拟现实硬件的开发，使电脑用户能够完全沉浸在360°的虚拟现实环境当中。2001年，由Z-A公司生产的一种被称为SAS3或SAS Cube的设备成为第一个基于个人电脑的虚拟立体空间（图5-13）。

2. 虚拟现实技术发展中其他关键推动者

（1）飞行员训练——飞行模拟器的研发。1966年，军队的工程师托马斯·弗内斯（Thomas Furness）为空军研发了第一个飞行模拟器。军队对这个装置十分感兴趣，为了获

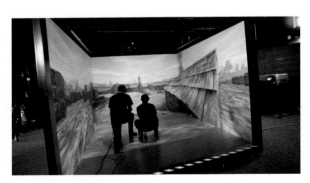
图5-9　The CAVE系统

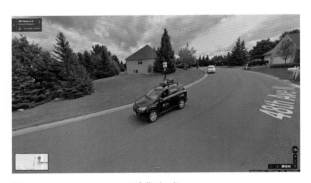
图5-10　Google Street 采集方式

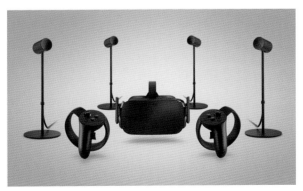
图5-11　Oculus Rift系统

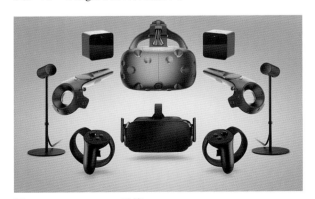
图5-12　HTC VIVE系统

得更好的飞行模拟器，军队连续投入了很多资金，这些资金对于VR技术的发展也有十分重要的意义。1972年，GE公司（General Electric Corporation）通过使用三块屏幕环绕驾驶舱座舱实现了可以制造180°视野的飞行模拟器。

1979年，麦克唐纳·道格拉斯公司（McDonnell-Douglas Corporation）将VR技术与HMD整合成一个虚拟头盔，用于飞行员的虚拟训练。头盔中安装了跟踪飞行员的眼部动作的装置，结合头盔展示的虚拟影像，可以判断出飞行员的视觉焦点（图5-14）。

1980年，伊利诺斯大学研究者加万·林登（Gavan Lintern）首次公开发表了一项关于头戴式显示器在飞行技能教学中的价值的研究成果。

1982年，托马斯·费内斯（Thomas Furness）为军队研发了一种虚拟飞行模拟器模型，称为视觉耦合机载系统模拟器（visually coupled airborne systems simulator，VCASS）。随后，在1986~1989年，费内斯又开发了一款飞行模拟器，称为超级驾驶舱（super cockpit）。这款训练驾驶舱通过计算机生成三维地图，并且还附有实时的红外线、雷达的影像及声音。头盔的追踪系统及相关传感器则能允许飞行员通过手势、语音、眼球运动控制飞机。1987年，英国航空航天局通过使用HMD效仿费内斯的超级驾驶舱系统开发了同样具有语音识别的虚拟驾驶舱（virtual cockpit）（图5-15）。

1999年，弗兰克·德尔加多（Frank Delgado）等使用直升机搭载的LandForm软件，在陆军尤马试验场上将跑道、滑行道和地标等叠加到视频中，并成功进行了飞行测试。

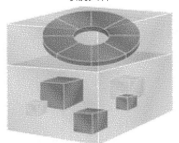

有限元分析名称

OLAP目录　　有限元数据库

导航文件

数据集

图5-13　SAS Cube 组成

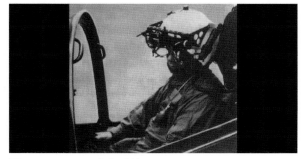

图5-14　VITAL头盔系统

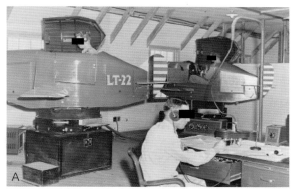

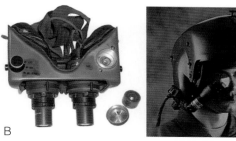

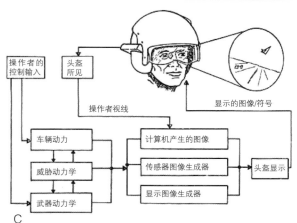

图5-15　Visually Coupled Airborne Systems Simulator系统
A.研发情景。B.研发的产品。C.研发产品说明

（2）外太空探索：1989年，在NASA的虚拟环境工作站计划（virtual environment workstation project，VIEW）的支持下，斯科特·福斯特（Scott Foster）创办了水晶河工程公司（Crystal River Engineering Inc），并研发了双耳实时三维音频处理部件（图5-16）。

1991年，美国国家航空航天局（NASA）科学家安东尼奥·梅迪纳（Antonio Medina）设计了一个远程控制火星车的虚拟现实系统，称为"计算机模拟远程控制器（computer simulated teleoperation）"。该系统设计过程中对时延问题估计不足，导致跨星球控制过程中的严重延时。

（3）心理干预（心理治疗与士兵训练）：1997，Georgia Tech公司与Emory合作开发了一款还原战区情节的VR系统，通过这个系统，可以应用暴露疗法对创伤后应激障碍（post-traumatic stress disorder，PTSD）老兵进行治疗（图5-17）。

1999年，美国海军研究实验室开展了为期十年的研究计划，名为"战场增强现实系统"（BARS），为在城市环境中作战的步行士兵提供早期可穿戴系统的原型，进行情景意识和训练（图5-18）。

（4）游戏领域的VR：1989年，玩具公司Mattel，在VPL Research公司"数据手套"的基础上针对任天堂公司游戏机推出了Power Glove这一消费级VR设备，这是首个VR游戏设备，但因为难用，最后的销量并不理想。

1991年，Virtuality Group公司推出了世界上第一个量产的大型多人虚拟现实网络娱乐系统Virtuality，并在多个国家发行，在旧金山内河码头中心还设有一个专门的虚拟现实游戏厅，每套Virtiality系统大概要花费73 000美元，包含头盔和外骨骼手套，是世界上第一个沉浸式虚拟现实系统。同年，游戏公司世嘉（SEGA）发行了世嘉VR头盔以及Mega Drive游戏主机，通过液晶显示器、立体声耳机和惯性传感器让系统追踪用户的头部运动并产生反馈（图5-19）。

1994年，世嘉公司发行了SEGA VR-1运动模拟游戏机，能够追踪头部运动并显示3D立体图像（图5-20）。

1995年，由个人电脑供电的虚拟现实头戴

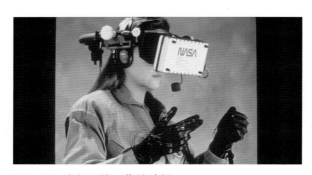

图5-16　虚拟环境工作站计划

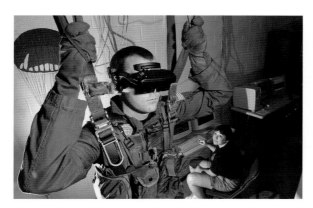

图5-18　美军虚拟现实训练模拟器

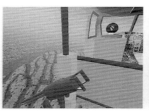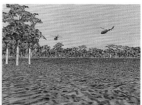

图5-17　PTSD暴露疗法治疗系统
A.直升机环境。B.开放战场环境

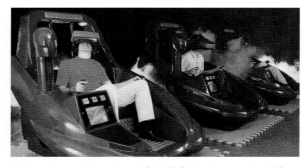

图5-19　Virtuality Group公司的虚拟（Virtuality）系统

式游戏设备VFX1出现，它支持游戏包含天旋地转（Descent）、星球大战之黑暗力量（Star Wars: Dark Forces）和雷神之锤（Quake）等。

2017年，索尼公司提交了一项专利显示，该公司正在为Play Station VR开发类似的定位跟踪技术，以实现无线头戴式虚拟现实技术（图5-21）。

（三）增强现实技术发展历史

1990年，前波音研究员托马斯·科德尔（Thomas Caudell）在其一项研究中首次提出"增强现实"（augmented reality）一词，并沿用至今。

1992年，研究人员路易斯·罗森伯格（Louis Rosenberg）在美国空军的阿姆斯特朗实验室创建了一个虚拟固定系统，使用一个完整的上半身外骨骼，在3D中实现了物理上逼真的虚拟现实，使用户能够在直接察看真实世界的情况下，将虚拟物体叠加到真实物体上，并实现了视觉、听觉和触觉的结合，由虚拟现实系统进一步发展，创造出了世界上第一个真正意义上的增强现实系统。

1993年，史蒂芬·费纳（Steven Feiner），

布莱尔·麦金太尔（Blair MacIntyre）和多瑞·塞利格曼（Doree Seligmann）在图形界面大会上发表了AR系统原型KARMA的早期论文。同年，麦克·阿伯内西（Mike Abernathy）等报道了首次使用增强现实技术，通过在实时望远镜视频上叠加卫星运行轨迹，使用Rockwell WorldView系统对太空垃圾进行识别。在STRICOM的赞助下，Loral公司将配备AR的车辆和载人模拟器相结合，进行了首次演示，其相关论文《应用增强现实技术在实况训练中的经验和观察》在1999年发表。

1998年，北卡罗来纳大学教堂山分校的拉梅什·拉斯卡（Ramesh Raskar）等提出了空间增强现实的概念。

（四）混合现实技术发展历史

2015年，微软公司展示了Microsoft HoloLens MR头显系统，并提出了混合现实的概念。混合现实技术是在Kinect Fusion将周围世界虚拟化的基础之上提出的概念。混合现实虽然也会增强现实，一样是现实与虚拟的互动，但混合现实的互动更真实，它是将周围的现实世界虚拟化（建模）之后再与虚拟世界互动，因此需要更为复杂的技术和更大量的计算。但一旦融合之后，各种可能性就更加丰富、精确、可控（图5-22）。

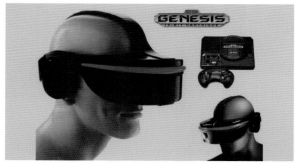

图5-20　SEGA VR系统

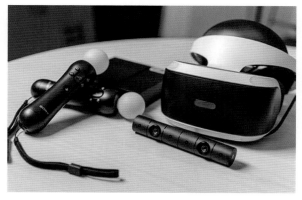

图5-21　Sony VR系统

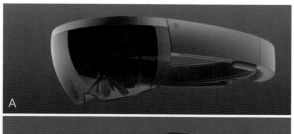
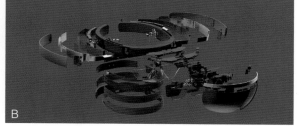

图5-22　Hololens系统
A. Hololens系统。B. hololens组件

第二节　数字脊柱交叉现实技术在脊柱外科的应用

一、虚拟现实技术在脊柱外科的应用

（一）基于虚拟现实技术的脊柱外科手术模拟系统

　　手术模拟系统通常用于医学培训和评估医疗技能，各类手术模拟系统被越来越多地应用于培训和评估各种手术操作当中。而微创脊柱外科技术是目前脊柱外科手术技术发展的重要方向，其学习曲线较为漫长且陡峭，因此相应的手术模拟系统得到了不同程度的发展。其中，基于虚拟现实技术的手术模拟系统仍处在探索研究之中，美国俄亥俄州立大学研发

了虚拟触反馈训练系统（Virtual Haptic Back，VHB）；美国宾夕法尼亚州立大学与宾州米拉斯韦尔大学合作研发了腰椎穿刺模拟器，实现了腰椎穿刺手术的虚拟模拟；德国汉堡大学的Farbar M等开发了腰椎穿刺虚拟训练系统，通过不同的阻力和摩擦力，来模拟穿刺针在插入不同组织时的感觉，并对其训练效果进行了评价；英国伯恩茅斯大学研发了硬膜外麻醉模拟器，通过视觉模拟合力触觉反馈，为医生提供了麻醉训练手段；爱尔兰利莫瑞克大学研发了椎管内麻醉注射模拟器，利用力反馈设备实现了椎管内麻醉的交互模拟训练（图5-23~图5-27）。

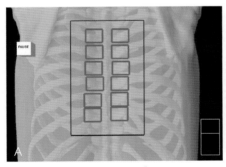
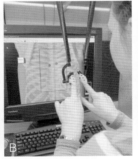
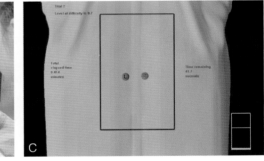

图5-23　虚拟触反馈训练系统（VHB）
A.选定节段。B.模拟操作。C.操作结果

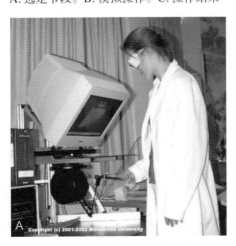
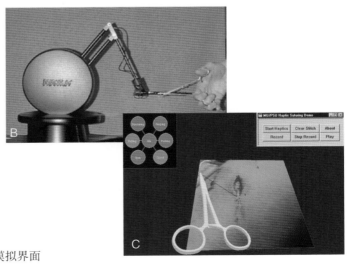

图5-24　腰椎穿刺模拟器（美国）
A.系统及操作情景。B、C.扩展应用缝合操作及模拟界面

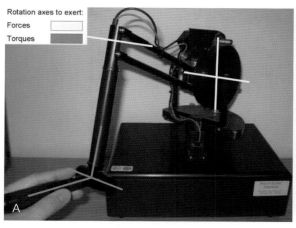
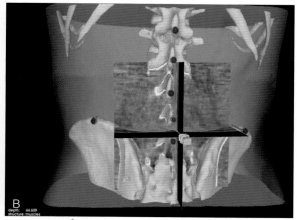
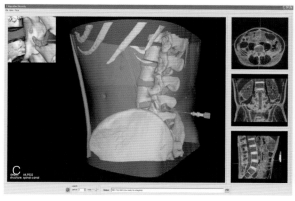
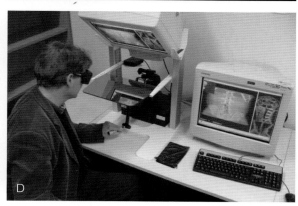

图5-25　腰椎穿刺模拟器（德国）
A. 力反馈系统（Phantom）。B. 基于CT影像的腰椎穿刺的3D视角。C. 穿刺模拟器显示。D. 系统及操作情景

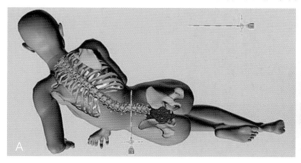
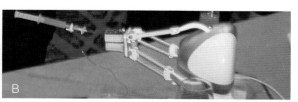

图5-26　硬膜外麻醉模拟器（英国）
A. 系统界面。B. 操作设备

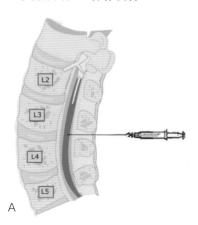
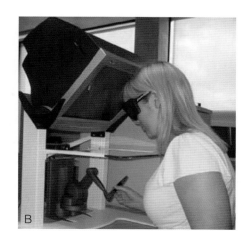

图5-27　椎管内麻醉注射模拟（爱尔兰）
A. 椎管内麻醉示意。
B. 模拟器操作场景

161

接下来简要介绍一种具有触觉反馈的经皮脊柱螺钉固定的虚拟现实手术模拟系统的研究情况。

1. 研究目的

通过实验评估经皮脊柱螺钉植入的入口位置准确性以及学习效果。操作者首先要通过练习课程的培训，随后，要求操作者重复完成在练习课程中相同的测试操作。两次操作尝试将被记录下用于评估学习效果。所植入的螺钉由特定穿刺针模拟代替。

2. 研究方法

通过公开招募，共有63位研究者和住院医生参与此次试验。通过预先去除个人信息的真实患者的CT DICOM数据重建出3D操作模型，并导入虚拟现实工作站。

每位操作者有5分钟时间在双侧T9、T10、T11共计6个椎弓根任选一个或多个椎弓根自由练习植钉操作。在练习期间，操作者被告知保证植钉位置准确的重要性，同时要求以最少的正侧位透视次数完成操作。当操作者认为螺钉位置满意时，可踩下脚踏板生成模拟正侧位X线透视图像和CT横断面图像。因此，操作者可以通过周期性获取的X线和CT模拟图像及触觉反馈来追踪经皮穿刺目标靶点过程的全部细节信息。完成练习后，操作者被要求完成一个测试，为通过该测试，操作者需要运用练习中所学到的技能。操作者可以通过活动手腕和旋转头部的同事使用切割工具来可视化螺钉的精确位置。每位操作者的最终螺钉位置和方向将被计算机记录下来（图5-28）。

在穿刺针向脊柱内推进时，触觉反馈笔可以沿着穿刺针的方向所限定的线性轨迹移动。当操作者偏离该线性轨迹时，触觉反馈笔将施加反作用力，以模拟在实际手术操作中类似的触觉感受。如果要改变方向，用户必须沿着相同的线性轨迹将穿刺针从椎弓根中回退出来，才能沿着不同的方向重新进针。

在练习和测试期间，模拟系统软件为操作者在每个椎弓根上都添加了推荐的目标点标志信息，并建议操作者从建议进针点处开始穿刺，穿刺到建议终止点后停止穿刺。准确度分数即操作误差由实际操作点与这些目标点的欧几里得度量数值所表示，如果穿刺操作刺穿椎弓根壁或完全置于椎体之外，将额外附加200分的惩罚分数，以表示手术失败。X线暴露时间通过计算踩下脚踏板的持续时间总和得出，以毫秒为单位表示。收集两次成功穿刺的操作数据。通过给予以上两个参数赋予相等的权重，来计算累计分数。总分是个人分数的总和，得分越低，表现越好。失败率则为失败数与总尝试次数的比率。

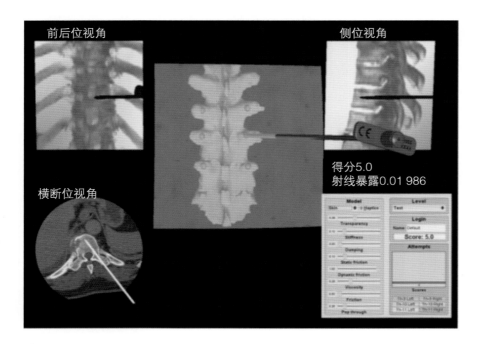

图5-28 虚拟手术系统辅助椎弓根螺钉植入方式图示

3. 研究结果

64名操作者，共计126次穿刺尝试中，10次穿刺失败，失败率占7.93%。63名操作者中共有33人第二次操作有所改善，28人第二次操作表现不如第一次，2人第二次操作水平与第一次相同。对于所有的126次穿刺尝试中，第二次穿刺的平均误差(15.69 vs 13.91)、平均X线暴露(4.60 vs 3.92)和平均个体表现评分(32.39 vs 30.71)明显优于第一次穿刺。对于评估两次操作准确性，建议进针点和实际进针点的欧氏距离，以及建议终止点和实际终止点的欧式距离，进行两样本t检验，结果P=0.04，认为第二次穿刺相比于第一次更为精确，该学习效果为有效。

4. 研究结论

实验显示，从第一次到第二次经皮植钉的表现，第二次明显改善了准确性（P=0.04），X线暴露时间也有所降低，表明操作者在手术模拟系统上短暂练习后，改善了他们的操作结果，并降低了并发症的风险。

（二）基于虚拟现实技术的颈椎活动范围评估

尽管颈部疼痛会引起复位能力降低，肌肉活动减少以及等长收缩能力降低等问题，但颈椎活动范围（ROM）受限是临床上最常见的损伤。颈椎ROM的评估可以通过各种方式实现，包括眼球、射线照相、测角器和倾角仪，以及各种更先进的技术如超声、光学和电磁运动追踪设备。虽然测角器和倾角仪已经广泛用于临床，但是这些装置主要在静态条件下测量ROM。相反，运动追踪设备则是主要在动态条件下测量ROM，由于成本和复杂性，主要应用于研究领域。迄今为止，颈椎ROM的评估方法更依赖于接受评估员的指示的自主反应，以尽可能地移动头部。然而，在日常生活中，头部运动通常是对周围空间中发生的多种视觉、听觉、触觉和/或嗅觉刺激的非自主反应。因此通过常规评估获得的ROM可能无法代表颈椎的真正ROM。使用类似自然发生的感觉刺激来引发颈椎运动的评估方式可以提供受试者更真实的ROM。虚拟现实的特性可以为实现该目标提供方法。VR需要使用包括计算机和多媒体外围设

备在内的先进技术来生成用户认可的与现实世界对象和事件相媲美的模拟环境。VR用户受到图像和声音的刺激，可以对其作出响应和反馈。在过去十年中，VR技术已经成为评估和干预临床康复的有效工具。在这些应用中，有些使用VR来缓解疼痛，评估姿势控制和改善运动性能。应用VR方法评估颈椎运动将可以在虚拟环境中通过刺激来引发患者自发的最大颈椎ROM。本节将介绍一种基于VR的测试研究方案，用于评估颈椎ROM。

1. 研究目的

尝试开发一种基于VR的测试方案，用于评估颈椎ROM，并评估单VR检测在无症状个体的ROM中的效果。

2. 研究方法

在大学的工作人员和学生团体中招募无症状志愿者参加本次试验。

测量仪器由以下两部分组成：①头戴式显示器（双目立体显示器，2×800×600像素，24位色深）；②电磁追踪系统，可以在6个自由度内实时捕捉运动。本研究使用了2个传感器，一个位于头顶，一个位于胸骨上切迹，用于隔离颈部运动和躯干运动。

使用Gamemaker软件来开发头戴式显示器的虚拟环境的游戏软件。游戏开始时，一只苍蝇出现在屏幕的指定位置上，以刺激参与者颈椎进行伸展（Extension, E）、屈曲（Flexion, F）、右旋（Right Rotation, RR）和左旋（Left Rotation, LR）。操作者需要通过将喷雾剂的尖端对准苍蝇来进行"喷雾"操作，头部的伸展、屈曲、左旋和右旋运动分别控制喷雾罐的上下与左右移动。当苍蝇被喷雾器喷到，苍蝇将会消失，而在屏幕其他位置出现新的苍蝇，如此往复。随着苍蝇不断地出现，苍蝇出现的位置也会更加远离起始位置，这要求操作者的颈部有更大的活动才能预期对准。通过这个过程测试出操作者的颈椎最大ROM（图5-29）。

每位参与者在第一场中由两名不同测试者进行两次测评。每次测评大概耗时15分钟，休息时间为5~7分钟。两名测试者的顺序是随机的。3~7天后，由1位测试者完成第二场的重复评测。为避免可能的昼夜影响，两场都安

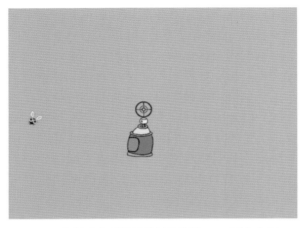

图5-29 虚拟手术系统辅助评估颈椎ROM研究方案

排在大致相同的时间进行。所有评估都是参与者坐在标准的坚固的椅子上进行，并系好安全带，双脚平放于地面。每次评估开始时，指导参与者将头部置于中间位置，并记录基准位置信息。然后为参与者提供短暂的热身活动和VR游戏介绍。每项评估包括以下3个阶段：常规评估（Conv1），VR游戏评估，常规评估（Conv2）。在整个评估过程中，使用电磁追踪系统检测颈部运动，将运动映射为游戏中的位移操作。常规评估包括在以下各个方向上测量3次重复数据：E，F，LR，RR，左侧屈曲（LLF）和右侧屈曲（RLF）。VR游戏评估主要刺激产生以下4个不同方向的颈椎活动：E，F，LR，RR。VR游戏目标的初始位置设置为受试者最大ROM的90%，这个数据由常规评估（Conv1）的结果确定。然后目标位置每次偏离增加30%。苍蝇将持续出现在距离中央静止位置越来越远的位置，直到参与者无法在给定方向上对准苍蝇。一旦确定了所有的4个方向上的ROM极限，游戏就终止。

ROM的测量通常包括半周（F, E, RR, LR, RLF, LLF）与全周（F+E, RR+LR, RLF+LLF）颈椎ROM。而基于VR的ROM测量只对在游戏中引导发生的全周（F+E, RR+LR）方向位移进行测量。

每个方向的3个最大ROM结果的平均值将用于统计分析。采用基于Bland和Altman开发的方法评估重复性。通过混合模型方差分析（ANOVA）评估三个阶段（Conv1，VR，

Conv2）的结果之间的差异，其中阶段作为固定因素，受试者作为随机因素。当ANOVA表明阶段之间有显著的总体差异时，采用Tukey测试评估配对阶段差异。

3. 研究结果

本次实验招募了34名无症状志愿者（9名男性，25名女性），年龄22~25（28.6±7.5）岁。由于长时间重复的颈椎运动导致头晕，恶心和/或疲劳感，因此在第一场测试后4名受试者被排除在实验之外，而后所有症状自发消退。对于VR评估，全周期结果的r95%值在15°~22.6°之间，对于常规结果，在19.9°~29.2°之间。半周常规结果的r95%范围在9.9°~26.2°之间。对于全周旋转和全周FE的混合模型ANOVA测试表明阶段之间的显著总体差异（F2, 58=64.67，$P \leq 0.0001$，F2, 58=10.03，$P=0.0002$）。对于每个可能的配对比较，旋转运动补充Tukey检验显示出显著差异（$P \leq 0.05$）。因此，Conv2旋转ROM明显大于Conv1 ROM。此外，VR旋转ROM显著大于传统评估中的旋转ROM。FE运动的post-hoc测试表明Conv2ROM和VR-ROM明显大于Conv1 ROM，VR-ROM和Conv2测量之间没有统计差异。

Bland和Altman的方法用于比较常规与VR方法的颈椎运动评估。统计分析显示，对于矢状和水平运动，两种方法之间存在显著差异（$P<0.005$），使用VR方法可以获得更高的ROM。方法之间的偏差（VR减去常规）在FE中为7.2°，在旋转中为16.1°，并且r95%在FE中为24.5°，在旋转中为23.7°。

4. 研究结论

本试验提出了一种全新的基于VR的评估颈椎ROM的方法，该方法显示出较好的可重复性和稳定性。单独使用VR方法可以有效地增加颈部运动，获取更大的ROM。

（三）基于虚拟现实技术的颈椎疼痛的康复训练

颈部及腰背部疼痛是全球范围内导致残疾的主要原因。颈椎的一个重要功能是快速准确地进行头部运动，以响应周围的刺激。此外，运动功能损害，如运动范围、准确性、速度和

平滑度的降低，不论症状如何，都对颈部疼痛的诊断具有高度的敏感性和特异性。因此，针对这些损伤的治疗手段是非常重要的。本节将介绍一项针对基于VR技术的颈椎疼痛康复训练系统的有效性的随机对照实验研究。

1. 研究目的

评估基于VR的家庭运动训练系统对慢性颈痛患者与对照组相比的影响，以及短期和中期两种方法的有效性差异。

2. 研究方法

这是一项隐蔽分配的评估者盲法随机对照试验。

第一阶段将符合标准的受试者随机分入对照组与两个实验组（激光/VR），并在4周治疗前进行评估。

第二阶段，对照组和其他新入受试者（以控制脱落）被随机分入两个治疗组之一。该阶段包括在4周康复训练结束时和治疗后3个月的比较。

入组标准：18岁或以上，颈部疼痛超过3个月的成年人。NDI评分大于12%，最近1周的VAS评分大于20毫米。VR评估表明至少一个SD的平均速度从对照值降低。

排除标准：存在前庭病变；颈椎骨折/脱位；全身性疾病，癫痫或其他神经系统疾病；影响体能的心血管或呼吸系统疾病；头部外伤史；无法提供知情同意；无法完成评估或怀孕。

通过电话筛选参与者的资格。在知情同意后，要求参与者进行基准评估以进一步确定资格。登记完成评估并满足客观测量标准的患者，随机对照参与者进行基准评估，在4周后进行第二次基准评估，随后进入治疗组。随机干预组参与者分别在基准、治疗后立刻、治疗后3个月进行评估。

主要评估指标包括颈部残疾，全局感知效应和颈椎运动速度。这些是颈部疼痛群体中最具代表性、常见的和功能性的指标。收集并分析了其他次要指标，以全面了解所提供干预措施的主观和客观影响。这些指标包括NDI，GPE，VAS，EQ-5D，TAMPA，ROM。

其中ROM的获取采用定制的颈椎VR系统，其硬件主要是配备3D运动跟踪的Oculus Rift DK1头戴式显示器。Oculus Rift DK1重380 g。分辨率为每只眼睛640×800像素，视野为110°。传感器包括陀螺仪、加速度计和磁力计，刷新率为60 Hz，更新速率为1 000 Hz，带有用于位置跟踪的CMOS传感器。该软件使用Unity-pro v3.5开发。实现的功能包括实时虚拟现实和运动跟踪数据分析，以及三个模块，包括运动范围（ROM）、速度和精度模块。这些模块能够评估患者对所提供的视觉刺激的反应引发的颈椎运动的相关参数。完成模块后，生成每位患者的完整运动报告。在VR会话期间，驾驶红色飞机的虚拟飞行员由患者的头部运动控制并且与从四个方向出现的目标相互作用（以引发颈椎屈曲，伸展，右旋，左旋）。对于所有运动学测量，运动起始被确定为获得峰值速度的5%时的时间点。对数据进行低通滤波（频率6 Hz，阶数4），采样率为60 Hz。在评估的四个方向（F，E，RR，LR）中计算每个试验的颈部运动学变量（图5-30，图5-31）。

通过软件测量的数据包括以下几种。

速度（°/s）：速度是主要的客观指标，包括颈椎运动的平均速度和峰值速度（Vmean，Vpeak）。它被计算为从每个方向获

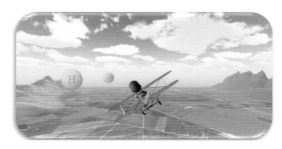

图5-30　虚拟手术系统辅助评估颈椎ROM虚拟现实界面

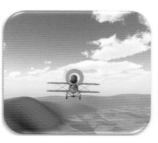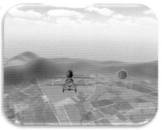

图5-31　虚拟手术系统辅助评估颈椎ROM
A.静止情况。B.活动情况

得的三个最大结果的平均/峰值角速度。它以前表现出良好的重复性。

达到峰值速度的时间百分比（TTP%）是从运动开始到峰值速度所需的时间，占总运动时间的百分比，表示速度曲线中加速度与减速阶段之间的比率。

速度峰值数（NVP）是从运动开始到命中目标计算速度峰值的数量，表示运动的平滑程度。

精度误差（°）是在准确度模块中进行头部追踪任务时计算出的，由目标和操作者所在位置的角度差异组成。在运动平面中测量精度误差，即用于旋转的X轴和用于屈曲–伸展的Y轴。

颈椎ROM是在每个方向上实现的最大活动ROM，该方法具有良好的重复性和灵敏度。

在治疗干预方面，基线评估在VR组中提供了初始运动训练值。两个干预组的每个参与者都获得了一个针对以下方面的培训计划：①增加ROM；②增加运动速度；③增加平滑头部移动或组合的运动精确度。在基准测试期间，他们由合格的理疗师教导如何进行康复训练，并提供头部激光束和海报，或VR硬件和软件供家庭康复训练使用（图5-32）。

为避免不良反应，两个康复训练组都被要求连续训练最多不超过5 min。康复训练一次为5 min，每天4次，即每天20 min。每周4次，持续4周。以两种方式记录依从性，激光受试者每天完成运动日记，VR受试者的数据将在计算机回收时取得。

3. 研究结果

最初筛选了141名参与者。90名参与者被随机分配到VR，激光或对照组（第一阶段）。第2阶段包括VR中的48名受试者和激光干预中的44名受试者。干预期间有14例（15%）脱落，随访3个月有23例（29%）脱落。在第一阶段（干预后）中大约有16%的数据缺失，在第二阶段（随访3个月）中有26%缺失。对数据分布的检查并未表明任何会影响参数统计的常态偏差。年龄（$P > 0.05$）或性别（卡方似然比=1.288）或第1阶段的任何临床特征在基准测试时均未发现组间差异。

组内分析显示，与干预组中13~14个变量（$P < 0.05$）的改善相比，对照组的任何变量均无变化。所有组间差异均在对照组和干预组之间。与对照组相比，干预组的NDI，Vmean，Vpeak和选定的TTP%，NVP和准确度都有明显改善。

与VR组（每周14.36 ± 5.78或3.5次）相比，激光组的家庭运动次数明显更高（平均每周18.29 ± 8.63或4.5次）。总体而言，两组患者均报告颈部疼痛改善，治疗满意。没有组间GPE差异。VR使用中有几例出现不良反应。在干预后评估的14名脱落者中，有5名出现与VR相关的头痛。大多数患者感觉颈痛有一些改善，并且在两个时间点都对治疗感到满意。

4. 研究结论

总之，使用基于VR或激光的家庭康复运动训练方案可以推荐用于慢性颈痛患者，以帮助改善短期和中期的颈椎运动。与激光相比，使用VR有明显的优势，但可能还不足以推荐其在当前状态下使用。技术进步可能有助于更广泛

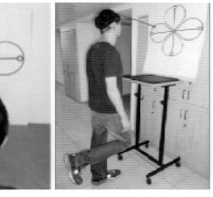
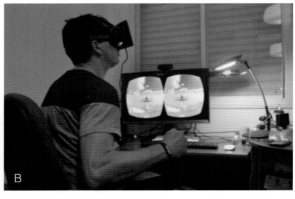

图5-32　虚拟手术系统辅助评估颈椎ROM方案
A. 激光方案。B. VR方案

地采用VR进行运动训练。未来的研究还应该探索将这种方法与其他理疗方式相结合的效果。另外，尽管统一方案对于研究是方便的，但是针对慢性颈部疼痛患者呈现多样性的个体定制方案可能更具临床相关性和响应性，未来的研究也应考虑这些因素。

（四）虚拟现实技术用于术前手术规划

1. 典型病例-1

吕某某，男性，28岁。主诉：腰1骨折术后、胸腰段进行性后凸畸形9年。现病史：腰1椎体骨折及手术病史9年。术前影像示，后凸顶椎：L1后凸角：60°（图5-33）。

Mimics设计截骨部位及截骨范围，模拟L1-PSO截骨，闭合截骨空间、矫正后凸畸形（图5-34）。

三维导航下调整L2螺钉进钉角度和方向，提高植钉成功率和螺钉把持力度。之后，验证截骨范围及截骨量是否到达术前设计（图5-35）。

术后影像：见图5-36。

术前术后情况对比见图5-37~图5-39。

2. 典型病例-2

男性，67岁，诊断为颈椎病、颈椎管狭窄，使用3D重建技术进行手术规划，预测手术后效果。

术前影像：见图5-40。

手术规划中对比术前术后椎管前后径见图5-41。

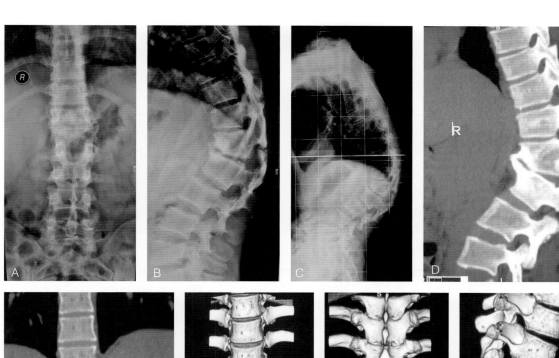

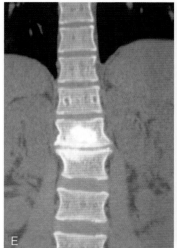
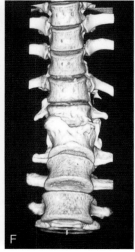
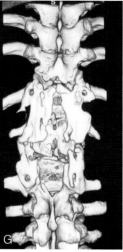
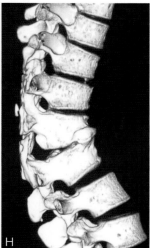

图5-33　术前影像
A~C. X线。D、E. CT。F~H. 三维重建

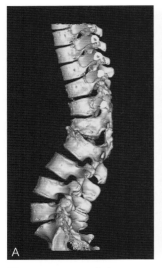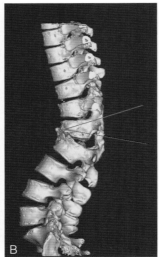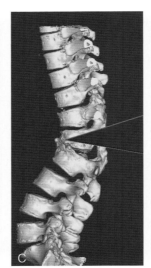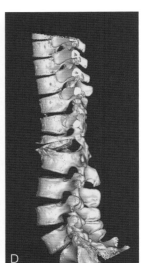

图5-34　Mimic重建

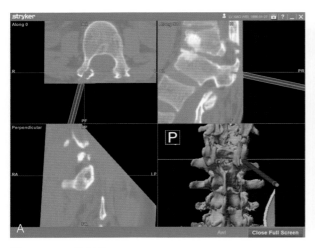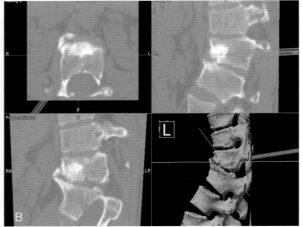

图5-35　三维导航

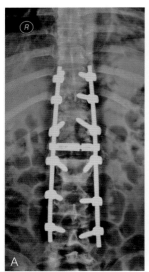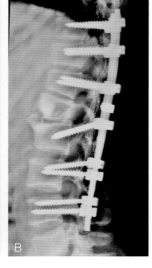

图5-36　术后影像

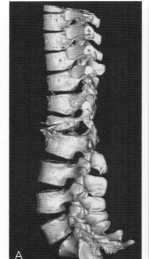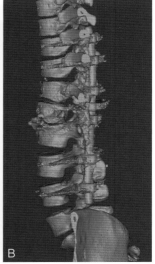

图5-37　术前模拟矫形效果和实际矫形后CT三维重建对比
A.术前设计。B.术后CT三维重建

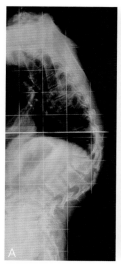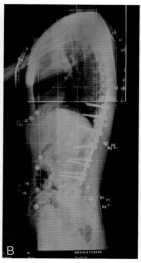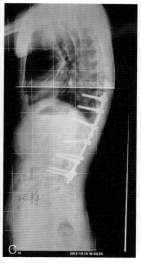

图5-38 术前、术后、术后半年X线侧位片对比
A.术前:后凸角60°。B.术后:后凸角5°。C.术后半年:后凸角5°

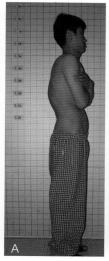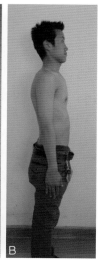

图5-39 术前、术后患者侧位体型对比
A.术前。B.术后

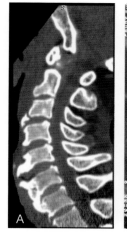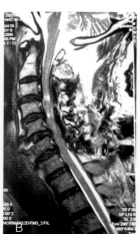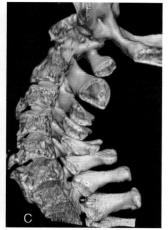

图5-40 术前影像

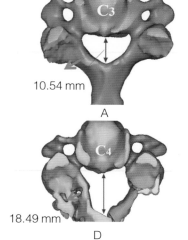

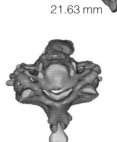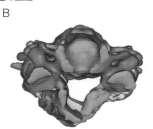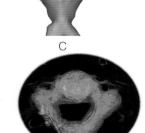

图5-41 手术规划对比术前术后情况
A~D.椎管前后径对比,A/B为一组,前者为术前,后者为术后,C/D为另一组,前者为术前后者为术后;E、F. C3~C6椎管俯视观,E为术前,F为术后。G.仰视观

二、增强现实技术在脊柱外科的应用

（一）基于增强现实技术的椎弓根螺钉植钉操作

椎弓根植钉操作具有一定的挑战性，且可能会带来风险，因为外科医生看不到脊柱的解剖结构和神经血管等其他重要结构部分。传统上，采用徒手椎弓根植钉的操作，更多地依赖于解剖学标志和术中影像。术中影像虽然会使医生和患者接触到X线暴露，但同时也是指导椎弓根螺钉植入和确定植入位置的最常用工具。与术中容积成像相结合的手术导航系统也经常用于脊柱手术中的各种操作，特别是椎弓根螺钉的植入。当前的手术导航系统通常包括连接到计算机的术中CT、红外摄像机追踪器、固定到棘突用于注册和追踪患者的参考架等。

与徒手植钉的操作相比，目前市售的导航系统在腰骶部椎弓根螺钉植入方面表现出明显的优势。而在胸椎中，由于胸椎自身的形态学特征，如椎弓根尺寸较小等，椎弓根螺钉的放置精度要求更高，因为胸椎椎弓根的外侧或者内侧皮质缺损可能导致严重的并发症。于复合手术室（H-OR）内进行导航引导下的手术操作，在心胸外科和神经外科已经普遍开展。在H-OR中，手术台与具有2D/3D成像的C臂以及基于X线引导的工具相互连接。在H-OR手术导航平台加入光学摄像头之后，可以提供增强现实视野，供导航使用。本节将介绍一种在复合手术室应用的术中增强现实导航系统的相关研究。

1. 研究目的

评估使用增强现实手术导航系统（ARSN）进行胸椎椎弓根螺钉植入的可行性和准确性。

2. 研究方法

使用4个无脊柱手术史的人类尸体，在尸体背部中线切开并将肌肉向两侧牵开，完全暴露棘突和双侧横突尖端。在单侧通过ARSN引导下打入直径3.5 mm或4.5 mm的椎弓根螺钉，在对侧徒手打入相应直径的椎弓根螺钉。

在配备有C臂的复合手术室内进行增强现实手术导航系统的实现，在C臂平板探测器的框架中安装有4个高分辨率光学摄像头，并指向C臂的中心位置。

在完全暴露整个胸椎之后，将8~10个无菌的平坦圆形标记物随机放置在手术部位周围的皮肤上。标记物经过特殊设计，用于导航系统的动态追踪。摄像机的视野中至少要有5个标记。为了补偿运动产生的偏差，使用互连标记产生的网格模型实现对患者的追踪（图5-42）。

通过CT扫描的三维成像对三个脊柱节段进行重建，并将二维正交图像与3D重建图像输出到工作站上，以便在工作站上规划椎弓根螺钉植入路径。在螺钉植入过程中，C臂自动旋转，使其中一个光学摄像头与螺钉植入的规划路径完全对齐，其他三个摄像头提供用于设备校准的成角视图。螺钉的规划路径叠加覆盖在光学摄像头获取的图像上，并以正交图像和三维重建图像实时显示所追踪器械的位置。光学摄像头获取的数据与术中CT获取的数据是自动注册的，无须人工操作干预。通过光学摄像头的叠加图像向操作者提供实时反馈。术中没有使用X线透视（图5-43）。

对于徒手椎弓根植钉操作，使用椎体后部的解剖学标志来识别进针点，锥子穿透皮质骨后，使用探针向前推进，形成螺钉植入的路径。

植钉操作完成后，进行术后CT扫描，并将所有数据转入PACS系统。由两名独立的神经外科医生和两名放射科医生根据Gertzbein分级评估螺钉植入位置：0级（椎弓根壁无穿透）；1级（椎弓根内壁穿透0~2 mm）；2级（椎弓根壁穿透2~4 mm）；3级（椎弓根壁穿透4 mm以上，较为严重的位移）。

为评估引起椎弓根壁穿透的潜在因素，对每个椎弓根的轴向和矢状位的宽度与角度进行测量，以及在规划系统中每个椎体的轴向和矢状位的旋转角度。

在统计上，使用95%置信区间（95%CI）计算评判间一致性（IA）的双向组内相关系数，以评估4个评估者在评定螺钉位置精度方面的绝对一致性。IA低于0.40为较差的一致性，IA介于0.40~0.59之间为一般的一致性，IA介于0.60~0.74之间为良好的一致性，IA高于0.75为

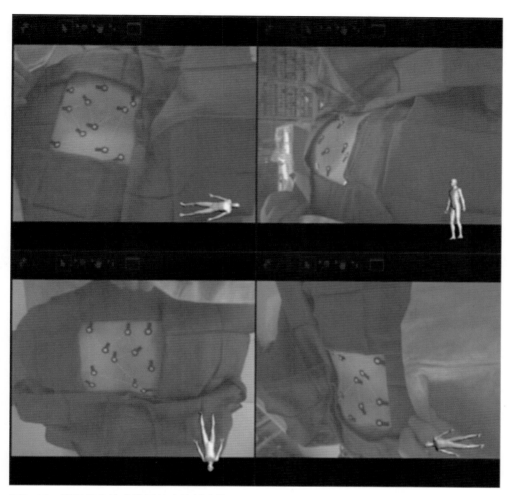

图5-42　增强现实技术放置的皮肤标志物

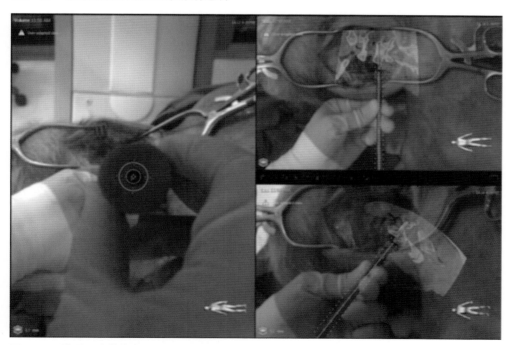

图5-43　增强现实技术辅助椎弓根螺钉植入
A.注册方案。B.打孔引导

优异的一致性。对于连续变量采用均值和标准差来表示，对于顺序和分类变量则使用频率、比率或百分比来表示。每个椎弓根的中位等级被认为是进一步数据分析的共识等级。单尾Wilcoxon符号秩检验用于比较两组的准确性，Fisher精确检验用于名义变量比较。计算95% CI的相对风险（RRs）。使用单尾序数Spearman相关（ρ）来确定哪些形态因素与椎弓根壁穿透相关。所有统计学分析采用Matlab R2015a（Mathworks，Natick，MA）进行。P值小于0.05被认为差异有统计学意义。

3. 研究结果

通过统计计算，IA为0.78（95%CI：0.70~0.84），表明具有优异的一致性。ARSN的0级螺钉置植率比徒手的大约提高了71%，两种方法的1级和2级螺钉植入率在统计学上较为接近，而ARSN的3级螺钉植入率明显低于徒手。ARSN组（85%，40/47）的准确率显著高于徒手组（64%，30/47），RR = 1.33（95%CI：1.04~1.71）。在每个节段的数据配对分析表明，ARSN组比徒手组具有更高的精确度（P=0.0008）。与ARSN相比，有23个椎体在徒手操作时出现更为严重的椎弓根壁穿破。两种操作中各有2枚螺钉出现内侧移位（ARSN组T5和T12，徒手组T4和T11）（表5-1~表5-4）。

4.研究结论

在配备有集成光学摄像头的增强现实导航系统的复合手术室内，未经专门训练的手术医生可以在ARSN的引导下进行椎弓根螺钉植钉操作，其植钉精确性可以达到85%。在椎体复杂程度相同的情况下，ARSN引导的椎弓根植钉比徒手操作准确性高33%（85% vs 64%，P<0.05）。且在围手术期无须透视检查。

（二）基于增强现实技术的椎体成形术

近年来，微创手术技术在脊柱外科中已经得到普遍应用，尤其是各类经皮入路的术式也明显增加。应用于骨质疏松性椎体压缩骨折的经皮椎体成形术是经皮经椎弓根入路的典型手术。该手术通常在X线透视的引导下进行，并被认为是相对比较容易且安全的，但是穿刺针放置的位置如果不够准确，仍然会导致神经血管损伤或者骨水泥的渗漏。基于CT的手术导航系统或者O臂成像可以提高穿刺针放置位置的准确性，然而使用这些辅助系统是非常耗时的且其成本也较高。增强现实技术可以将计算机生成的虚拟对象叠加在捕获的真实图像上，直观地向用户展示需要的信息，多项研究已经证实在手术操作中使用增强现实技术可以提升操作的精确性。本节将介绍在增强现实技术引导下的经皮椎体成形术的一项相关研究。

表5-1 增强现实导航系统引导下植钉和徒手植钉的精确度比较(Gertzbein分级)

	ARSN（共47枚螺钉）	徒手（共47枚螺钉）	相对风险 [CI]	P
0级	24（51%）	14（30%）	1.71[1.02-2.88]	0.029
1级	16（34%）	16（34%）	1.00[0.57-1.76]	0.586
2级	6（13%）	5（11%）	1.20[0.39-3.66]	0.5
3级	1（2%）	12（25%）	0.08[0.01-0.62]	0.001
精确性	40（85%）	30（64%）	1.33[1.04-1.71]	0.016

注：CI 表示置信区间

表5-2 增强现实导航系统引导下植钉和徒手植钉在相同复杂度椎体的植钉准确度分级

ARSN 徒手	0级	1级	2级	3级
0级	11	2	0	1
1级	6	7	3	0
2级	1	3	1	0
3级	6	4	2	0

注：P = 0.0008 表明使用 ARSN 时螺钉放置的准确性显著高于徒手操作

表5-3　脊柱每个节段的椎弓根穿破等级和方向

脊柱节段	ARSN	徒手
T1	1级 (x1)	1级 (x1)
	2级 – 侧面 (x1)	3级 – 侧面 (x2)
T2	1级 (x2)	1级 (x1)
		3级 – 侧面 (x2)
T3	1级 (x3)	1级 (x1)
		3级 – 侧面 (x3)
T4	2级 – 侧面 (x2)	1级 (x1)
		2级 – 侧面 (x1)
		3级 – 内侧 (x1)
		3级 – 侧面 (x1)
T5	1级 (x2)	1级 (x1)
	2级 – 侧面 (x1)	2级 – 侧面 (x2)
	2级 – 内侧 (x1)	
T6	1级 (x2)	1级 (x2)
		2级 – 侧面 (x1)
		3级 – 侧面 (x1)
T7	1级 (x1)	1级 (x3)
	2级 – 侧面 (x1)	
T8	1级 (x2)	1级 (x3)
		2级 – 侧面 (x1)
T9	1级 (x3)	1级 (x1)
T10	无	1级 (x1)
T11	无	1级 (x1)
		3级 – 内侧
T12	3级 – 内侧 (x1)	无

注：括号内的数字为尸体的数量

表5-4　椎弓根穿透与椎体形态学结构的相关因子 ρ 及 95%CI与P值

	ARSN ρ [CI], P	徒手 ρ [CI], P
椎弓根轴位宽度	-0.32 [-0.55~-0.05], 0.03	-0.47 [-0.67~-0.23], 0.001
椎弓根矢状宽度	-0.21 [-0.46~0.07], 0.16	-0.48 [-0.67~-0.23], 0.001
椎弓根轴位角度	0.14 [-0.15~0.39], 0.37	0.40 [0.14 – 0.61], 0.005
椎弓根矢状角度	-0.03 [-0.31~0.25], 0.83	0.34 [0.07 – 0.56], 0.02
椎弓根轴向旋转	0.22 [-0.06~0.47], 0.14	-0.23 [-0.48~0.05], 0.12
椎弓根矢状旋转	0.18 [-0.11~0.43], 0.24	0.51 [0.27 – 0.69], 0.001

1. 研究目的

使用脊柱凝胶幻影模型来验证基于增强现实技术的引导系统在经皮椎体成形术中应用的可行性。

2. 研究方法

使用三维CT扫描包括骨折椎体的邻近的3个节段，获取CT数据，通过图形工作站分析，得出理想的皮肤进针点和骨表面的进针点，将其路径生成为3D模型。通过高分辨率摄像头连接到头戴式显示器系统（HMD），HMD通过无线网络连接到图形处理工作站，在工作站上为外科医生提供实时影像显示，使用增强现实软件确定摄像头捕捉的图像方向以及计算生成相应的增强现实场景。使用ARToolKit软件库实现增强视觉效果。

使用透视检查确定骨折椎体的位置以及双侧椎弓根的轮廓，然后将虚拟量角器的标志卡片放置在皮肤上，两个椎弓根中心线将显示在HMD上，操作人员在无透视引导的情况下，将穿刺针沿HMD透射的椎弓根中心线插入，直到其尖端到达骨表面。通过X线透视确定针尖位置是否准确。如果位置相对准确，则将穿刺针进入椎体。在此操作过程中，穿刺针的方向必须与增强现实引导的方向平行。最终穿刺针到达的深度由X线透视确认（图5-44）。

使用两种不同的脊柱凝胶幻影模型来评

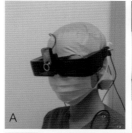
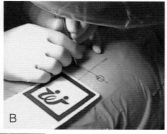
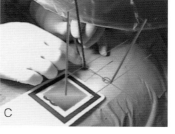

图5-44　增强现实引导椎体成形术
A.医生结合设备状态。B、C.操作过程

估AR引导的穿刺针插入的准确度。对于PVP手术来说，通常有两种不同的进针入路，标准入路是类似于胸椎椎弓根螺钉的经椎弓根入路，另一种入路则是从椎弓根的头侧部直接插入椎体，因此采用两种不同的模型来验证。两名操作人员分别在增强现实引导下和徒手下进行40次穿刺操作。操作完毕后使用CT扫描脊柱模型，通过术前规划的图像和术后CT扫描的图像的穿刺针路径来评估增强现实引导系统的准确性。插入角度（EIA）的误差定义为术前规划角度和实际插入角度之间的差值的绝对值。

3.研究结果

与徒手穿刺组相比，使用增强现实引导系统穿刺的两个模型的轴位EIA都有明显的改善。在模型A种，徒手组和增强现实引导穿刺组的轴位EIA分别为4.18°和0.96°，平均矢状位EIA为1.75°和0.47°。增强现实引导穿刺组的轴位和矢状位EIA都明显小于徒手穿刺组，且所有穿刺针都放置在2.5°圆形区域内。在模型B种，徒手穿刺组与增强现实引导组的平均轴位EIA分别为4.51°和0.96°，平均矢状位EIA分别为2.97°和1.09°，表明其结果与模型A的结果相似（表5-5）。

4.研究结论

通过脊柱模型的早期临床结果和实验的准确性已经证实，通过增强现实引导的PVP穿刺操作相对比较准确，增强现实系统可以将各类医疗信息整合到外科医生的视野中，可以成为新型综合医疗指导系统发展不可或缺的关键技术。

（三）基于混合现实技术的人工椎间盘置换术

人工颈椎间盘置换（ACDR）手术是医学领域中最具挑战性的外科手术之一。在美国，多年以来都是通过颈椎融合而不是使用人工椎间盘置换术来解决颈椎疾病问题。对于医生和手术器械开发人员来说，了解如何成功放置全新的人工椎间盘系统至关重要。如果无法正确理解操作程序，可能会损伤椎体。在整个手术过程中，需要仔细研究专门为椎间盘置换手术设计的全新仪器及其引起的椎体压缩和减压等操作。此外，也必须很好地理解椎体上的关键位置的应力状况。ACDR手术主要包括三个步骤：去除椎间盘，充分减压神经，将人工椎间盘放置到准备好的椎间盘空间中。本节将介绍在减压过程中应用混合现实技术模拟减压操作的程序。

表5-5 椎弓根穿透与椎体形态学结构的相关因子 ρ 及95%CI与P值

模型	轴位（°）		矢状位（°）	
	徒手	AR引导	徒手	AR引导
模型 A				
操作者 1	4.10 ± 2.05	1.05 ± 0.84*	1.87 ± 1.47	0.41 ± 0.42
操作者 2	4.25 ± 3.24	0.86 ± 0.42*	1.62 ± 1.17	0.52 ± 0.46
总计	4.18 ± 2.64	0.96 ± 0.65	1.75 ± 1.30	0.47 ± 0.43 §
模型 B				
操作者 1	4.02 ± 2.88	1.22 ± 0.58*	3.27 ± 2.10	1.16 ± 0.92
操作者 2	4.99 ± 2.14	0.70 ± 0.49*	2.67 ± 2.50	1.01 ± 0.65
总计	4.51 ± 2.52	0.96 ± 0.59	2.97 ± 2.27	1.09 ± 0.78

注：两组的EIA（徒手与AR引导；n = 10），两名操作员均使用Tukey测试进行分析。* $P<0.01$; $P<0.05$; 用Student t检验分析两组的EIA（徒手与AR引导；n = 20）$P<0.01$; § $P<0.05$;

要创建MR系统，动作捕捉和跟踪是用户输入和交互耦合的关键步骤。我们使用VICON系统开发了MR模拟器，为用户提供"超视觉"和"超感应"功能。VICON是一种主动光学运动跟踪系统，可以让我们实时跟踪手术工具和塑料脊柱模型的运动。跟踪系统由一组设备组成，这些设备用来确定真实世界的物体的位置和方向。有两种类型的跟踪系统，主动或被动跟踪系统。主动跟踪系统是最常用的系统。在这些系统中，传感器直接连接到要跟踪的物体上。VICON也是一种主动跟踪系统，通过附加的反射标记跟踪物体。目标是准确地将手术器械和塑料脊柱模型的运动映射到图形场景。MR设置包括5个VICON摄像机，一个立体双目显示器，用于处理双目显示的显微外科手术显微镜手柄，相应的手术器械，一个VICON Mx网络控制台，两个可视工作站用于立体双目图形渲染，以及连接VICON Mx网络控制台的四核PC工作站。每个VICON摄像机通过VICON Mx网络控制台连接到PC工作站。两个工作站也相互连接。NVIS Virtual Binocular SXTM是一款手持式，可调节，交互式，身临其境的显示系统，具有24位1280×1024分辨率的微显示器。Virtual Binocular SX安装在显微镜臂上，并由VICON跟踪（图5-45）。

将VICON摄像机小心地放置在笼子上，以最大化所有摄像机的所有视角，使每个摄像机看到观察范围中的物体。这反过来又提供了更好的校准和跟踪能力。固定架还帮助我们在每个摄像机上获得大致相同的振动幅度和频率，

从而提高了校准质量。ACDR手术中使用的工具都安装上了发射标记，并且使用黑色橡胶降低器械的反射率。

在开发的MR模拟器中，在每个帧渲染之前从VICON实时引擎获取运动数据。VICON相机捕获手术工具和塑料模型的运动，并通过网络由VICON模块获取。VICON模块基本上建立了模拟器服务器（SGI Tezro）。跟踪对象的位置和旋转被传送到SGI Tezro内部的图形模块，以实时进行图形渲染。在绘制每个帧之前，VICON客户端对象从VICON实时服务器请求对象位置。跟踪帧速率为200 Hz，环路大约以30 Hz运行，满足我们的实时性能要求（每秒30帧）。收集的数据被送入相应的VICON 动态坐标系（DCS），该坐标系表示被追踪物体在空间中的坐标，VICON以指数映射计算以毫米为单位的对象位置和旋转。创建两个不同的通道（OpenGL Performer中定义的通道）用于立体双目显示；一个用于左眼，另一个用于右眼，距离偏移设置为两只眼睛之间的距离，每只眼睛都由相应的视频适配器管理。由于外科医生在整个真实手术中聚焦于手部，因此双眼显示器的景深与手部的景深相匹配。模拟使用SGI的OpenGL Performer图形库进行编码。所有3D模型都是使用MAYA 3D建模工具构建的。

由患者的真实CT扫描图像构建一次性使用的C4~C5模型，椎体的尺寸与真正的椎体相同。除椎体外，所有手术器械的3D模型都是用真实的器械构建的；因此，他们的规格完全相同。在锉刀的侧面放置标记，以最大限度地减少整体遮挡。在整个ACDR手术过程中C4~C5几乎没有运动，C4~C5模型在椭圆形盒子中完成注塑，提供物体固定和跟踪椎体的标记。在模拟中，使用VICON跟踪系统跟踪物理对象（例如颅骨、C4~C5椎体、手术器械、刮匙、锉刀等）并使用我们的渲染模块进行可视化。在模拟之前，模拟中的所有对象都应具有相应的描述文件，以完善注册流程。

该原型MR仿真系统使用实时视频捕获与光学运动跟踪相结合。该软件在SGI Tezro工作站上运行。C4~C5模型固定在模具中，让VICON跟踪它们。锉刀和双目显微镜是VICON跟踪的

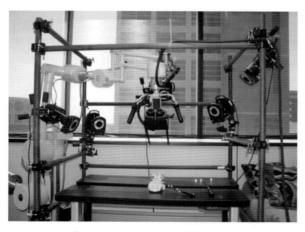

图5-45　混合现实技术模拟人工椎间盘置换术

其他物理对象。我们在3D场景中有相应的虚拟模型。锉刀与C4~C5相互作用时，VICON进行跟踪并生成相互作用的虚拟模型（图5-46）。

5位医生对这个模拟器进行了测试，发现MR模拟足以有效地学习颈椎间盘的解剖细节，并掌握ACDR手术和锉刀操作的基本知识。其益处总结如下。在当前状态下，MR ACDR模拟器能够：①使受训人员向实际患者操作的过渡更加容易；②通过提供施加的力反馈避免如伤害椎体终板和脊髓等不利事件；③通过提供重复实验的机会，提高医生的操作成功率；④在ACDR手术中展示可能罕见的和关键的情景；⑤允许学员犯错误，让他们得出自己的结论；⑥提高学员的操作准确性；⑦用于规划或对特定患者进行诊断；⑧制定标准化测试，以评估受训者对ACDR手术中锉磨程序的熟练程度。

这项研究有助于培训外科医生进行ACDR手术，这也将为外科医生提供ACDR的培训环境，以期最终减少人为错误。

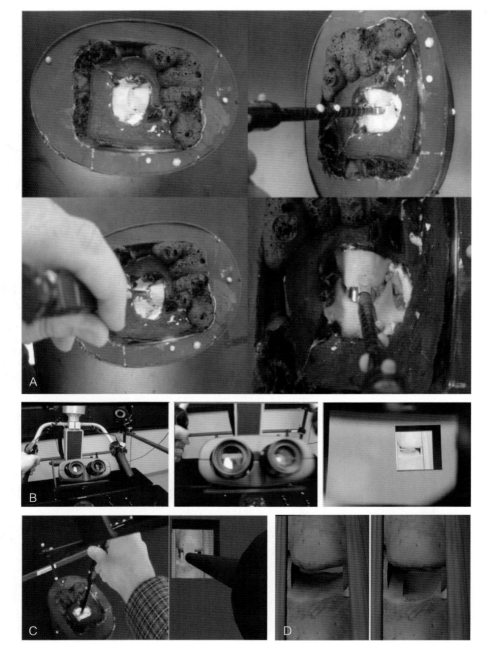

图5-46 混合现实技术模拟人工椎间盘置换术过程及图像
A. 观察的流程。B. 观察镜及镜下内容。C. 操作杆及混合现实显示。D. 结果对比

第六章　有限元分析及脊柱外科其他数字化技术

第一节　脊柱外科三维有限元力学仿真建模概述

骨科三维有限元模型是有限元数值计算与计算机仿真技术相结合、针对临床骨科对象建立的生物力学实验模型，是骨科生物力学研究的重要手段之一。骨科生物力学是应用生物力学的方法来解决骨科遇到的问题，将数学、物理学和工程学的原理和手段应用于临床骨科对象，形成了脊柱生物力学、关节及人工关节生物力学、运动和康复医学、组织工程研究等方向。

标本实验是传统的骨科生物力学研究方法，针对不同临床问题构建不同的人体骨骼与关节标本模型；通过材料力学试验机或其他加载设备驱动标本模型模拟人体活动，然后通过二维或三维影像、传感器等手段对模型的结构稳定性、材料强度、力传导等指标进行观测和分析。由于实验手段本身存在的局限性和破坏性，标本实验主要是检测标本外部的结构和力学变化，很难多方面检测标本的生物力学指标，从而多角度地解释标本内部的生物力学机制。

已有研究表明，用有限元方法建立的模型不仅能较好地模拟复杂的力学系统，而且更重要的是可获得全域性的信息。因此，对临床研究来讲，有限元模型是对人体体外尸体实验模型很有价值的补充，而且可在持续性研究中重复及改变任何质量与定量变化，同时提供了局部以及内部的反应机制。

骨科三维有限元模型仿真离不开人体骨骼、关节、骨科器械和人工假体的实体模型三维重建，需要建立结构、外形和力学性能参数接近人体实际、能模仿骨与关节承力

和运动的有限元模型，并通过参照标本实验或其他已经公认的研究结论对之进行有效性验证。从研究者的角度来说，建立有效的有限元模型占整个有限元仿真分析工作量的70%～80%，是开展有限元仿真分析的基础，也关系到后续相关研究的可行性和计算分析结果的可靠性。

建立有效的有限元模型后，有限元仿真分析最大的优势在于可以反映模型内部的应力／应变变化情况，对结构、形状、载荷和材料力学性能较复杂的结构体进行应力／应变分析，而且通过重复模拟实验或改变部分模型参数，可在持续性研究中反映变化后的力学情况，极大地降低了实验成本，并且提高了不同参数模型组间的可比性，将模型变化更多地集中在变化的模型参数上，这是采用一定样本量进行统计分析的标本实验方法难以做到的。目前，有限元模型仿真已广泛用于骨科生物力学的临床应用和学术研究，如假体植入、骨折评估、软组织损伤和骨组织重建。

一、有限元建模的基本流程

一般来讲，有限元建模的基本流程包括4个主要步骤：①获取模型对象二维或三维的空间结构坐标；②有限元几何结构模型三维重建；③对模型进行网格划分、材质赋予和确定力学边界条件；④对模型进行初步分析并验证其有效性。以下从这4个方面对有限元建模的基本过程做一简单介绍。

（一）获取模型对象的空间结构坐标

骨科生物力学有限元仿真的对象是人体骨骼和关节，也涉及人工假体等相关骨科器械，建立外形逼真的模型有助于提高有限元模型分析的仿真度。按照骨科有限元仿真分析的历史，主要的方法有以下3种。

1. 实体几何结构测量

通过对人体骨性结构或骨科器械等模型对象的解剖学大体测量。这种方法简单易行，早期的有限元模型很多是基于此种大体测量或参照解剖图谱的方法，但是对于空间结构变化复杂的对象来说，简化过多，影响重建模型的结构逼真度和后续力学分析的可靠性。

2. 表面三维坐标测量

通过接触式表面三维坐标仪或非接触式激光三维扫描等设备，逐一拾取重建模型对象的表面位置点的三维空间坐标信息。这种方法能够做到无损测量，精度较高，但是不适于接触仪无法触及或激光无法扫描的结构部位。

3. 医学影像重建

通过螺旋CT、核磁共振成像(MRI)等医学影像设备对模型对象进行逐层扫描，或者直接通过模型对象的标本解剖断面图像获取二维断面影像数据。只要成像条件许可，这种方法不受模型对象的复杂结构的限制，对于表面和内部结构均可使用，且精度较高，目前已成为骨科有限元仿真建模的主要方法。

（二）有限元几何结构模型的三维重建

目前，用于有限元模型三维重建的常见软件有AutoCAD、Pro／E、UG和Solidwork等计算机辅助设计(computer—aided design，CAD)软件。此类软件长期应用于工程和工业领域，拥有庞大的三维模型建模工具包，对于建立骨科器械和人工假体尤其有效。

随着医学影像技术的迅速发展，相继出现了一系列的医学影像三维重建软件，它们和医学影像数据直接兼容，并能快速完成三维模型重建。这一类软件早期包括3D—Doctor、Maya和Matlab，后来随着三维重建在医学有限元仿真中的应用推广，逐渐有了更加专业的Mimics软件(Materialise公司，比利时)、Simpleware软件(Simpleware公司，英国)等。它们直接与临床CT或MRI数据对接，具有方便、快捷、数据丢失量小等优点。

常规的建模方法基本是按照几何结构的点–线–面–体的顺序逐步建立三维立体模型，一般称之为顺向建模。与之相对应的是逆向建模，其直接获取结构的三维空间模型。逆向工程软件在有限元模型三维重建中也起着重要的作用，如上述表面三维坐标测量中获取的坐标信息就是通过逆向工程软件直接生成三维模型。

（三）有限元分析模型的建立

建立有限元分析模型是指在有限元几何模型的基础上，对模型进行单元网格划分、赋予合适的材料性能参数，并确定模型的力学约束和加载边界条件，从而为计算分析做准备。

1. 有限单元网格划分

有限元仿真建模最终需要获得有限单元网格模型，以建立数值计算矩阵方程。获取了模型对象的二维或三维结构信息后，可在有限元软件前处理模块中直接逐个构建有限单元并形成整体网格模型。这种方法最早由Keyak等提出，一直被应用。其虽然直接、简单，避免了有限元模型几何建模和后续网格划分过程，但是随着有限元仿真技术的发展，模型坐标信息量日见庞大，结构也日趋复杂。直接建模法费时费力，目前已逐渐被淘汰，取而代之的是间接建模法。间接建模法又称为自动网格生成法(automatic mesh generation，AMG)或CAD辅助法，需要先重新建立模型对象的三维实体几何模型，然后再行单元自动网格划分，形成有限元模型，非常适合空间结构复杂的实体模型。有限单元网格划分是建立有限元仿真模型的关键，合适的单元质量和数量将关系着后续计算仿真的可行性。正确的网格划分既可保证模型计算的收敛性和稳定性，也能控制计算的规模和时间。网格划分过程一般是在有限元软件中完成，目前常用的Ansys、MSC—software、Abaqus、Adams等公司的软件产品中都包含这一前处理功能，另外也有专业软件，如Hypermesh等。

网格划分的可行性与前面建立的有限元几何模型直接相关。当几何模型中出现窄边、狭缝或其他不当的几何拓扑结构时会产生质量较差的单元，或者无法进行网格划分，其中较差的网格单元会对后续模型计算分析的收敛性构成威胁。因此，在有限元建模过程中经常会出现因网格划分困难而需重新返回修改模型，特别是选择完全自适应网格划分情况。除了提供合理的几何模型外，加大网格划分精度也是保证单元网格计算收敛性的手段之一。但是这种处理方法会以几何级数的方式增加有限元模型单元和结点的数量，从而增加后续的计算分析时长。因此，在保证模型计算收敛的前提下，也要注意控制单元和结点的数量，以便节约计算时间和计算机资源。

在骨科有限元模型中，许多人体结构如韧带、关节软骨、终板等是在已经完成的骨性结构网格模型的基础上完成的，例如韧带结构是通过添加杆单元(或称缆绳单元)来模拟，关节软骨或皮质骨是通过在骨性结构表面添加壳单元生成，终板或皮质骨也可通过对既定实体单元材料性能的改变来完成，关节模型中不同关节软骨面间则是通过定义接触单元来实现合理的接触非线性。

2.单元材料性质赋予

人体组织的生物力学材料呈现多样性，皮质骨、松质骨、关节软骨、终板、椎间盘纤维、髓核、各类韧带等的材料力学参数是迥然不同的，即便是同一块骨上的骨质，不同部位之间的骨密度也存在明显差异，这表明它们的力学材料性能是不同的，生物材料力学测试的结果也证明了这一点，骨质疏松患者就是典型的例子。

另外，与常规工程材料显著不同的是人体组织的生物力学材料性能多表现为非线性特性，在已经经过材料性能测试的人体运动系统组织中，除了经典的弹性性能外还经常表现为塑性、黏弹性、超弹性等非线性性能。

因此，选择适当的材料性能参数设置也是建立有限元分析模型的关键之一，同时也是有限元模型计算分析结果真实性与可靠性的保证。

3.约束和加载边界条件

正确地约束和加载边界条件也是保证有限元仿真分析的要素之一。骨骼、关节的承载和运动离不开周围肌肉等相关组织的支持与配合，由于建模的复杂性往往无法建立完整的有限元结构模型，骨科有限元模型建立的往往是人体局部的骨骼关节模型。在此种情况下，模型中缺损结构的力学作用就需要通过力学约束和加载边界条件来实现，尽量真实地在有限元分析模型中体现骨骼、关节周围肌肉的作用，特别是在动态分析过程中，准确地模拟变化的肌肉力和体质量等载荷力是有限元分析成败的关键。

（四）模型的初步分析和有效性验证

作为有限元建模的最后一个必要步骤，模型的有效性是对前面三个步骤所完成工作的总结和验证，可以体现模型仿真程度的高低。只有建立了有效的有限元模型，后续的基于计算机仿真的实验研究结果才具有可靠性和可信度。

一般情况下，标本实验结果是骨科生物力学实验研究的金标准。有限元模型的有效性是通过与标本实验结果对比来完成验证的，如Panjabi等和Nolte等的经典生物力学标本实验结论；标本实验适于获取模型的宏观力学指标。因此，常用的生物力学对比指标包括实验模型的空间三维活动度、结构刚度、力学强度及三点弯、四点弯等试验结果。当然，与文献中已经报道的有限元模型仿真数据进行对比也是重要的有效性验证手段之一，而且随着有限元技术的发展和相关文献的增加，这一方法也逐渐被更多地采用。

通过与标本实验在宏观生物力学实验指标上的对比，有限元模型的表观有效性得到了验证，在一定程度上可以保证在没有继续对比的情况下，模型后续的微观生物力学研究结果具有可信度。因此，有限元仿真实验是常规标本实验方法的一个很好的补充和深化，可以观察测量传统标本生物力学实验无法获取的实验指标。对比的范围和角度越广，表观有效性验证得越充分，后续的仿真研究结论就越可靠。

第二节　脊柱外科三维有限元力学仿真实际应用举例

一、不同材料属性分配梯度对椎体有限元模型力学性能的影响

（一）研究目的

研究以灰度值为基础的不同材料属性分配梯度对椎体有限元模型力学性能的影响。

（二）研究方法

1. 有限元模型的建立

采集1位正常男性志愿者（年龄35岁，身高175 cm，体重65 kg，既往无腰椎病相关病史）CT数据。采用64排螺旋CT对T12~L5节段以0.5 mm为间隔，沿轴向进行连续断层扫描，所得图像数据以dicom格式保存。

将CT数据导入到MIMICS10.0中，对每节椎骨通过区域划分、空洞填充、区域增长等操作提取图像的大体三维轮廓，模拟出该椎骨特征性的三维模型，并储存为stl格式文件备用。

把各椎骨stl 格式文件分别导入逆向工程软件Geomagic studio11中，通过松弛、光滑、网格医生等处理得到较好的三维模型，再通过stl文件导回MIMICS中，使用Remesh工具对模型的三角面片进行加工处理，得到较好的面网格模型，以lis格式文件导入有限元分析软件ANSYS中，使用FVMESH的方法进行体网格划分。存储为prep7 nodes elements 3个文件，备用。

将存储的prep7 nodes elements文件导入MIMICS软件中，根据CT灰度值分布通过限定材料分配梯度进行材料属性的赋予。本实验对每节椎骨按照2、4、8、10、50、100、200、400种8种梯度分别赋值，赋值公式来自MIMICS中提供的经验公式：

Density=47+1.122×Grayvalue

E-Modulus= −172+1.92×Density

泊松比=0.3

以上公式在划分2种材料属性时偏差较大，故本实验采用校正数值定义二分法时的材料属性，取灰度值1686 GV（相应HU=662）以上定义为皮质骨，相应的弹性模量为15GPa，泊松比为0.3；取灰度值1686 GV以下定义为松质骨，相应的弹性模量为1.1 GPa，泊松比为0.3，材料属性分配后的模型以二分法和十分法为例（图6-1）。

最后把赋值后的椎骨有限元模型以lis、nodes、elements3种文件导入ANSYS中进行分析。

2. 有限元分析

对各节段椎骨分别加载，具体加载条件为：①在各椎体上表面沿垂直向下方向施加压缩载荷600 N；②各椎体下表面固定，自由度为0。主要的观察指标：在每节椎体选取4条路径：路径1，椎体中点连线；路径2，沿椎体中央水平面外围；路径3，椎体前后方中点的连线；路径4，椎体中央面左右两侧的连线。求解出2、4、8、10、50、100、200、400种材料属性在4条路径上的应力情况，并加以比较。

（三）研究结果

在不同的材料属性分配情况下对6节椎体按照所选取的4条路径，分别导出相应的Von-Mises应力。对同一椎体相同路径下8种不同材料属性的应力情况加以比较（以L2的4条路径为例），如图6-2所示。使用SPSS软件对8种分配梯度下的Von-Mises应力情况进行重复测量方差分析，结果显示2、4、400这3个分配梯度与其他分配梯度相比，应力情况存在显著性差异（$P < 0.05$）。观察图6-2可以看出，8、10、50、100、200这5个分配梯度的应力曲线相对集中，而其他3条（2、4、400梯度曲线）较离散，特别是未经校正的400分法，其变异情况十分明显。综上所述，2、4、400梯度模型与其他梯度模型结果相比偏差较大，8、10、50、100、200梯度之间计算结果偏差不大（图6-2）。

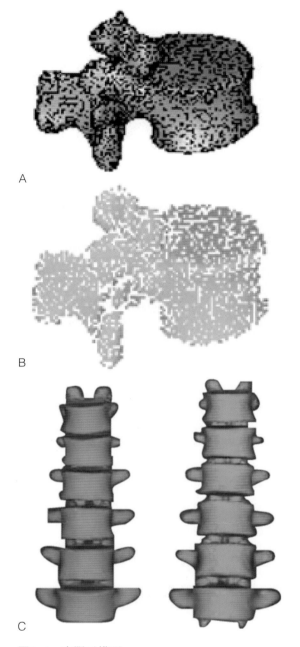

图6-1 有限元模型
A.面网格。B.体网格。C.二分法。D.十分法

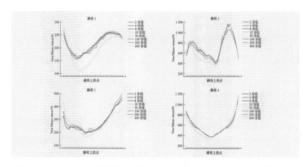

图6-2 不同材料属性划分方法下Von Mises应力的多重复合线图比较

（四）研究结论

有限元模型材料属性划分不宜过多或过少，10份左右的划分梯度既可以保证运算结果的精确性，也相对可以提高运算速度，尤其适用于临床个性化快速有限元建模。

二、应用Mimics软件辅助重建人体胸廓三维有限元模型的研究

（一）研究目的

建立人体胸廓三维有限元模型，为研究人体胸外按压的临床效果与机制提供生物力学仿真基础。

（二）研究方法

用美国GE公司生产的NX/i型双排螺旋CT对受试者的胸部进行扫描，受试者呈仰卧位，从第1胸椎上缘至第12胸椎（第12肋骨下缘）进行连续螺旋扫描，层厚1.0 mm，扫描时间36.53 s。选择骨组织窗观察断层和重建时的胸廓骨骼，窗位为396 Hu，窗宽为1536 Hu。将断层影像输入到Mimics 10.1软件（Materialise公司，比利时），建立脊柱、胸骨和肋骨的骨性胸廓3D模型，并在软件的有限元分析（FEA）模块中对模型进行表面网格划分。通过接口将网格模型导入有限元分析软件Ansys 9.0，进一步对胸廓的表面网格模型进行体网格划分，保存胸廓体网格模型文件并返回导入Mimics 10.1。在Mimics 10.1的FEA模块中，对三维胸廓体网格模型的各单元进行材质分配。本研究将模型中各种材料和组织考虑为各向同性的线弹性材料，根据CT灰度将胸廓模型从骨皮质到髓核区分为6种材料性质（表6-1）。材质分配完成后的体网格模型再次返回导入Ansys 9.0。至此得出完整的人体胸廓有限元网格模型。

（三）研究结果

获取了精确的人体胸廓螺旋CT扫描断层影像和影像数据，并利用Mimics 10.1软件重建了人体胸廓3D模型。建立的人体胸廓的三维有限元模型共1 158 085个节点、736 022个单元，完

表6-1 胸廓各部分力学参数和有限元网格

材料类型	弹性模量（pa）	泊松比	单元数（个）	结点数（个）
皮质骨1	1.0×1010	0.3	500	2 595
皮质骨2	8.0×109	0.3	10 687	39 804
松质骨1	1.0×109	0.25	61 174	177 333
松质骨2	2.0×108	0.25	130 687	305 253
肋软骨1	5.0×107	0.3	63 193	161 288
肋软骨2（含髓核区）	2.5×107	0.3	3 474	12 222

整重现了人体胸廓的复杂形态，得到了包括锁骨、肋骨、脊柱等结构在内的鲜明、直观、整体的印象（图6-3）。

（四）研究结论

用Mimics软件辅助建立的人体胸廓三维有限元模型具有较高的真实性和精确度，能够满足人体胸廓生物力学分析的需要，为下一步人体胸廓有限元模型的分析提供了基础。

三、颈前路蝶型钢板的有限元法分析

（一）研究目的

分析颈前路蝶形钢板的应力应变分布情况，并预测疲劳实验后易断裂部位。

（二）研究方法

1. 颈前蝶形钢板几何模型重建

颈前蝶形钢板的实际几何尺寸如图6-4~图6-6所示。

在建立有限元模型时，利用有限元软件ANSYS5.3前处理器的强大建模功能。建立后的有限元实体模型如图6-5A所示。

为了加载的方便，在钢板的四个钉孔处加上四个基座。钉孔外的基座部分呈六面体，便于在不同方向加载不同大小的力或力矩。修改后的钢板模型见图6-5B。

2. 有限元模型的网格划分

利用ANSYS5.3的自动划分网格功能，采用solid92单元。然后赋予单元材料特性：弹性模量E=1.13e10N/m2；泊松比=0.15。此模型一共划分为16026个单元，钢板部分网格较基座部分细致（图6-6）。

3. 约束、加载和求解

网格划分好后，模拟疲劳试验的加载方式，加载方式如图6-7中疲劳试验所示。

当模型约束好后，进入ANSYS的求解器，对建立好的模型进行约束、加载并求解，来模拟在MTS试验机上进行疲劳试验的物件在加载条件下的结构应力应变变化。

4. 求解结果的后处理

在图6-8中，不同颜色代表不同的应力应变值，图的右边给出了一个定标值，利用此值可以大概了解其值大小。

由此两幅图可见，自4个钉孔延至钢板边缘处和钢板中央的4个角处的应力应变值皆比周围处要大，是应力应变集中的地方（图6-9）。

5. 钢板的疲劳测试

在MTS-858（MTS Systems Corporation，Minneapolis，MN）材料试验机上，按ASTM标准（F1717-96），对MAPI进行材料疲劳测试。

将钢板上下两端分别固定于聚甲基丙烯酸甲酯块上，制成一类似椎体摘除的模型。将此模型直立MTS-858材料试验机上，载荷方式为100 N压缩载荷、频率1 Hz，设定1 000 000次，载荷比=10。每2 000次循环记录一次参数，包括振幅、载荷等变化，得到动态刚度。钢板或者螺钉断裂时中止试验，记录下加载次数、断裂部位。如果在疲劳试验完成后没有出现断裂情况，观察钢板及螺钉的松动情况。

（三）研究结果

在进行了5 000 000次载荷后，两套钢板于钢板3个钉孔外侧出现裂缝，并于钉孔平面断裂，螺钉与钢板结合处可见松动，螺钉无断裂及裂缝。有限元分析结果显示钉孔周围较大的

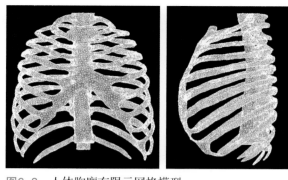

图6-3　人体胸廓有限元网格模型

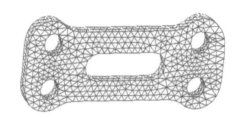

图6-6　有限元实体模型网格划分

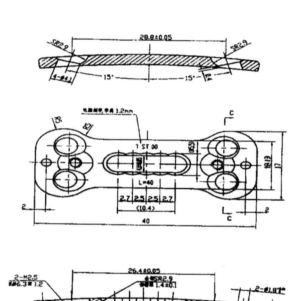

图6-4　颈前路钢板的实际几何尺寸

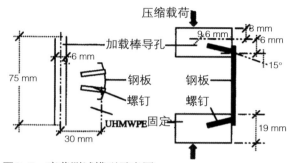

图6-7　疲劳测试模型示意图

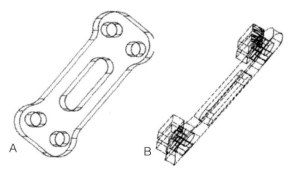

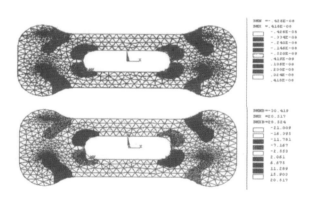

图6-8　节点在XY平面的剪切应力/应变

图6-5　有限元实体模型（带基座）

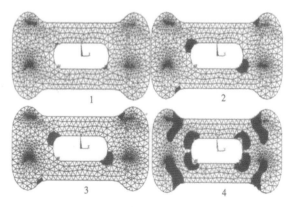

图6-9　剪切方向应力/应变的分阶段变化图（XY平面方向）

183

应力分布区面积较大，在钉孔平面贯穿整个钢板横径至外缘。这一结果与疲劳试验时在此处出现裂缝并断裂是吻合的，说明建立的有限元模型是可靠的。同时可以看到，在钉孔两端也有较大的应力分布。另外，通过对加载过程的分阶段模拟可以看出，应力应变集中先是出现在钢板外缘，随着载荷加大，此区域逐渐向钉孔内缘延伸，这一过程中钢板外缘区域应力应变始终保持集中状态。

（四）研究结论

钢板疲劳试验和有限元分析结果一致，钢板钉孔附近应力集中，是钢板材料最薄弱处，最易发生断裂。

四、一种新型寰枢前路锁定钢板系统的力学稳定性

（一）研究目的

分析一种新型寰枢前路锁定钢板系统的力学稳定性，为临床上颈椎内固定提供生物力学理论基础。

（二）研究方法

1. 寰枢前路锁定钢板模型重建

在Freeform软件中设计寰枢前路锁定钢板系统，其包括钛板、螺钉、寰枢复位器和其他手术工具（图6-10）。钢板由医用钛合金组成，厚度为2 mm，在钢板的偏上部有两个椭圆形的锁定螺钉孔，用于螺钉固定寰椎；在钢板的偏下部有两个圆形的锁定螺钉孔，用于螺钉固定枢椎体；在钢板的中部有一个圆形的孔，用于术中复位。

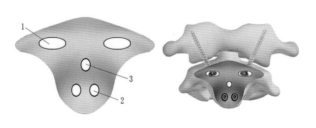

图6-10 寰枢前路锁定钢板系统

2. 上颈椎有限元模型的建立

采集1位正常男性志愿者（年龄21岁，身高171cm，体重61 kg，排除先天性的颈椎畸形或者损伤）CT数据。采用64排螺旋CT对枕骨到C3节段以1mm为间隔，沿轴向进行连续断层扫描，收集所得图像数据，并以dicom格式保存。然后导入Mimics13.0（Materialise，Leuven，Belgium）重建枕骨到C3节段颈椎的三维几何模型。最后将模型导入到Freeform Plus软件（Geomagic Sensable group，Wilmington，MA，USA）中进行打磨、填充、去噪等处理，形成接近人体正常颈椎的三维实体模型。

将以上实体几何模型导入到Ansys10.0软件（ANSYS，Inc. Canonsburg，PA，USA）中完成装配，进行网格划分和韧带重建（包括韧带起止点及横截面积），模型总共包含55 371个单元，86 050个节点，模型的材料属性见表6-2。其中骨性结构（包括面）和寰椎横韧带用八节点的四面体单元模拟，其余韧带用两节点的杆单元模拟。寰枢关节表面含有0.5 mm的关节软骨，其弹性模量和泊松比分别为10.4 MPa和0.4，关节之间的摩擦系数为0.1。螺钉与骨界面之间定义为绑定接触，因此试验中忽略了螺钉

表6-2 三维有限元模型各部分材料属性值

材料类型	弹性模量（MPa）	泊松比
骨组织		
皮质骨	12000	0.29
松质骨	450	0.29
终板	500	0.4
纤维环	3.4	0.4
髓核	1	0.49
韧带		
前纵韧带	30	0.3
后纵韧带	20	0.3
棘间韧带、黄韧带	10	0.3
关节囊韧带（C0 - C1）	1	0.3
关节囊韧带（C1 - C2）	10	0.3
翼状韧带	5	0.3
横韧带	20	0.3
齿突尖韧带	20	0.3
项韧带	20	0.3

与骨之间的微动。

C2椎体底部完全固定，在枕髁表面施加垂直向下的压力，大小为40 N，用来模拟头部的重力；约1.5 Nm的扭矩从不同方向施加在模型上来模拟前屈、后伸、侧弯、旋转几种工况，然后计算寰枢关节的活动度，并与体外生物力学实验进行对比，结果如表6-3所示。

3. 建立两种不同内固定物的有限元模型

通过去除颈椎的横韧带来建立不稳定的寰枢椎有限元模型。将划分好网格的寰枢前路锁定钢板系统固定于不稳定的寰枢椎有限元模型上（图6-11），医用钛板的弹性模量和泊松比分别为110 000 MPa和0.30；然后去除钢板，用简单的前路螺钉固定不稳定的寰枢椎，分别建立两种不同固定方式的有限元模型。

4. 设置边界和载荷条件

枢椎体下缘各节点自由度为0，在枕髁表面施加垂直向下的压力，大小为40 N，用来模拟头部的重力；约1.5 Nm的扭矩从不同方向施加在模型上来模拟前屈、后伸、侧弯、旋转几种工况。

5. 有限元分析

使用ANSYS 10.0后处理器，比较和分析两种不同固定方式下螺钉的位移和螺钉与骨界面的应力变化情况，其中螺钉的最大位移还包括屈伸的最大角度。在有限元分析过程中，螺钉简化处理，用圆柱体来模拟；螺钉与周围骨质及螺钉与钢板之间采用绑定接触，忽略它们之间产生的微动。

（三）研究结果

不同载荷工况、不同固定方式下，螺钉的最大位移如图6-12所示。

螺钉的最大位移值主要位于螺钉尾部，与

表6-3　三维有限元模型各部分活动度比较

	Panjabi et al		Nomal model		Unstable model	
	C0~C1	C1~C2	C0~C1	C1~C2	C0~C1	C1~C2
Moment（Nm）	1.5		1.5		1.5	
Flexion	3.5 ± 0.6	11.5 ± 2.0	3.1	11.7	6.7	14.2
Extension	21.9 ± 1.9	10.9 ± 1.1	20.5	9.5	21.2	12.7
Later bending	5.6 ± 0.7	4.0 ± 0.8	5.1	4.1	6.1	6.2
Axial rotation	7.9 ± 0.6	38.7 ± 1.7	7.6	38.7	9.5	45.1

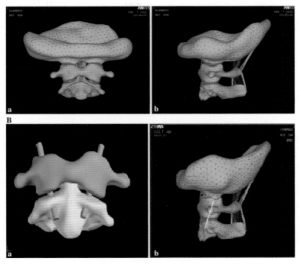

图6-11　寰枢前路锁定钢板有限元模型

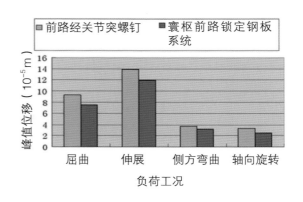

图6-12　两种内固定物的最大位移值比较

普通螺钉固定组相比寰枢前路锁定钢板系统组的螺钉具有更小的位移。与普通螺钉固定组相比，寰枢前路锁定钢板系统组的螺钉具有更小的应力。在寰枢前路锁定钢板系统组中，应力主要集中在螺钉穿寰枢关节处以及螺孔处，固定枢椎的两枚螺钉与钢板连接处应力相对较小，不存在显著的应力集中现象（图6-13）。与普通螺钉固定组相比，寰枢前路锁定钢板系统组中的螺钉-骨界面最大mises应力较小。

（四）研究结论

寰枢前路锁定钢板系统不仅能够提供内固定的稳定性，而且能降低螺钉以及螺钉-骨界面的应力。

五、腰椎小关节接触模型的有限元分析

腰椎小关节是腰椎运动节段的重要结构，同其他节段小关节一样，在脊柱运动功能的结构力学中参与人体脊柱对抗轴向压缩、前屈、后伸、轴向旋转及复合运动状态。小关节的具体结构决定了其功能，使其在不同的运动状态中起着性质、大小不同的作用。同时，如果小关节自身性能发生了变异（炎症、退行性变），它的作用又将发生变化并影响着椎间盘、终板及腰椎其他结构的力学作用。且从长期来看，还将影响与改变它们的力学性能。准确掌握腰椎小关节在其运动节段结构力学中的角色与作用，对正确认识整个节段的力学性能有重要帮助。

（一）研究目的

利用CT扫描和Ansys 5.6软件建立了腰椎L4～L5运动节段的三维有限元模型为例，用以对小关节在各种状态下的承载功能进行分析，旨在为交通伤、脊柱损伤机制研究提供一种有效的方法与途径，对腰椎小关节承载功能与可能损伤机制进行了初步研究。

（二）研究方法

选取一青壮年男性新鲜尸体的L4～L5运动节段标本，先行X线检查以排除损伤、退变等病理变化。用螺旋CT机对标本进行扫描，得到层厚1 mm连续断面图像。图像文件输入计算机保存。每层图像绘成点阵图像进行数字化，采用自行编程的"图形边界自动记录程序"记录图像的空间位置、确定边界条件，在Ansys 5.6软件固有的三维坐标系中建立L4～L5节段的几何模型。定义XY平面为L4椎体上终板平面，Y轴为矢状面前后方向，X轴为冠状面方向，Z轴垂直终板，方向由上向下。腰椎运动节段共分60层，Z轴方向按标本实际高度建立。通过Ansys系统对腰椎运动节段中不同材料特性的组件分别进行造型，各层面、结构以不同颜色加以区别，在此基础上划分网格（图6-14~图6-16）。

小关节面模拟生理形态，设计成表面为光滑曲面的椭圆形界面，上一椎体的下关节面外凸，而下一椎体的上关节面则内凹，以使二者贴合。与以往的有限元模型相比，这种设计更符合脊柱的生理特征。小关节高度为12 mm，宽度为15 mm。小关节面的方向为在2个关节面间建立35个点-点接触单元，以精确分析小关节的承载情况（图6-17，图6-18）。

赋予模型材料性质并施加边界条件，对模型进行求解分析并对分析结果进行分析处理。腰椎L4～L5运动节段在400 N轴向压缩载荷和8 Nm前屈/后伸、左/右侧弯和左/右轴向旋转力矩共同作用下，以及在单纯施加力矩状态下的小关节面受力情况。

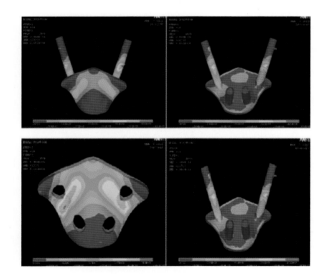

图6-13 寰枢前路锁定钢板系统的应力分布

（三）研究结果

本实验结果显示，在放松直立位时腰椎两侧小关节承受了约20.8%的轴向压缩载荷（83.2 N），这一结果与其他体外实验研究的结果相似。

（四）研究结论

轻度前屈既能减轻椎间盘内压力，又能缓解小关节面的负荷，腰椎长期处于过屈或过伸位都有可能导致椎间盘或小关节发生退行性变的危险，而这两者是临床上腰痛的重要来源。单纯侧弯时对侧小关节被拉伸，同侧被压缩，对侧小关节面的前内侧下部和后外侧上产生较大的接触应力，同侧小关节面的中下部则产生较小的应力。因此左侧弯时左侧小关节面所受的力较小，而右侧弯时则左侧小关节受力明显增大。说明小关节对抵抗对侧弯起的作用更大。轴向旋转时，同侧小关节面不受力，仅对侧小关节受力，且承受的压力极大，说明小关节对抗旋转的作用是很强的。这一作用对保护椎间盘有重要的意义，因为扭转载荷是导致椎间盘退变、突出的主要原因。

六、腰椎微创前路融合后不同固定方式生物力学特性的比较

生物力学实验显示单独使用椎间融合器在屈伸状态时有明显的不稳定，而附加后侧的

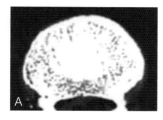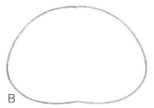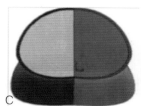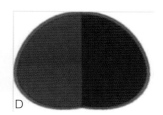

图6-14　三维重建的示意图
A.CT片。B.边缘勾勒。C.建立三维实体。D.建立平面图形

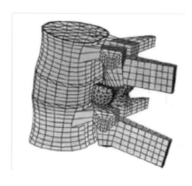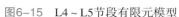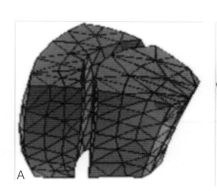

图6-15　L4~L5节段有限元模型　　　图6-16　L4~L5节段小关节有限元模型

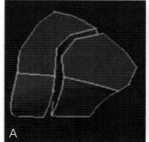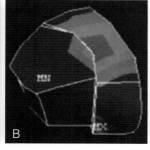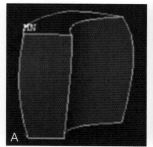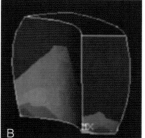

图6-17　小关节抗旋转运动状态　　　图6-18　L5上小关节面抗旋转受力

椎弓根钉系统明显提高了融合节段的稳定性。前路微创融合后一般采用后路微创固定，主要有经皮椎弓根螺钉系统及经皮椎板关节突螺钉两种固定方式。如果在前路融合的同时采用前路固定将减少手术的创伤，节省手术时间。MACS-TL是专为微创前路腰椎手术设计的钛合金钢板，为微创手术治疗胸腰椎骨折、前路椎体融合提供了很好的稳定性。

（一）研究目的

对于前路融合后采用何种内固定更符合腰椎融合的生物力学特性，我们结合计算机辅助设计（CAD）及有限元素方法对前路融合后采用前路钢板和后路椎弓根内固定系统辅助固定进行一些生物力学的比较研究，希望为前路腰椎微创手术提供生物力学依据。

（二）研究方法

1. 建立胸腰椎节段三维有限元模型

（1）医学影像的获取：选取一名青壮年正常人，范围从T12～L1，经螺旋CT沿横断面1mm层厚扫描，以JPG文件格式输出其断面图像。在扫描同时进行脊柱各横断面的定位，即确定统一的X、Y、Z坐标。

（2）模拟韧带载荷加入模型：参考现有的解剖学文献、根据胸腰段脊柱韧带分布，利用有限元软件Ansys的前处理功能在脊柱模型骨性结构的基础上，补充建立终板、前纵韧带、后纵韧带、黄韧带、棘间韧带、棘上韧带等结构。根据韧带被拉伸紧张程度不同确定求得各条韧带的力的大小，而后，将其均分至模型韧带牵拉作用部位的相应节点上。

（3）建立三维有限元模型：对断层CT影像进行预处理后，描绘坐标、原点和椎骨轮廓线，调整好连续文件的层厚及点距，将椎体的轮廓选出，然后利用Mimics软件的重建功能建立T12～L1段正常脊柱骨性结构的三维模型（图6-19A）。此模型再经过自由造型系统FreeForm的修改（主要是表面光滑化处理及对1mm层厚引起的数据丢失进行修补）。采用合适的单元类型和材料性质，利用有限元软件Ansys7.0对模型进行有限元网格划分（图6-19B）。材料常数均来自参考文献根据模型各部分结构单元的材料性质，输入相应材料的常数，主要包括材料的弹性模量和泊松比，见表6-4；在网格划分后注意要把上、下相邻小关节面用接触单元进行处理，以保证小关节面在维持脊柱结构功能中的正常作用。

（4）椎间植骨融合的有限元模型：模拟单节段前路椎间盘切除取髂骨植骨的有限元模型。骨移植块由侧方放入，在移植骨块和椎体之间设计高摩擦的松散接触模型。

2. 加入内固定器的脊柱有限元模型

（1）MACS-TL微创钢板的CAD设计：

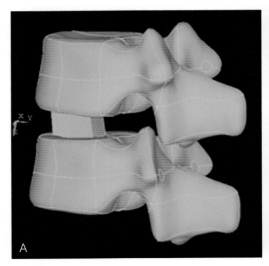
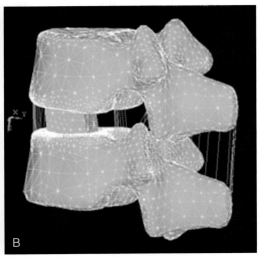

图6-19　A.前路椎体间融合的三维模型。B.三维有限元模型及韧带的重建

MACS-TL微创钢板主要由螺钉、钢板和横联组成。采用Pro/E（PTC公司，美国）CAD软件，建立MACS-TL的各部分的三维模型。在进行有限元网格的划分时，螺纹部分太过细致，划分的网格太多，增加分析上的困扰。考虑进行有限元运算的需要，对螺钉的螺纹部分做了简化处理。

（2）侧方固定的有限元模型的建立：将T12～L1三维脊柱模型进行有限元网格的划分后，对MACS-TL钢板三维模型同样进行有限元网格划分；在模型侧方植入螺钉，植入时注意调整螺钉的方向和位置，螺钉不能和脊柱模型内部的有限元网格线接触；螺钉和脊柱模型的接触设计为紧密接触型；前路固定是单侧的皮质固定，双螺钉均未通过对侧的皮质（图6-20）。

（3）后路椎弓根系统三维模型的建立：同法建立椎弓根系统的三维模型，沿后路将椎弓

根螺钉植入，植入时注意网格的划分，螺钉和椎体的网格划分不要交叉，准确地在椎体的椎弓根内植入螺钉，如图6-21所示。

（4）有限元模型力的加载：本研究采用静态分析，在不同的状态下（接触模型、两种内固定方式）生理负载的生物力学反应，站立位由垂直260N力来模拟，代表了上身的重量，各方向施加7.5N的力矩包括：前屈、伸直和侧弯，模拟人体在生理载荷下的上述运动状态。

（5）观察生物力学的指标：不同方向运动时上位椎体下终板与植骨块接触的最大的范氏应力。观察两种固定系统的生物力学分布情况。

（三）研究结果

1. 加入内固定后植骨块的应力分布

无内固定的情形下，在模拟各种方向的力的加载时，以植骨块对应的终板所受的应力做比较，当加入前路内固定钢板及后路椎弓根系统时，植骨块上的应力值均显著降低，这些减少在前路固定高于后路固定（图6-22，图6-23）。所以上述结果显示手术时加入内固定

表6-4　不同材料的力学参数

部位	弹性模量	泊松比
皮质骨	12 000	0.3
松质骨	100	0.2
终板	300	0.3
前纵韧带	20	0.3
后纵韧带	70	0.3
棘间韧带	28	0.3
关节囊韧带	20	0.3
移植骨块	3500	0.25
前路钛板	110 000	0.3
椎弓根内固定	210 000	0.3

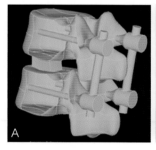
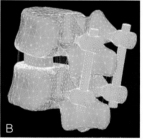

图6-21　A.前路植骨后路椎弓根系统固定的三维模型。B.前路植骨后路椎弓根系统固定的三维有限元网格划分

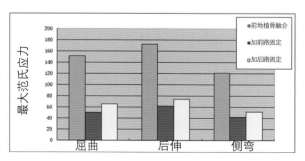

图6-22　前路植骨后合并不同方式内固定椎间植骨块的应力比

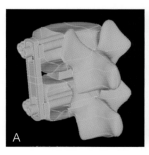
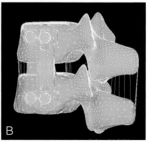

图6-20　A.前路植骨MACS-TL系统固定的三维模型；B.前路植骨MACS-TL系统固定的三维有限元网格划分

器可作为初期的支持，前路固定钢板较后路椎弓根系统更能降低植骨块上的应力，避免椎体间的不稳，而得到更好的初始稳定性。

2. 内固定器械的应力分布

不同固定方式的应力分布结果显示，情形为后路固定器上应集中于固定器的杆与螺丝的交界面上，螺丝的最大应力集中在椎体与螺丝的交界处，而杆上的最大应力发生在杆的中间区域；前路固定的钢板应力分布与后路固定系统一致，主要在螺丝和椎体接触部分及钢板和螺钉结合部位。不同状态下的前路钢板应力分布无明显区别。同时可以看出在下位螺钉的应力较上位螺钉大（图6-24）。

3. 小关节突的应力分布

加入内固定后，分析后部小关节接触力的大小，发现在终板和移植骨块的接触面应力是最高的。在后路固定时应力是对称分布的，在后伸时植骨块的后侧应力最高，而在前屈时植骨块的前侧应力最高。前路固定，应力是不对称分布的，最高的应力值在左侧，内固定位于左侧（图6-25）。

4. 结果讨论

脊柱手术的主要手段是减压、复位、稳定及融合。在微创手术的前期，固定是最困难的事情，因为没有适合微创手术的特制钢板，需要在前路微创手术后，行后路手术，增加了手术的时间、难度及创伤，前路固定逐渐成为大家关注的问题。关于如何在微创前路手术中同时达到固定融合的目的，需要改变传统的前路钢板，设计适合微创手术的钢板。我们的试验发现在前路融合时，采用后路固定和前路固定均能起到初期的稳定作用，但前路固定较后路固定更稳定。

从前路固定钢板及后路椎弓根螺钉的固定来看，在前路融合后植入内固定的器械的应力分布主要在椎体和螺钉的交界处，其余的应力主要集中在钢板或杆的中部及螺钉和钢板的交界处。在各个方向的应力下，下位螺钉应力较上端螺钉的应力高。Spiegel等生物力学实验发现虽然前路固定提供了阶段的稳定和保留了远端的活动度，但是不融合及器械断裂的发生率较后路固定高，尤其是下端的螺钉断裂的

较多；骨钉界面在侧弯的时候应力增加，尤其是下端的螺钉，如果椎间融合的强度高（如带螺纹的cage）可以减少骨钉界面的应力，无论什么负荷下，下端的螺钉总较上端的螺丝应力高，建议改进下端螺钉，有利于器械的稳定。与我们的有限元研究相似，应力主要集中在下端螺钉和椎体交界处。

（四）研究结论

前路椎体间融合通过前路和后路固定可以达到相同的生物力学效果，均可以达到手术后的初始稳定性，而单独的融合不能达到初始的稳定性。前路固定在前路融合后其生物力学的稳定性强于后路椎弓根固定。

七、骨质疏松椎体增强后对相邻椎体生物力学影响的有限元研究

治疗骨质疏松椎体骨折的方法通常是保守治疗，但是会出现持续的疼痛而影响生活质量。使用聚甲基丙烯酸甲酯（PMMA）骨水泥经皮椎体成形术被接受作为治疗骨质疏松椎体骨折有力的治疗手段。早期临床结果令人鼓舞，因为疼痛缓解迅速且具有安全性高、并发症少等优点。因此，广泛应用于骨质疏松椎体骨折的治疗。随着手术的逐渐开展，最近有学者报道了椎体成形术后相邻椎体骨折的问题受到了普遍的关注。对于椎体增强后的影响许多作者进行了研究，但结果却有争议。椎体成形术后邻近椎体的骨折是骨质疏松椎体的自然进程还是骨水泥增强的结果目前仍不清除。脊柱的生物力学试验可以通过体内和体外试验两种方式进行，但是由于骨质疏松的腰椎模型尸体标本的不一致性，所以用尸体标本和动物实验均不能得到理想的试验结果。腰椎的有限元模型可以为骨质疏松椎体弥补以上试验的不足，为骨质疏松椎体的生物力学试验提供良好的试验模型。

（一）研究目的

我们拟建立骨质疏松腰椎的三维有限元模型，模型包括两个椎体和一个椎间盘，建立完整的功能脊柱单位（functional spinal unite,

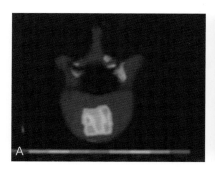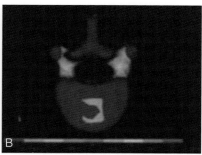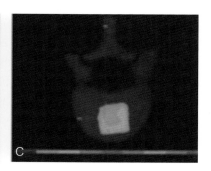

图6-23　前屈时植骨块对应终板的范氏应力分布
A.前路植骨。B.前路钢板固定。C.后路椎弓根固定

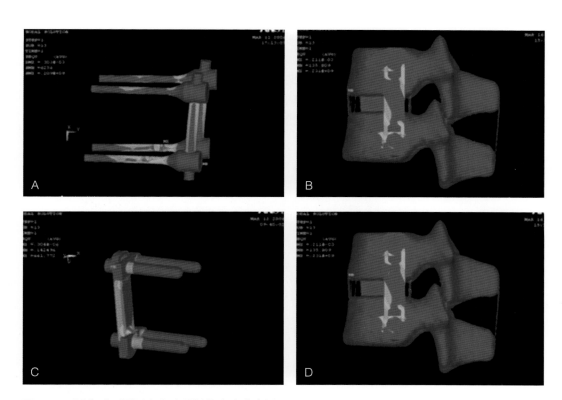

图6-24　屈曲时不同固定方式器械的应力分布图
A、B.后路椎弓根固定系统的应力分布。C、D.前路MACS-TL系统固定的应力分布

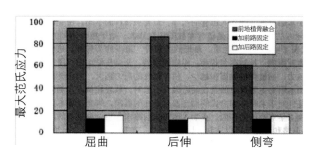

图6-25　屈曲、伸直和侧弯时不同方式固定对关节突关节的影响

FSU）。有限元模型的椎体模型是由四边松质骨被皮质骨包围组成，椎间盘包括不能压缩的髓核和周围的非线性的纤维环组成，模型将用于骨质疏松的椎体的治疗评价的生物力学试验。利用此模型观察骨质疏松椎体骨折椎体成形后，不同骨水泥的量和分布对相邻椎体生物力学的影响。

（二）研究方法

1. 建立腰椎的FSU有限元模型

老年男性正常人体脊柱标本一具，范围从L4～L5，先行X线检查以排除可见的脊椎病变及损害。经螺旋CT沿横断面1 mm层厚扫描，其断面图像转入微机保存。利用三维重建软件Mimics建立了L4～L5段正常脊柱骨性结构的三维模型。在脊柱模型骨性结构的基础上，补充建立终

板、椎间盘、髓核、前纵韧带、后纵韧带、黄韧带、棘间韧带、棘上韧带等结构。根据以往文献对腰椎骨质疏松的生物力学资料定义材料物理特性，采用合适的单元类型和材料性质，利用Ansys 7.0软件对模型进行有限元网格划分，最后的有限元模型共有31 714个单元（图6-26）。髓核占整个椎间盘的43%；皮质骨和终板的厚度为0.35 mm；模拟骨质疏松骨的特性，椎体和后部结构的弹性模量均减少了30%左右。有限元模型各主要部分材料的特性见表6-5。

将建立的腰椎三维有限元模型模拟人体前屈时的生理状态，发现在腰椎屈曲初时，其应力主要集中在上位腰椎的狭部及关节突，随着屈曲加大，上位腰椎和下位腰椎的狭部及关节突的上缘应力进一步加大，上位椎体的终板应力出现集中。这种生物力学的变化与实际的腰

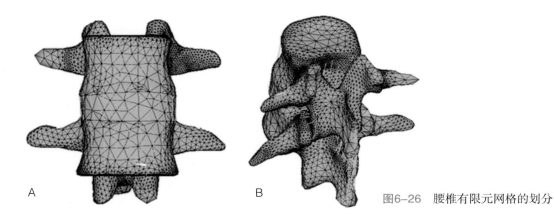

图6-26 腰椎有限元网格的划分

表6-5 不同材料的力学参数

材料	弹性模量 (MPa)	泊松比	截面（mm²）	单元数（n）	结点数（n）
皮质骨	8 040	0.3		70 553	110 010
松质骨	34	0.2			
终板	670	0.4			
纤维环基质	4.2	0.45		11 002	18 987
纤维环纤维	450	0.3		50	100
髓核	1	0.49		215	476
关节软骨	25	0.4		599	1 343
前纵韧带	20	0.3	38	38	76
后纵韧带	70	0.3	20	20	40
黄韧带	50	0.3	60	20	40
棘间韧带	28	0.3	35.5	30	60
棘上韧带	28	0.3	35.5	10	20
关节囊韧带	20	0.3	40	26	52
骨水泥	2 160	0.2			

椎前屈的生物力学变化相同，充分说明了该模型的可靠性（图6-27）。

2.骨水泥不同分布状态的有限元模拟

我们根据不同的注射方式（单侧和双侧经椎弓根注射），模拟骨水泥注射后在椎体内可能的分布特点。单侧经椎弓根注射PMMA骨水泥分布形式为骨水泥占整个椎体容积的40%，分布在椎体的单侧（图6-28，图6-29）；双侧经椎弓根注射80%的骨水泥均匀分布（图6-30）。将髓核的20%由骨水泥替代来模拟骨水泥的渗漏模型（图6-31）。

（三）研究结果

1.研究结果

根据椎体终板的范氏应力的结果分析，虽然骨水泥的量不同，但是在屈伸时对相邻椎体终板的应力变化不大；但在向单侧注射骨水泥方向侧弯时，下位椎体终板的应力向同侧集中提高了，代表了一种趋势，考虑增加的原因可能是单侧的骨水泥分布。骨水泥渗漏到椎间隙，在压缩、屈伸、侧弯时各运动方向均导致了邻近椎体终板在渗漏处的应力集中，应力较无渗漏和非注射骨水泥组明显增高。图6-32比

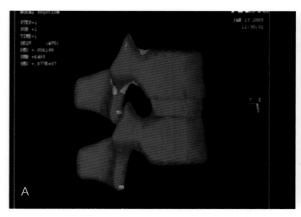
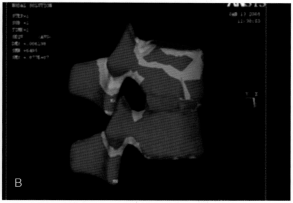

图6-27　腰椎屈曲开始和结束时的应力分布

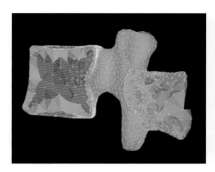
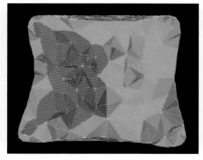
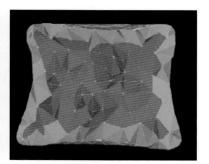

图6-28　骨水泥在椎体内分布的剖面图布情况

图6-29　骨水泥在椎体的半侧分布，占40%

图6-30　骨水泥在椎体的均匀分布，占80%

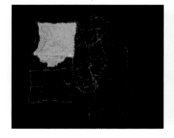
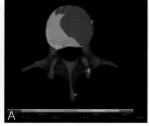
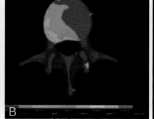
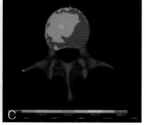

图6-31　骨水泥渗漏到椎间隙

图6-32　各种骨水泥状态侧弯时对相邻椎体终板的范氏应力变化
A.双侧骨水泥分布。B.单侧骨水泥分布。C.骨水泥渗漏

较了各种骨水泥状态侧弯时对相邻椎体终板的范氏应力变化。

2. 结果讨论

应用PMMA骨水泥经皮椎体成形术首先应用于椎体血管瘤，通过椎弓根植入导管将骨水泥注入椎体，增强椎体的生物力学强度。目前此手术广泛应用于治疗疼痛性的骨质疏松椎体骨折。早期的临床结果是令人鼓舞的，但是最近的临床结果发现椎体成形术后可能引起相邻椎体的再次骨折。骨折的原因尚不清楚。有学者认为椎体增强改变了应力的传导是导致邻近椎体骨折的原因。但是由于应力是相同的，不会因为椎体的增强或不增强而改变，因此这种应力的提高太小不足以引起邻近椎体的骨折。也有学者认为邻近椎体的骨折是由于椎体疼痛缓解，患者的负重和活动增加而导致的。因此，我们利用建立的有限元模型对椎体成形术后相邻椎体骨折问题进行进一步的探讨，重点关注骨水泥在椎体内不同分布形式对邻近椎体生物力学的影响。

在以往对椎体成形生物力学的研究中，大多数研究集中在不同骨水泥量，单侧或双侧注射对椎体生物力学的恢复等。但是随着临床对椎体成形术并发症的不断认识，发现椎体增强后邻近椎体发生的骨折逐渐增多，这是一个很重要的问题，因为骨质疏松是全身性的问题，通过手术恢复骨折椎体的生物力学强度，却造成邻近椎体的再骨折，将对这项技术的可靠性及广泛推广起阻碍作用。因此到底椎体增强和邻近骨折是否有直接联系或椎体增强后哪些因素的变化引起了邻近椎体的骨折，是大家关注的焦点。Berlemann等利用功能FSU有限元研究，发现注入骨水泥导致相邻椎体骨折的载荷下降，而且骨水泥注射的越多，这种导致骨折的载荷越低。认为在临床上注入大容量的骨水泥可能会造成相邻椎体的骨折。Baroud等在临床上观察了同样的结果，使用FSU有限元模型观察了椎体增强后终板的形态变化及对应力的传导作用。结果显示在终板下刚硬的骨水泥扮演了一个垂直柱的作用，减少了增强椎体终板的生理内凹，导致了椎间盘内压力升高了17%，认为这种终板生理内凹的减少是椎体相邻骨折的原因；而Polikeit等同样观察了椎体增强后应力在周围椎间盘及椎体的传导。实验发现椎体增强后导致了邻近椎间盘压力的增强，应力转移到周围的椎体，导致终板骨折，接着随着应力的传导，发生了整个椎体的骨折。并且随着骨水泥容量的减少，这种应力的传导并没有相应减少。这些作者利用有限元的方法均认为相邻椎体的骨折与骨水泥增强椎体的弹性模量有关。Villarraga等相反，在他的实验里，并没有发现椎体成形术后力学转移而导致的邻近椎体的应力增加，他们认为骨水泥的注入对邻近椎体的生物力学影响很小。从我们的实验也发现注入不同量的骨水泥对于邻近椎体的影响在各个活动方向影响不大，并没有产生应力的增加，因此，我们认为骨水泥的注入并没有对相邻椎体生物力学产生明显的影响。

虽然实验发现骨水泥的注入量对于邻近椎体的生物力学影响不大，但我们发现在单侧注入骨水泥，同向侧弯时，相邻椎体终板的应力略有增加，而在其他方向的应力一样，我们认为骨水泥分布的不均匀导致了在同侧弯时对相邻椎体的冲击作用，这一点与Liebschner等结果相似，他们实验认为，单侧骨水泥的注入造成了曲拐作用。因此在注射骨水泥时建议骨水泥均匀分布。我们发现不同的作者利用有限元模型得出不同的结论，主要的问题在于使用的模型不同，因此，尽量使用接近于临床实际的有限元模型。

在骨水泥的注入时经常会产生骨水泥的渗漏，部分会渗漏到椎间隙，我们利用骨水泥在椎间隙的渗漏模型，发现骨水泥渗漏后在各个方向对相邻椎体的终板应力均集中增加，可能是导致相邻椎体的应力集中而发生骨折。Lin等分析了椎体成形术的临床病例，希望找出邻近骨折的高发因素，分析不同情况下造成邻近骨折的原因，只发现骨水泥渗漏到椎间盘导致相邻椎体骨折的病例明显较其他形式多，笔者认为骨水泥的渗漏可能是造成邻近骨折的原因，但尚需大量的病例结果来证实。与本试验的结果一致。

（四）研究结论

作者的生物力学试验强调了骨水泥的量对邻近椎体生物力学的影响不大，但骨水泥的分布对邻近椎体有影响，建议在临床应用时避免骨水泥的不均匀分布及在椎间隙的渗漏。此外，骨水泥的渗漏可能是造成邻近骨折的原因，但该结论尚需大量的病例结果来证实。

八、经椎间孔腰椎椎间融合术植骨融合前后应力分布差异的有限元分析

经椎间孔腰椎椎间融合术（transforaminal lumbar interbody fusion，TLIF）最先由Harms等报道，该术式与传统的后路腰椎椎间融合（posterior lumbar interbody fusion，PLIF）相比，减少了脊髓受牵拉损伤和硬膜外纤维化的发生率，现已逐渐成为处理腰椎退行性病变的常用手术方式。由于术中减压操作使手术节段稳定性受到破坏，TLIF手术需要辅助以后路椎弓根螺钉固定以维持术后初始的节段稳定性。目前，TLIF手术的治疗效果已经获得了较多临床研究和体外生物力学研究的证实，而后路双侧椎弓根螺钉固定方式也被生物力学研究证实可以提供融合节段足够坚强的稳定性。

通常认为腰椎内植物在椎间植骨融合完成之后所产生的固定作用将逐渐消失。有学者主张在确切的椎间融合发生之后去除后路内固定；但是有在体实验发现融合发生之后，后路椎弓根螺钉上仍然承受着和未融合状态下几乎一致的载荷，引发了去除内固定之后是否会带来融合节段的不利改变的担心。因此研究TLIF手术椎间融合前后融合节段和内植物所发生的生物力学变化是有必要的，研究结果将有助于判断椎间融合后是否应该去除后路内固定的问题。

（一）研究目的

本研究拟通过有限元分析的方法构建TLIF手术未融合和融合状态的有限元模型，探讨椎间融合前后后路内固定生物力学指标的变化以及去除内固定前后固定节段的变化，为临床实践提供生物力学理论依据。

（二）研究方法

1.建立三维有限元模型

健康成年男性志愿者1例（29岁，身高172 cm，体重70 kg），既往无腰椎疾病史，拍摄腰椎X线片排除腰椎病变。志愿者知情同意，研究通过第三军医大学新桥医院伦理委员会审查。采用PhilipsBrilliance64排螺旋CT从T12椎体上缘至S2椎体进行连续扫描，扫描参数：层厚1.0 mm，球管电流200 mA，电压120 kV。选取L3～S1椎体断面图像共193张，以通用DICOM格式读入Mimics软件，建立L3～S1椎体的STL三角网格模型，然后导入逆向工程软件Geomagic中进行修补与优化，生成表面模型。利用SolidWorks将生成的表面模型转换成实体模型，包括皮质骨、松质骨、终板、椎间盘、前纵韧带、后纵韧带、黄韧带、棘间韧带、棘上韧带等结构。韧带结构均设置为TRUSS单元，只承受牵拉载荷而不受压缩载荷。椎间盘结构包括髓核、纤维环和纤维环纤维。在SolidWorks软件中通过上下终板平面放样生成了椎间盘的外形，按照3：2比例切割划分髓核和纤维环结构。纤维环纤维按照与终板平面呈30°～45°的方式绘制。将实体模型导入有限元分析软件Abaqus 6.10，应用壳单元的处理方法设定皮质骨和骨性终板厚度为1.0 mm。将各部位材料的弹性模量、泊松比等材料系数及特征值输入模型（表6-6），设置各部件相互作用关系，将关

表6-6　有限元模型的材料常数

材料	弹性模量（MPa）	泊松比	横截面积
皮质骨	12 000	0.29	
终板	1 200	0.29	
松质骨	100	0.29	
纤维环基质	4.2	0.4	
髓核	1	0.49	
纤维环纤维	450	0.45	
前纵韧带	7.8	0.3	63.7
后纵韧带	10	0.3	20
棘上韧带	10	0.3	40
棘间韧带	8	0.3	30
黄韧带	15	0.3	40
横突间韧带	10	0.3	1.8
关节囊韧带	7.5	0.3	30
钛合金	110 000	0.3	
椎间融合器	3 600	0.3	

节突关节面用接触单元进行处理，对模型进行有限元网格划分。完成人正常L3~S1节段有限元模型（INT）的建立（图6-33）。

2.建立手术模型与内固定模型

在正常L3~S1模型的基础上模拟构建TLIF手术模型。根据标准TLIF手术过程进行模拟，切除L4~L5节段右侧关节突，切除髓核组织，保留纤维环纤维与外层纤维环，斜行45°植入椎间融合器。椎间融合器为PEEK融合器，高度为12mm，与椎体终板接触为面性接触，融合器内充填松质骨，放置深度为融合器后缘于椎体后缘前4mm处。采用设定椎间植入物与上下终板接触关系设定为面面接触的方法模拟椎间融合前状态，摩擦系数为0.3，采用椎间植入物与上下终板接触关系设定为绑定的方法模拟椎间融合后状态。模拟Sextant系统椎弓根螺钉固定，螺钉直径6.5mm，长50mm。利用软件重建融合前无椎弓根螺钉固定模型即未融合未固定模型（M1），融合前双侧椎弓根螺钉固定模型即未融合固定模型（M2），融合后双侧椎弓根螺钉固定即融合固定模型（M3），融合后去除椎弓根螺钉模型（M4）（图6-33）。

（3）负载与边界条件：将S1椎体的下表面全固定，限制其所有的自由度。模型有效性验证采用与Renner等的离体生物力学实验条件一致的加载方式，耦合L3椎体上表面所有节点于中性点并施加7.5Nm扭矩。模型测试阶段则在L3椎体上表面施加面载荷，压力方向垂直向下，大小500N，均匀分布在整个L3椎体的

上终板。在垂直加载的同时于L3椎体上表面中性点并施加7.5Nm扭矩，模拟前屈、后伸、左右侧弯和左右轴向旋转工况下腰椎生物力学状态。将模型导入ABAQUS软件中进行计算求解。主要观察指标：①腰椎活动范围（range of motion，ROM），用L4~L5节段角位移表示。②后路内固定和椎间植入物应力，直接记录各种工况下的Von Mises应力峰值。

（三）研究结果

1.模型有效性验证

对完整状态模型进行有效性验证，在7.5Nm扭矩条件下，腰椎前屈、后伸、左右侧屈及左右旋转六种工况下L4~L5节段角位移的计算结果与Renner等的生物力学测试结果一致，均处于一个标准差范围内（图6-34）。因此认为本模型在一定条件下有效，可以应用于临床和实验研究。

2.运动学结果

各种模型在不同工况下L4~L5节段的角位移见图6-35。未融合未固定模型（M1）的角位移均较INT状态明显增大，其中左旋转增加最明显，达到了INT模型的3.9倍。未融合固定模型（M2）较未融合未固定模型而言显著减少了固定节段的ROM数值。M2、M3和M4模型ROM较INT状态减少，其中融合固定模型（M3）中固定节段活动度减少最多，且尤以前屈、后伸时ROM减少显著。M3较M2状态角位移减少幅度较小。融合去固定模型（M4）与M3比较，除了前

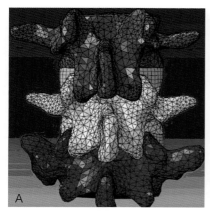
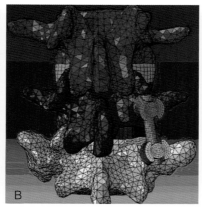
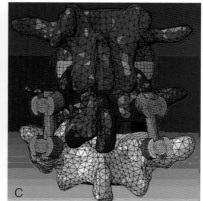

图6-33 不同工况下的模型图

A. 人正常L3~S1三维有限元模型INT。B. TLIF手术损伤模型。C. 双侧椎弓根螺钉内固定模型

屈后伸状态角位移有部分增加之外，其余状态ROM改变不明显。

3. 应力分布情况

各种模型在不同工况下椎间植入物和后路椎弓根钉-棒系统的Von Mises应力峰值分别见图6-36，图6-37。对于椎间植入物而言，模型M1的应力峰值均高于其他模型，尤其在前屈状态和左旋转时差异明显；模型M3较模型M2在后伸状态中应力峰值下降明显，但是其他状态没有明显差异。模型M4较模型M3应力峰值有所增加，其中屈伸状态比较明显。模型M2内固定上Von Mises应力峰值明显高于模型M3，左侧弯螺钉应力峰值最大。

4. 结果讨论

TLIF手术中为了显露椎间盘，需要进行单侧或双侧的关节突关节切除术。关节突关节切除之后会显著影响节段的抗旋转稳定性。靳安民等采用有限元方法研究小关节分级切除对腰椎稳定性的影响，结果发现小关节不同程度切除后，腰椎活动节段纤维环受影响最大的是轴向旋转，其次是后伸运动；单侧小关节全部切除时，其最大Von Mises应力分别上升了73.3%和47.07%，而双侧全切除时则分别上升了122.27%和97.36%。本研究中未融合未固定模型（M1）中所计算的结果与该实验结果相似，由于右侧关节突的切除，模型M1在各个工况下的节段活动度较完整模型均有显著的增加，特别是在左旋状态下ROM较完整状态增大了3.9倍，同时椎间植入物所承受Von Mises应力也显著高于其他模型。这一结果提示TLIF术后需要辅助以后路椎弓根螺钉内固定来提供节段的稳定性。

在进行了双侧椎弓根螺钉固定模型（M2、M3）中，固定节段活动度较未融合未固定模型（M1）和完整模型（INT）均有明显的下降，

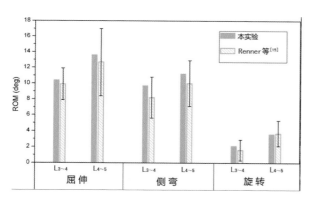

图6-34　模型验证数据

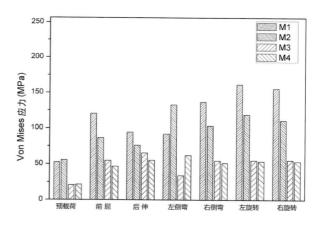

图6-36　不同模型椎间植入物的Von Mises应力峰值

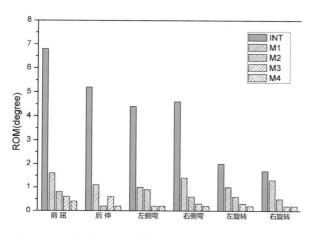

图6-35　各模型在不同工况下L4～L5节段活动度（ROM）

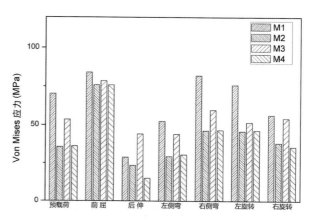

图6-37　植骨融合前后后路内固定的Von Mises应力峰值

特别是与M1模型的旋转状态相比较，固定模型有效地重建了关节突切除而丧失的节段稳定性。本研究结果也再次证实了双侧椎弓根螺钉固定可以提供有效的固定强度和稳定性。对于椎间植入物上应力峰值而言，固定模型较M1模型同样出现了显著的下降，说明了椎间植入物承受的应力得到了后路椎弓根螺钉系统的有效分担。

通过比较模型M3和模型M4的结果可以发现去掉内固定之后模型所发生的变化。从ROM数据可以看出，去掉后路固定之后节段的活动度没有明显的变化，仅在屈伸状态下有小幅度的上升，同时椎间植入物的应力峰值也仅在屈伸状态下出现了小幅度升高，并没有出现我们所预期的椎间植入物应力峰值大幅升高的结果。分析这一组数据我们可以得出，融合之后去除内固定对节段的活动度和椎间植入物的影响是有限的，钛合金椎弓根内固定系统的固定之下，没有出现我们所担心的应力遮挡效应，因此内植物去除之后所带来的获益是有限的。换个角度而言，在椎间植骨融合之后即使内固定出现断裂失效，其对TLIF手术总体的治疗效果的影响也很有限。

（四）研究结论

本研究发现在椎间植骨融合后，固定节段的活动度会较未发生融合时有少量下降，而椎间植入物上的应力峰值也有所下降，但下降幅度较小。

随着脊柱外科微创观点和微创手术的普及，减少手术造成的患者创伤得到广大脊柱外科医生的重视，内固定取出术势必额外增加患者的手术创伤和治疗费用，同时考虑到钛合金内固定系统良好的生物相容性特点，我们建议在TLIF椎间植骨融合形成之后可以保留内固定而不用取出。

九、TLIF单双侧椎弓根螺钉固定融合前后的有限元分析

经椎间孔腰椎椎间融合术是治疗腰椎退行性疾病的常用手术方式，其临床应用的效果

获得了广泛的认可。TLIF术后通常需要辅助双侧椎弓根螺钉固定，而坚强的双侧椎弓根螺钉固定在提供良好的稳定性的同时，也引发了学者对于其因过于坚强而导致应力遮挡效应的担忧。有学者采用单侧椎弓根螺钉固定的方法来减少创伤，以降低应力遮挡效应及减轻患者负担。目前已经有初步的临床结果支持在合适病例中采用单侧椎弓根螺钉固定的方法。但是，也存在部分生物力学研究结果不支持单侧椎弓根螺钉固定的应用，主要出于对其初始稳定性不足和应力集中导致断裂失效的担忧。此外关于单侧固定的长期临床效果是否和双侧固定一致仍存在较多的争议。目前的生物力学研究主要集中在术后即刻状态即未融合状态下的稳定性和应力分布研究，并没有关注椎间植骨融合后融合节段和内植物发生的生物力学改变，缺少关于其远期疗效的模拟分析。

（一）研究目的

构建了椎间植骨融合前后的单侧和双侧椎弓根螺钉固定模型，分析两种固定方式在融合前后生物力学指标差异，为TLIF术中单侧椎弓根螺钉固定的临床应用提供参考。

（二）研究方法

1. 三维有限元模型的建立

用64排螺旋CT机对志愿者腰椎进行连续扫描，层厚1.25 mm，导入Mimics软件建立L3~L5椎体的STL三角网格模型，然后导入逆向工程软件Geomagic中进行修补与优化，简化处理部分细节之后生成表面模型。利用SolidWorks软件将生成的表面模型转换成实体模型，生成包括皮质骨、松质骨、椎间盘和韧带结构。椎间盘结构包括髓核、纤维环和纤维环纤维。7组韧带包括前纵韧带、后纵韧带、黄韧带、棘间韧带、棘上韧带、横突间韧带和关节囊韧带。将实体模型导入有限元分析软件Abaqus6.10，将各部位材料的弹性模量、泊松比等材料系数及特征值输入模型（表6-7），设置各部件相互作用关系，关节突关节面用接触单元进行处理，韧带设置为仅受牵张力作用。对模型的每个部件进行有限元网格划分，其中内植物和椎间盘

表6-7　有限元模型的材料常数

材料	弹性模量（MPa）	泊松比	横截面积
皮质骨	12000	0.29	
终板	1200	0.29	
松质骨	100	0.29	
纤维环基质	4.2	0.4	
髓核	1	0.49	
纤维环纤维	450	0.45	
前纵韧带	7.8	0.3	63.7
后纵韧带	10	0.3	20
棘上韧带	10	0.3	40
棘间韧带	8	0.3	30
黄韧带	15	0.3	40
横突间韧带	10	0.3	1.8
关节囊韧带	7.5	0.3	30

采用六面体网格，其余实体部件采用四面体网格。完成人正常L3~L5节段完整状态有限元模型（INT）的建立（图6-38）。

2. 手术模型与内固定模型建立

在正常L3~L5模型的基础上模拟构建TLIF手术模型。切除L4~L5节段右侧关节突，切除髓核组织，保留纤维环纤维与外层纤维环，斜跨中线放置椎间融合器。椎间融合器模拟PEEK材料，杨氏模量为3600 MKp，泊松比0.3，高度为12 mm，与椎体终板接触为面性接触，融合器内充填松质骨。模拟Sextant系统钛合金椎弓根螺钉固定，螺钉直径6.5 mm，长50 mm，杨氏模量110 000 MPa，泊松比0.3。椎弓根螺钉与骨性结构接触采用绑定的方式。

采用设定椎间植入物与上下终板接触关系设定为面面接触的方法模拟椎间融合前状态，摩擦系数为0.3，采用设定椎间植入物与上下终板接触关系为绑定的方法模拟椎间植骨融合后状态。利用软件重建融合前单侧椎弓根螺钉固定模型（M1）和双侧椎弓根螺钉固定模型（M2），融合后单侧椎弓根螺钉固定模型（M3）和双侧椎弓根螺钉固定模型（M4），见图6-38。

3. 负载与边界条件及主要观察指标

将L5椎体下表面完全固定，限制其所有的自由度。在L3椎体上表面施加垂直向下的预载荷，大小500 N，均匀分布在整个L3椎体的上终板。在施加预载荷的同时，耦合L3椎体上表面所有节点于中性点并施加7.5 Nm扭矩，模拟前屈、后伸、左右侧弯和左右轴向旋转工况下腰椎生物力学状态。将模型导入ABAQUS6.10软件中进行计算求解。

腰椎活动范围（range of motion，ROM），用L4~L5节段角位移表示；后路内固定和椎间植入物应力，直接记录各种工况下的Von Mises应力峰值。

（三）研究结果

1. 模型有效性验证

对完整状态模型进行有效性验证，采用与Renner等的离体生物力学实验条件一致的加载方式，施加7.5Nm扭矩，在腰椎前屈、后伸、左右侧屈及左右旋转6种工况下计算L3/L4和L4/L5

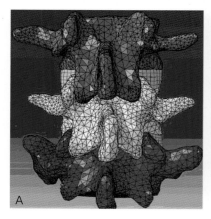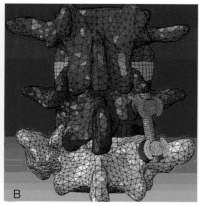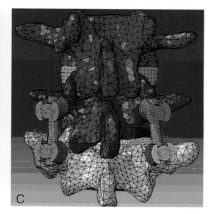

图6-38　A.完整状态。B.单侧固定。C.双侧固定

节段角位移。结果表明正常腰椎有限元模型在不同工况下各个节段的角位移与Renner等的生物力学测试结果一致，均处于一个标准差范围内（图6-39）。因此，认为本模型在一定条件下有效，可以应用于临床和实验研究。

2. 运动学结果

各种模型在不同工况下L4~L5节段的角位移，见图6-40。椎间融合前双侧固定比单侧固定减少了更多的节段活动度，特别是在旋转状态下，单侧固定在旋转控制中仅减少38.0%节段活动度，而双侧固定则达到70.2%。融合后单侧固定和双侧固定的固定效果都获得了提升，但是单侧固定提高幅度较大，导致了和双侧固定的差距变小，特别是在旋转控制中，二者几乎实现一致。

3. 椎弓根钉棒系统应力分布特点

各种模型在不同工况下椎弓根钉棒系统的

Von Mises应力峰值，见图6-41。除预载荷和左侧弯状态下，融合前单侧固定的应力峰值明显高于双侧固定的应力峰值。融合之后两种固定方式的应力峰值均获得了大幅度降低。除左侧弯状态出现双侧固定明显高于单侧固定之外，其余状态下单侧固定与双侧固定的Von Mises应力峰值接近。

4. 椎间植入物应力分布特点

各种模型在不同工况下椎间植入物的Von Mises应力峰值分别见图6-42。融合前单侧固定状态下Von Mises应力峰值明显高于双侧固定状态，特别是在垂直载荷、侧弯和旋转状态存在明显差异，单侧固定下椎间植入物的应力峰值是双侧固定的1.5~1.7倍。除了后伸运动以外，融合后单侧固定的应力峰值较融合前均有所下降；而双侧固定仅在后伸运动下获得明显减少之外，其他状态下融合前后变化不明显；总体

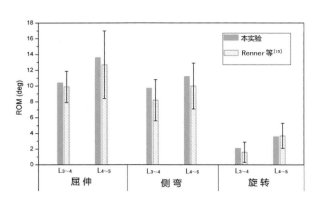

图6-39 模型有效性验证

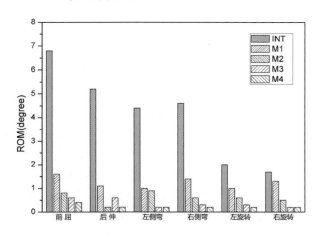

图6-40 植骨融合前后不同工况下L4~L5节段ROM

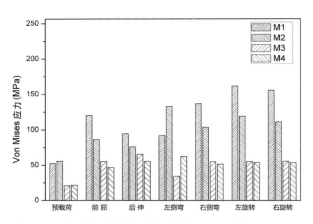

图6-41 植骨融合前后不同工况下L4~L5节段ROM

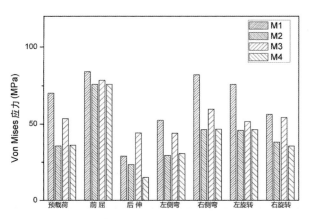

图6-42 植骨融合前后椎间植入物的Von Mises应力峰值

而言，单侧固定和双侧固定的下椎间植入物Von Misses应力峰值差异在融合之后缩小。

5.结果讨论

TLIF通常应用双侧椎弓根螺钉固定以增强节段稳定性，为椎间植骨融合形成条件。单侧椎弓根螺钉固定被认为是可以替代双侧固定的固定方。Xue等报道的前瞻性随机对照研究中，单侧和双侧椎弓根螺钉固定在椎间融合率、临床指标、断钉事件和并发症等指标比较中，差异无统计学意义（$P>0.05$）。而在手术时间、出血量、住院时间和植入物花费等方面单侧固定更具有优势。Hu等认为在合适的患者中，TLIF术后应用单侧椎弓根螺钉固定和双侧椎弓根螺钉固定同样安全有效。以上临床研究为单侧椎弓根螺钉固定提供了临床和影像学依据，但是有生物力学研究的结果却并不支持这一结果。除了生物力学研究对单侧椎弓根钉棒固定存在担忧之外，关于单侧固定的长期临床效果和影像学改变是否和双侧固定一致也存在争议。

TLIF术后节段生物力学指标是随着椎间植入物融合进程产生变化的，是一个动态的过程。在术后即刻，椎间植入物并未与上下终板融合，仅产生面-面接触和摩擦，可以分担垂直向下的载荷而不能够控制牵张分离载荷和旋转载荷；随着椎间融合进展，椎间植入物开始控制牵张分离载荷和旋转载荷，这种控制能力随着植骨融合程度的深入而增强；当完全实现融合之后，椎间植入物对节段的生物力学稳定性贡献达到最大，对节段的各个方向的运动均能起到有效控制的作用。伴随椎间植入物生物力学作用变化，后路固定系统的生物力学特性必然发生改变。本研究中通过分析术后即刻和融合后两个阶段的生物力学指标，以了解这种变化的趋势，分析其可能对远期临床效果带来的影响。

本实验中的术后即刻稳定性相关结果与之前的有限元分析和生物力学研究结果一致，单侧固定控制节段稳定性方面不如双侧固定。此外，单侧固定中的椎弓根钉棒系统应力峰值也明显高于双侧固定。然而，由于没有双侧固定坚强，单侧固定的应力遮挡效应较低，椎间植入物的应力峰值高于双侧固定。在融合后，单侧固定和双侧固定在维持节段稳定性中的差异明显缩小，均能显著减少节段活动度。融合后侧弯和旋转稳定性都几乎达到了和双侧固定同样的效果。对于Von Mises应力峰值而言，融合后单侧固定的椎弓根钉棒系统应力峰值较融合前大幅度下降，达到了与双侧固定几乎一致的水平，椎间植入物的应力峰值却依然略高于双侧固定。总体而言，随着植骨融合过程的进行，单侧固定模式下椎弓根钉棒系统的应力呈下降的趋势。上述结果提示在椎间植骨融合实现之后，单侧固定的远期临床效果与双侧固定接近。

（四）研究结论

本研究认为单侧椎弓根螺钉固定的方式在椎间融合后可以取得和双侧固定同样的效果，理论上并不会显著增加内植物失效的发生率，其远期临床疗效是可以保证的。本研究结果为单侧椎弓根螺钉固定方法的临床应用提供了理论支持。当然，单侧椎弓根螺钉并不适合每种腰椎退行性病变的TLIF手术固定，比如术前存在腰椎不稳的病例，以及腰椎滑脱症和双侧关节突切除减压的病例，选择合适的患者进行单侧固定可以减少患者的经济负担和手术创伤，并且达到和双侧固定一样的融合效果。

十、新型微创椎弓根顶板内固定系统的有限元分析

经椎间孔腰椎椎间融合术（TLIF）是常用的后路椎体间融合术的一种，用来实现一个目标节段的融合，同时，维持生理载荷传导，保持椎间盘高度，保护神经孔尺寸和恢复矢状面对齐。椎旁肌肉的剥离是传统开放TLIF手术的缺点，这将导致肌肉去神经萎缩，以及持续的下腰痛。因为通道技术的发展和经皮椎弓根螺钉植入技术的进步，微创经椎间孔腰椎椎间融合术（MI-TLIF）首次由Foely等报道，其作为替代开放TLIF的技术，可以有效减少软组织损伤。MI-TLIF较开放TLIF的优势在于失血少，住院时间短，并发症率低，类似的融合率和更

好的功能恢复。MI-TLIF术中由于切除了一侧关节突导致手术节段不稳定，需应用后路椎弓根螺钉内固定重建节段稳定。目前使用的万向椎弓根钉棒系统固定用于恢复腰椎前凸和椎间高度，而椎间融合器放置在椎体的前中间。然而万向椎弓根钉棒系统并不完美，因为其较低的屈服强度可能会导致融合沉降和限制矢状面平衡的恢复。随着现代外科手术仪器的发展，作为万象椎弓根钉棒系统的替代，我们设计了一种新型单向椎弓根钉棒系统。

有限元模型的优点是容易模拟TLIF术中应用的椎间融合器和后路内植物的几何形状，并分析运动过程中荷载传递的变化，并分析这些结构上的应力分布情况。目前已有通过有限元分析方法研究TLIF手术的相关生物力学性能的报道。在这套新型微创钉板系统中，由于结构的变化导致了运动学和力学性能的改变。

（一）研究目的

通过有限元模型分析新型卫星椎弓根钉板系统的运动学和力学性能特点，为下一步的临床应用提供理论依据。本研究比较了不同固定方式的生物力学参数：单侧椎弓根钉棒固定（UP）单侧椎弓根顶板固定（UR），双侧椎弓根钉棒固定（BP），双侧椎弓根顶板固定（BR）混合固定（UP+UR）。见图6-43。我们搭建了正常人L3~S1有限元模型以及L4/L5节段TLIF手术模型，通过分析节段三维活动范围，椎间植入物和后路内植物的Von Mises应力来评估不同固定方式和应用效果。

（二）研究方法

1. 完整模型的建立

我们重建了正常人腰骶段三维有限元模型，包括L3~S1共4个椎体和3个椎间盘以及相应的韧带结构。健康成年男性志愿者1例，既往无腰痛疾病史，拍摄腰椎X线片排除腰椎病变。研究获得志愿者知情同意，并通过单位伦理委员会审查。采用64排CT从T12椎体上缘至S2椎体进行连续扫描，层厚1.0 mm。选取L3~S1椎体断面图像，共193张，以DICOM格式读入Mimics软件，建立L3~S1椎体的STL三角网格模型，然后导入逆向工程软件Geomagic中进行修补与优化，生成表面模型，利用SolidWorks将生成的表面模型转换成实体模型，包括皮质骨、松质骨、终板、椎间盘、前纵韧带、后纵韧带、黄韧带、棘间韧带、棘上韧带等结构。韧带结构均设置为TRUSS单元，只承受牵拉载荷而不受压缩载荷。椎间盘结构包括髓核、纤维环和纤维环纤维。在SolidWorks软件中通过上下终板平面放样生成了椎间盘的外形，按照3:2比例切割划分髓核和纤维环结构。纤维环纤维按照与中班平面呈30°~45°的方式绘制。将实体模型导入有限元分析软件Abaqus 6.10，应用壳单元的处理方法设定皮质骨和骨性终板厚度为1.0 mm。将各部位材料的弹性模量、泊松比等材料系数及特征值输入模型，设置各部位相互作用关系，将关节突关节面用接触单元进行处理，对模型进行有限元网格划分。完成人正常L3~S1节段有限元模型（TNT）的建立。

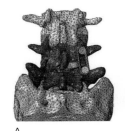 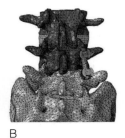 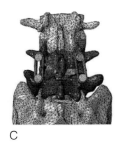 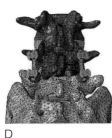 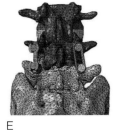

图6-43 固定模式图
A. 单侧椎弓根钉版固定，UP。B. 单侧椎弓根钉棒固定,UR。C. 双侧椎弓根顶板固定，BP。D. 双侧椎弓根钉棒固定，BR。E. 混合固定，UP+UR

2. 手术模型与内固定模型建立

在正常 L3～S1 模型的基础上模拟构建 TLIF 手术模型。根据标准 TLIF 手术过程进行模拟，切除 L4～L5 节段右侧关节突，切除髓核组织，保留纤维环纤维与外层纤维环，斜行 45° 植入椎间融合器。椎间融合器为 PEEK 融合器，高度为 12 mm，与椎体终板接触为面性接触，融合器内充填松质骨，放置深度为融合器后缘于椎体后缘前 4 mm 处。采用设定椎间植入物与上下终板接触关系设定为面面接触的方法模拟椎间融合前状态，摩擦系数为 0.2。模拟 Sextant 系统椎弓根螺钉固定，螺钉直径 6.5 mm，长 50 mm，棒直径 5.5 mm，长 45 mm；微创钉板系统参数为：螺钉直径 6.5 mm，长 50 mm，板长 45 mm，高 5.5 mm，宽 11 mm。利用软件重建融合前无椎弓根螺钉固定模型即未融合未固定模型（M1），融合前双侧椎弓根螺钉固定模型即未融合固定模型（M2），融合后双侧椎弓根螺钉固定即融合固定模型（M3），融合后去除椎弓根螺钉模型（M4）（图 6-43）。

3. 负载与边界条件

整个实验有两种载荷加载的方式，在模型验证阶段，将 S1 椎体的下表面全固定，限制其所有的自由度。模型有效性验证，在没有预载荷的情况下，耦合 L3 椎体上表面所有节点于中性点并施加不同扭矩，前屈施加 8 Nm，后伸为 6 Nm，旋转为 4 Nm，侧弯为 6 Nm。在模型测试阶段则在 L3 椎体上表面施加面载荷，压力

方向垂直向下，大小 400 N，均匀分布在整个 L3 椎体的上终板。在垂直加载的同时于 L3 椎体上表面中性点并施加 7.5 Nm 扭矩，模拟前屈、后伸、左右侧弯和左右轴向旋转工况下腰椎生物力学状态。将模型导入 ABAQUS 软件中进行计算求解。主要观察指标：①腰椎活动范围（range of motion，ROM），用 L4～L5 节段角位移表示；②后路内固定和椎间植入物应力，直接记录各种工况下的 Von Mises 应力峰值。

（三）研究结果

1. 模型验证

对完整状态模型进行有效性验证，腰椎前屈、后伸、左右侧屈及左右旋转 6 种工况下 L4～L5 节段角位移的计算结果均处于一个标准差范围内（图 6-44）。因此认为本模型在一定条件下有效，可以应用于临床和实验研究。

2. 三维运动结果

固定之后的 L4～L5 节段活动度较完整状态明显下降（图 6-45）。在椎弓根钉板和钉棒两套系统固定效果的比较中没有发现他们之间存在明显差异，单侧钉板固定和单侧钉棒固定接近，双侧钉板固定和双侧钉棒接近。在同类型的固定系统同不同固定方式的比较中，总体而言单侧固定效果较双侧固定差。单侧钉板和双侧钉板固定后的三维运动数据与完整状态比较，在屈伸运动中分别减少 74% 和 88%，侧弯运动中减少 66% 和 80%，旋转运动中减少 42% 和 61%。

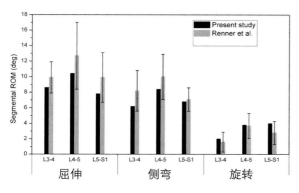

图 6-44　模型验证数据

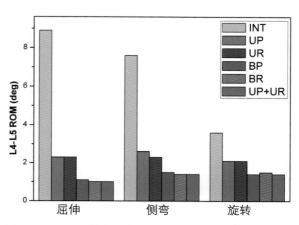

图 6-45　L4～L5 节段固定前后三维运动数据的差异

3. 后路内固定器械应力分布结果

（1）椎弓根螺钉应力分布对所有模型而言，椎弓根螺钉上应力峰值出现在旋转状态下。在单侧固定模式下，钉板系统的下位椎弓根螺钉的应力峰值是钉棒系统的0.9~2.2倍，前屈状态下这种差异最小，在左侧弯状态下这种差异最大。在双侧固定模式下，钉板系统和钉棒系统在屈伸状态下的差异很小，最大的差异出现在左侧弯状态下，钉板系统椎弓根螺钉的应力峰值为钉棒系统的1.8倍。进一步比较双侧固定和单侧固定之间椎弓根螺钉应力峰值差异可以发现，在钉板系统中，单侧固定应力峰值为双侧固定的1.1~1.7倍。在钉棒系统中也有相似的结果，单侧固定为双侧固定的0.9~1.5倍。混合固定模式下，椎弓根螺钉应力峰值与双侧钉板固定结果接近，除了在左侧弯状态下与双侧钉棒固定接近之外（图6-46）。

（2）棒/板应力分布：总体而言在旋转状态下，棒或者板上出现最高的应力分布。在单侧固定模式下，板上的应力峰值是棒上应力峰值的1.3~2.7倍。在双侧固定模式下，板上的应力峰值是棒的1.7~3.1倍，钉板系统在旋转状态下应力峰值为钉棒系统的3.1倍。进一步比较双侧固定和单侧固定之间椎弓根螺钉应力峰值差异可以发现，在钉板系统中，单侧固定应力峰值为双侧固定的0.5~1.5倍，在钉棒系统中也呈现相似的差异。在左侧弯状态下，双侧固定模式应力峰值与单侧固定差异最明显。混合固定模式下，椎弓根螺钉应力峰值与双侧钉板固定

结果接近，除了在左侧弯状态下与双侧钉棒固定接近之外。图6-47中红色区域显示了米塞斯应力高于50 MPa部位。在单侧固定模式中可以观察到较双侧固定模式中更多的红色区域（图6-47）。

（3）椎间植入物应力分布：图6-48展示了椎间植入物应力峰值的情况。在单侧固定或者双侧固定模式下，钉板系统固定中的椎间植入物应力峰值与钉棒系统相似。单侧钉板固定条件下椎间植入物应力峰值是双侧钉板固定条件下的1.1~2.0倍。在钉棒系统中也呈现相似的差异。混合固定条件下的结果与双侧固定下相似，除了右侧旋转运动的时候。在前屈和预载荷条件下，观察到在单侧固定模式下椎间植入物应力分布呈现明显的偏心分布，在椎间植入物左侧表现出了更大的应力，这与双侧固定时不同。

4. 结果讨论

本实验中应用有限元分析技术模拟了5种内固定方式，评估固定节段的三维活动度和内固定器械以及椎间植入物上的应力分布。通过模拟MI-TLIF手术过程构建了实验模型。通过评估三维活动度数据可以发现，所有固定方式均有效地降低了固定节段的活动度。椎弓根钉板系统减少了61%~88%的L4~L5节段的活动度，该结果与之前生物力学研究结果相似。椎弓根钉棒系统减少了58%~89%的L4~L5节段活动度，该结果与钉板系统结果相似。比较其他指标可以发现，两套系统在椎间植入物上的米塞斯应

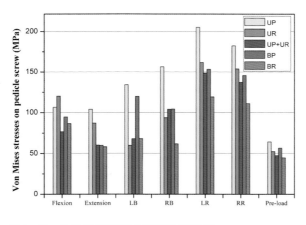

图6-46　椎弓根螺钉应力峰值比较结果

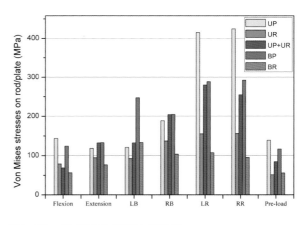

图6-47　棒/板应力峰值比较结果

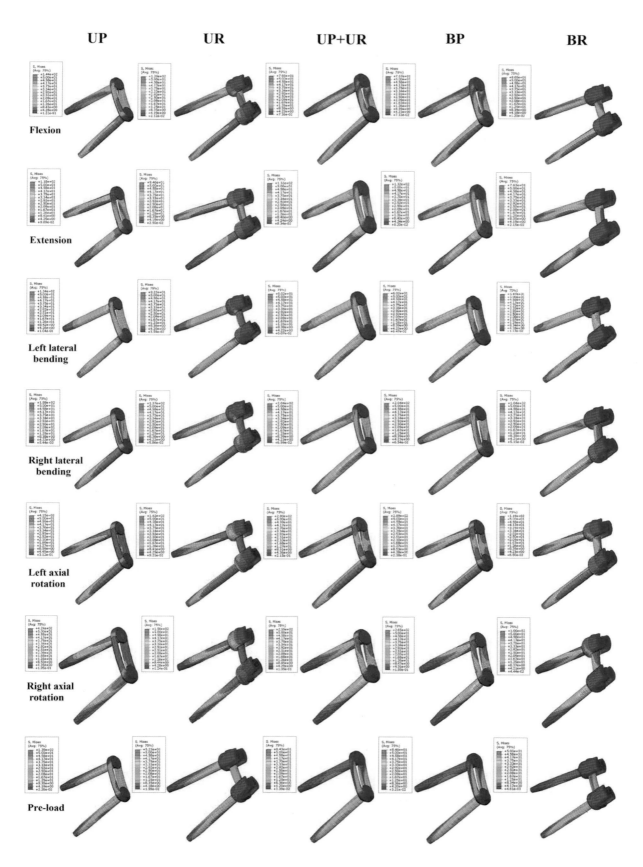

图6-48 后路内植物的应力分布云图

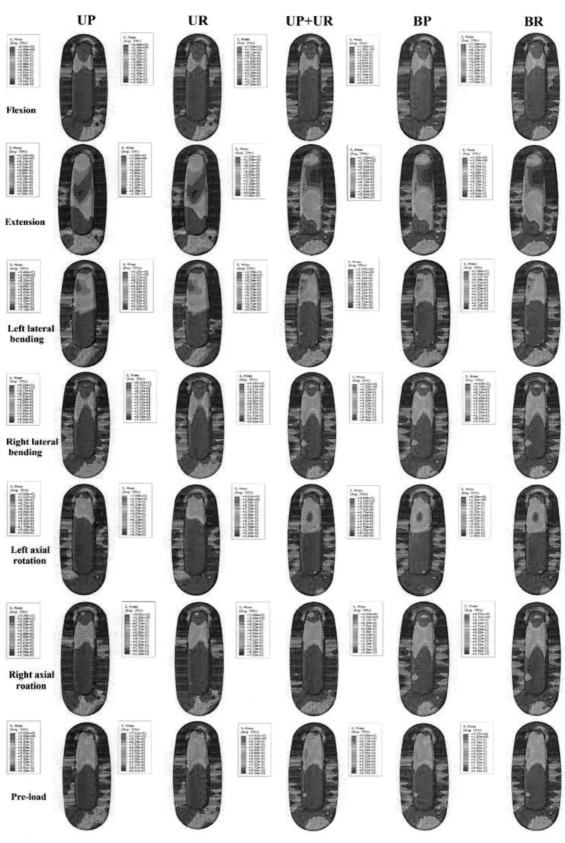

图6-48（续）

力峰值非常接近。通过评估节段活动度和椎间植入物两个指标，可以推测节段的固定融合效果，因此我们可以得出两套系统的可以提供相似的固定融合效果。我们更进一步评估后路内固定米塞斯应力峰值指标可以发现，两套系统的应力峰值数据差异明显。总体而言，钉板系统的应力峰值高于钉棒系统，在旋转和左侧弯情况下差异最明显。我们结合这两部分的结果可以得出这样的结论，即钉板系统在实现与钉棒系统一致的固定融合效果的前提下承受了更大的应力分布，这就意味着在理论上钉板系统将有更高的内植物失效的风险。因此，椎弓根钉板内固定系统需要更高的屈服强度以抵抗载荷的作用。

在本研究中，我们同时比较了单侧固定方式和双侧固定方式的差异。首先，在节段活动度指标上单侧固定和双侧固定存在较大差异。同时，椎间植入物应力峰值单侧固定也高于双侧固定，在前屈和预载荷作用下单侧固定模式中椎间植入物上应力分布成明显的偏心分布状态。此外，后路内固定器械上的应力峰值单侧固定也是明显高于双侧固定。这部分结果和之前关于单侧椎弓根螺钉固定的生物力学研究结果是一致的。Goel等首先发现单侧固定模式下

因为不对称性导致的耦合运动，这种情况可能使得单侧固定模式无法提供足够的节段融合所需稳定性。此外单侧固定只能够提供双侧固定50%左右的刚度，特别是在旋转运动中。Chen等的生物力学研究也证实在TLIF手术中单侧椎弓根螺钉固定模式导致了在侧弯和旋转状态下承受较大的应力。虽然单侧椎弓根螺钉固定方式的生物力学研究结果差强人意，但是其临床应用的效果却不错。文献报道在单节段的MI-TLIF手术中，从临床评分和影像学参数比较结果提示应用单侧固定可以获得和双侧固定相似侧效果。

（四）研究结论

对于单节段MI-TLIF手术过程，应用新型微创椎弓根钉板内固定系统可以提供和传统椎弓根钉棒内固定系统相似的稳定性，不论在单侧固定模式下还是在双侧固定模式下。此外，双侧固定较单侧固定而言可以提供更强的节段稳定性。钉板系统的后路内固定器械上的应力峰值更高，采用双侧固定的方式可以有效地降低应力峰值。而新型微创椎弓根钉板内固定的应用效果则需要更进一步的生物力学和临床研究去证实。

第三节　脊柱外科其他数字技术

一、3D打印脊柱内植物

随着人们生活水平的提高，人们不再满足标准化的治疗，都希望能针对个人的病情、结合自身情况进行最佳处理。而对医生来说，同样地，对疾病的诊断、治疗原则是"大同"；但针对具体的每一个患者，治疗过程却是存有"小异"的。如何针对实际情况，满足患者个性化的医疗需求，实现最佳治疗，是医生追求的目标。对于脊柱内植物尤为如此。尽管在脊柱外科，内植物应用取得了较大成功，但如

何解决由于疾病、创伤、退行性变、医源性等原因造成的不同范围的骨缺损、软组织缺损的个性化填充，仍是需要解决的问题。3D打印结合数字化技术似乎为我们指出了一个可行的方向。

3D打印，或者说计算机辅助设计（Computer Aided Design，CAD）结合计算机辅助制造（Computer Aided Manufacture，CAM），金属3D打印定制的19厘米脊椎的病例。同年，爱康医疗与刘忠军教授团队共同可以在手术规划中为医生提供直观、便利的设计交互，并能

根据医生需求，快速设计并制造出临床上可应用的内植物，以满足患者的个体化医疗需求，提高内植物与患者的匹配程度。传统的植入物是通过金属加工方法制造的，因此，生产的大多是标准件。而对于一个或少量植入物来说，单件生产的成本则十分昂贵，而对于结构复杂的特殊植入物，可能由于制造难度或成本考虑，厂家则直接不量产。3D打印技术可以根据个体化需求进行定制化、小批量、复杂结构产品的制造，满足个体化或特殊要求。理论上讲，数字技术可以为脊柱外科手术患者设计最适宜其手术操作的内植物，包括螺钉、棒、融合器（cage），甚至手术工具。在临床实践中，2016年，北京大学第三医院刘忠军教授团队便报道了一例脊索瘤大范围椎体切除患者植入研发的3D打印人工椎体、3D打印脊柱椎间融合器产品先后通过CFDA认证（图6-49）。

目前通过FDA的脊柱外科相关3D打印内植物主要有：K2M（美国医疗设备公司，现已被史赛克公司收购）的四款钛金属3D打印脊柱植入物，包括：新型3D打印钛金属脊柱植入物、3D打印钛金属植入物CASCADIA Cervical（颈椎）和CASCADIA AN Lordotic Oblique（前突斜）、用于脊柱支撑的MOJAVE PL；4WEB

（美国3D打印骨骼植入物公司）的3D打印的横向脊柱桁架系统；EIT（德国医疗器械公司Emerging Implant Technologies GmbH）的3D打印脊柱支撑植入物（Cellular Titanium）和3D打印钛金属脊柱植入物；Osseus公司的颈椎融合器Gemini-C；Centinel公司的3D打印椎间融合器和非整合椎间融合器的FLX平台；Stryker（史赛克）公司的3D打印Tritanium TL弧形腰椎等（图6-50）。

二、电子病历、大数据与人工智能

在《颠覆医疗》中，埃里克·托普认为未来的电子病历档案系统会跨越四大领域，其各自的标志是：基因组学、无线传感器、数字化成像和医疗信息技术（HIT）。如今，电子病历已成为国家对医疗领域改革的核心组件之一；精准医学在我们对基因越来越深刻认识的基础上，逐渐成为显学；无线传感器，通过越来越小的体积和越来越强大的能力，逐渐填充着生活的方方面面，同时，其也是下一个信息热点物联网（Internet Of Things，IOS）中的重要组成部分；第三次"人工智能"浪潮的兴起，便是基于计算机对图像的深度学习算法，而其在数字化成像中的应用，以证明精度完全不逊于一流医生；医疗信息技术则是构成医联体，构建下一个时代医学的基石之一。

随着数字技术的蓬勃发展，越来越多的新技术在医疗领域开始应用，新一代的医生对新技术的接受程度越来越高，患者的要求、对自我的认知逐渐从标准化需求转换为个性化、精准化、微创化的需求。

电子病历、大数据、人工智能等技术只是一个样本，未来会有更多更新的技术扑面而来，在这样巨变的环境中，更要求我辈敞开怀抱，了解新知。尽管未必能理解这些技术的根本由来与过程，但对于如何应用，却应该有自己的认识。

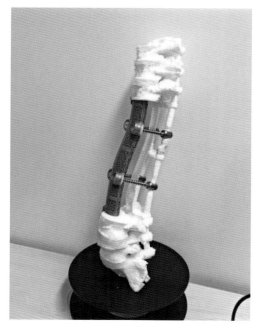

图6-49 北医三院植入金属3D打印脊椎示意图

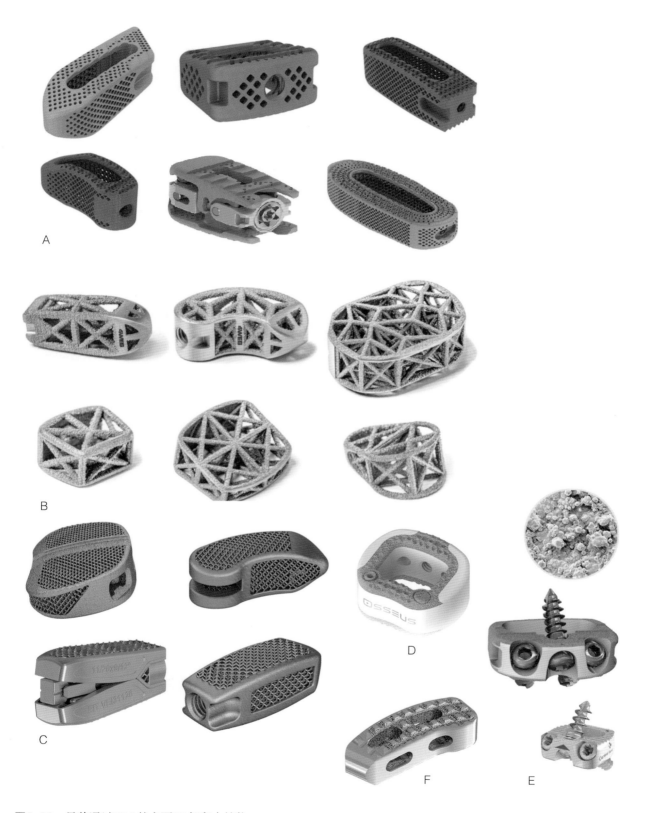

图6-50 目前通过FDA的主要3D打印内植物
A. K2M公司3D打印内植物。B. 4WEB公司3D打印内植物。C. EIT公司3DE打印内植物。D. Osseus公司3D打印内植物。E. Cential公司3D打印内植物。F. Stryker公司3D打印内植物

参考文献

1. Blondeel PN, Van Landuyt KH, Monstrey SJ, et al. The "Gent" consensus on perforator flap terminology:preliminary definitions. Plast Reconstr Surg, 2003, 112(5):1378–1383.

2. Wei FC, Mardunu S. Free-style free flaps. Plast Reconstr Surg, 2004, 114(4):910–916.

3. Koshima I, Itoh S, Nanba Y, et al. Medial and lateral malleolar perforator flaps for repair of defects around the ankle. Ann Plast Surg, 2003, 51:579-583.

4. Blondeel PN, Morris SF, Hallock GG, Neligan PC. Eds. Perforator flaps:anatomy, technique, and clinical applications. Quality MedicalPublishing, Inc. St Louis, Missouri, 2006.

5. Xu DC, Zhong SZ, Kong JM, et al. Applied anatomy of the anterolateral femoral flap. Plast Reconstr Surg, 1988, 82:305-310.

6. Wei FC, Jain V, Celik N, et al. Have we found an ideal soft-tissue flap?An experience with 672 anterolateral thigh flaps. Plast Reconstr Surg, 2002, 109:2219-2226.

7. 唐茂林, 徐永清, 张世民, 等. 穿支皮瓣的应用解剖与临床. 北京:北京科学出版社, 2013:89.

8. Masia J, Clavero JA, Larranaga JR. Multideterctor-row computer tomography in the planning of abodominal perforator plap. J Plast Reconstr Aesthet Surg, 2006, 59(6):594-599.

9. Rozen WM, Ashton MW, Stelle DL. The accuracy of computer tomography angiography for mapping the perforators of the deep inferior epigastric artry:a blinded prospective cohort study. Plast Reconstr Surg, 2008, 122(4):1003-1009.

10. Masia J, Kosutic Cervelli D. In search of ideal method in perforator mapping:noncontrast magnetic resonance imaging. J Reconstr Microsurg, 2010, 26(1):29-35.

11. Greespun D, Vasile J, Levine JL. Anatomic imagine of abdominal perforator flaps without ionizing radiation:seeing is believe with magnetic resonance imagine angiography. J Reconstr Microsurg, 2010, 26(1):37-44.

12. Ribuffo D, Atzeni M, Saba L, et al. Clinical study of peroneal artery perforators with computed tomographic angiography:implications for fibular flap harvest. Surg Radiol Anatomy, 2010, 32(4):329-334.

13. Rozen WM, Ting JW, Grinsell D, et al. Superior and inferior gluteal artery perforators:In-vivo anatomical study and planning for breast reconstruction. J Plast Reconstr & Aesthetic Surg, 2011, 64(2):217-225.

14. Phillips TJ, Stella DL, Rozen WM, et al. Abdominal wall CT angiography:a detailed account of a newly established preoperative imaging technique. Radiology, 2008, 249(1):32-44.

15. Platzer P, Jaindl M, Thalhammer G, et al. Cervical spine injuries in pediatric patients. J Trauma, 2007, 62(2):389-396.

16. Klimo PJr, Ware ML, Gupta N, et al. Cervical spine trauma in the pediatric patient. Neurosurg Clin N Am, 2007, 18(4):599-620.

17. Ruf M, Harms J. Posterior hemivertebra resection with transpedicular instrumentation:early correction in children aged l to 6 years. Spine, 2003, 28(18):2132-2138.

18. Ruf M, Harm J. Pedicle screws in 1-and 2-year-old children. technique, complication, and effect on further growth. Spine, 2002, 27(21):460-466.

19. 李晶, 吕国华, 王冰. 幼儿胸腰椎植入椎弓根螺钉可行性临床研究. 中华骨科杂志, 2009, 29(11):1005-1008.

20. 林斌, 邓雄伟, 刘晖, 等. 儿童寰枢椎后路椎弓根螺钉固定的解剖与影像学研究. 中国临床解剖学杂志, 2008, 26(4):359-362.

21. 覃炜, 权正学, 刘洋, 等. 寰枢椎椎弓根螺钉个体化导向模板的研制与实验研究. 中国修复重建外科杂志, 2010, 24(10):1168-1173.

22. 陈国平, 陆声, 徐永清, 等. 数字化导航模板在下颈椎椎弓根定位定向中的应用. 西南国防医药,

2010, 20(6):596-598.

23. Desai R, Stevenson CB, Crawford AH, et al. C1 lateral mass fixation in children with atlantoaxial instability:case series and technical report. J Spine Disord Tech, 2010, 23(7):474-479.

24. 谭明生, 唐向盛, 王文军, 等. 寰枢椎椎弓根螺钉内固定术治疗儿童寰枢椎脱位的初步报告. 中国脊柱脊髓杂志, 2012, 22(2):131-136.

25. 夏虹, 艾福志, 王建华, 等. 寰枢椎椎弓根螺钉固定在儿童上颈椎疾患中的应用. 中国骨科临床与基础研究杂志, 2010, 2(3):181-185.

26. 王建华, 夏虹, 吴增晖, 等. 数字骨科技术在儿童上颈椎手术中的应用. 中国脊柱脊髓杂志, 2012, 22(6):516-519.

27. 苏秀云, 刘禹彬. Mimics软件临床应用. 北京:人民军医出版社, 2011:170-186.

28. Stulik J, Vyskocil T, Sebesta P, et al. Atlantoaxial fixation using the polyaxial screw-rod system. Eur Spine J, 2007, 16(4):479-484.

29. Resnick DK, Lapsiwala S, Trost GR. Anatomic suitability of the C1-C2 complex for pedicle screw fixation. Spine, 2002, 27(14):1494-1498.

30. 刘磊, 孙琳, 孙记航, 等. 1～6岁正常小儿胸椎椎弓根形态学研究. 中国脊柱脊髓杂志, 2013, 23(8):711-717.

31. Fujimori T, Yaszay B, Bartley CE, et al. Safety of Pedicle Screws and Spinal instrumentation for Pediatric Patients:Comparative Analysis Between 0-5 Year, 5-10 Year and 10-15 Year Old Patients. Spine, 2014:1528-1159 . PMID:24430718.

32. Park JH, Jeon SR, Roh SW, et al. The safety and accuracy of freehand pedicle screw placement in the subaxial cervical spine:a series of 45 consecutive patients. Spine (Phila Pa 1976). 2014, 15;39(4):280-285.

33. Lu S, Xu YQ, Chen GP , et al . Efficacy and accuracy of a novel rapid prototyping drill template for cervical pedicle screw placement, Comput Aided Surg, 2011, 16(5):240-248.

34. Zhang YZ, Lu S, Xu YQ, et al. Application of navigation template to fixation of sacral fracture using three-dimensional reconstruction and reverse engineering technique. Chinese Journal of Traumatology. 2009, 12(4):214-217.

35. 钟世镇. 创伤骨科基础研究有关新进展. 中华创伤骨科杂志, 2002, 4:81-83.

36. 黄若昆, 谢鸣, 勘武生, 等. 数字骨科学研究进展. 中国矫形外科杂志, 2010, 18:1003-1005.

37. Keyak JH, Meagher JM, Skinner HB, et al. Automated three-dimensional finite element modeling of bone:a new method. J Biomed Eng, 1990, 12:389-397.

38. Panjabi MM, Crisco JJ, Vasavada A , et al. Mechanical properties of the human cervical spine as shown by three-dimensional load-displacement curves. Spine, 2001, 26, 2692-2700.

39. Nolte LP, Panjabi MM, Oxland TR. Biomechanical properties of lumbar spinal ligaments //Heimke G, Soltesz U, Lee AJC. Clinical implant materials, advances in biomaterials. Heidelberg:Elsevier, 1990, 9:663-668.

40. 钟世镇. 医用生物力学参数的数字化与数字医学. 医用生物力学, 2006, 21(3):169-171

41. 张美超, 夏虹, 樊继宏. 人体骨骼有限元几何模型的重建. 中国临床解剖学杂志, 2003, 21(5):531-532.

42. Lengsfeld M, Schmitt J, Alter P, et al. Comparison of geometry-based and CT voxel-based finite element modeling and experimental validation. Med Eng Phys, 1998, 20(7):515-522.

43. Hazinski MF, Nadkarni VM, Hickey RW, et al. Major changes in the 2005 AHA Guidelines for CPR and ECC:reaching the tipping point for change. Circulation , 2005 , 112(24 suppl):IV206.

44. 何忠杰, 郭旭升, 陈东, 等. 危重病人心肺复苏的氧代谢研究. 中国急诊医学杂志, 2001, 10(6):376.

45. Cai XH, Liu ZC, Yu Y, et al. Evaluation of biomechanical properties of anterior atlantoaxial transarticular locking plate system using three-dimensional finite element analysis. Eur Spine J. 2013, 22(12):2686-2694.

46. Kim YH, Khuyagbaatar B, Kim K. Biomechanical effects of spinal cord compression due to

ossification of posterior longitudinal ligament and ligamentum flavum:a finite element analysis. Med Eng Phys, 2013, 35(9):1266-1271.

47. 漆伟, 雷伟, 严亚波. 椎弓根螺钉长度变化对螺钉-骨复合体模型应力影响的三维有限元分析研究. 医用生物力学, 2010, 25(3):206-211.

48. 秦岭. 力学刺激促进成骨和骨再生. 医用生物力学, 2012,(02):129-132.

49. 金大地, 陈建庭, 江建明, 等. Orion 锁定型颈椎前路钢板系统在颈椎外科中的应用. 中华骨科杂志, 1999, 19(6):328-331.

50. 田伟, 刘波, 胡临, 等. 钛钢板加珊瑚人工骨或自体骨前路固定治疗颈椎疾患. 创伤骨科学报, 1997, 26(4):201-204.

51. 袁文, 贾连顺, 戴力扬, 等. AO纯钛带锁钢板在颈椎前路固定的初步报告. 中国脊柱脊髓杂志, 1996, 6(4):161-163.

52. Ng HW, Teo EC. Nonlinear finite-element analysis of the lower cervical spine (C4–C6) under axial loading. J Spinal Disord, 2001, 14:201–210.

53. Zhang QH, Teo EC, Ng HW, et al. Finite element analysis of moment-rotation relationships for human cervical spine. J Biomech, 2006, 39:189–193.

54. Panjabi MM. Cervical spine models for biomechanical research. Spine,1998, 23:2684–2700.

55. Panjabi M, Dvorak J, Duranceau J, et al. Three-dimensional movements of the upper cervical spine. Spine, 1988, 13:726–730.

56. Rohlmann A, Burra NK, Zander T, et al. Comparison of the effects of bilateral posterior dynamic and rigid fixation devices on the loads in the lumbar spine:a finite element analysis. Eur Spine J, 2007, 16:1223–1231.

57. Sharma M, Langrana NA, Rodriguez J. Role of ligaments and facets in lumbar spinal stability. Spine, 1995, 20:887-900.

58. Hedman TP, Fernie GR. Mechanical response of the lumbar spine to seated postural loads. Spine, 1997, 22:734-743.

59. Foley KT, Gupta SK. Percutaneous pedicle screw fixation of the lumbar spine. Prelimivary results. J Neursurg, 2002, 97(suppl1):7-12.

60. Thalgott JS, Chin Ak, Ameriks JA, et al. Mininally invasive 3600 instrumented lumbar fusion. Eur Spine J, 2000, 9(suppl1):S51-S56.

61. Schultheiss M, Kinzl L, Claes L. Minimally invasive ventral spondylodesis for thoracolumbar fracture treatment:surgical technique and first clinical outcome. Eur Spine J, 2003, 12:618-24.

62. Tropiano P, Thollon L, Arnoux PJ, et al. Using a finite element model to evaluate human injuries application to the HUMOS model in whiplash situation. Spine, 2004, 29:1709-1716.

63. Baroud G, Nemes J, Heini P, et al. Load shift of the intervertebral disc after a vertebroplasty:a finite-element study. Eur Spine J, 2003, 1:421-426.

64. Polikeit A, Nolte LP, Ferguson SJ. The effect of cement augmentation on the load transfer in an osteoporotic functional spinal unit:finite-element analysis. Spine, 2003, 28:991-996.

65. Villarraga ML, Bellezza AJ, Harrigan TP, et al. The Biomechanical Effects of Kyphoplasty on Treated and Adjacent Nontreated Vertebral Bodies. Journal of Spinal Disorders & Techniques, 2005, 18:84-91.

66. Tsahtsarlis A, Wood M. Minimallyinvasive transforaminal lumber interbody fusion and degenerative lumbar spine disease. Eur Spine J, 2012, 21:2300-2305.

67. Foley KT, Lefkowitz MA. Advances in minimally invasive spine surgery. Clin Neurosurg, 2002, 49:499-517.

68. Foley KT, Holly LT, Schwender JD. Minimally invasive lumbar fusion. Spine (Phila Pa 1976), 2003, 28:S26-35.

69. Shen X, Zhang H, Gu X, et al. Unilateral versus bilateral pedicle screw instrumentation for single-level minimally invasive transforaminal lumbar interbody fusion. J Clin Neurosci, 2014, 21:1612-1616.

70. Karikari IO, Isaacs RE. Minimally invasive

transforaminal lumbar interbody fusion:a review of techniques and outcomes. Spine (Phila Pa 1976), 2010, 35:S294-301.

71. Tian NF, Wu YS, Zhang XL, et al. Minimally invasive versus open transforaminal lumbar interbody fusion:a meta-analysis based on the current evidence. Eur Spine J,2013, 22:1741-1749.

72. Wu RH, Fraser JF, Hartl R. Minimal access versus open transforaminal lumbar interbody fusion:meta-analysis of fusion rates. Spine (Phila Pa 1976), 2010, 35:2273-2281.

73. Kim MC, Chung HT, Cho JL, Kim DJ, et al. Subsidence of polyetheretherketone cage after minimally invasive transforaminal lumbar interbody fusion. J Spinal Disord Tech, 2013, 26:87-92.

74. Jagannathan J, Sansur CA, Oskouian RJ Jr, et al. Radiographic restoration of lumbar alignment after transforaminal lumbar interbody fusion. Neurosurgery, 2009, 64:955-963.

75. Ambati DV, Wright EK Jr, Lehman RA Jr, et al. Bilateral pedicle screw fixation provides superior biomechanical stability in transforaminal lumbar interbody fusion:a finite element study. Spine J, 2014 Jun 28. doi:10. 1016/j. spinee. 2014. 06. 015.

76. Chiang MF, Zhong ZC, Chen CS, et al. Biomechanical comparison of instrumented posterior lumbar interbody fusion with one or two cages by finite element analysis. Spine (Phila Pa 1976), 2006, 31:E682-689.

77. Chen SH, Lin SC, Tsai WC, et al. Biomechanical comparison of unilateral and bilateral pedicle screws fixation for transforaminal lumbar interbody fusion after decompressive surgery - a finite element analysis. BMC Musculoskeletal Disorders 13:72. doi:10. 1186/1471-2474-13-72.

78. Ao J, Jin AM, Zhao WD, et al. Biomechanical evaluation of asymmetrical posterior internal fixation for transforaminal lumbar interbody fusion with transfacetopedicular screws. Nan Fang Yi Ke Da Xue Xue Bao, 2009, 29:959-61, 965.

79. Denoziere G, Ku DN. Biomechanical comparison between fusion of two vertebrae and implantation of an artificial intervertebral disc. J Biomech, 2007, 39:766–775.

80. Grant JP, Oxland TR, Dvorak MF. Mapping the structural properties of the lumbosacral vertebral endplates. Spine, 2001, 26:889–896.

81. Li C, Zhou Y, Wang H, Liu J, et al. Treatment of unstable thoracolumbar fractures through short segment pedicle screw fixation techniques using pedicle fixation at the level of the fracture:a finite element analysis. PLoS One 9:e99156. doi:10. 1371/journal. pone. 0099156.

82. Pitzen T, Geisler FH, Matthis D, et al. The influence of cancellous bone density on load sharing in human lumbar spine:a comparison between an intact and a surgically altered motion segment. Eur Spine J, 2001, 10:23-29.

83. Kim TY, Kang KT, Yoon DH, et al. Effects of lumbar arthrodesis on adjacent segments Differences between surgical techniques. Spine (Phila Pa 1976), 2012, 37:1456-1462

84. Shirazi-Adl A, Ahmed AM, Shrivastava SC. Mechanical response of a lumbar motion segment in axial torque alone and combined with compression. Spine, 1986, 11:914–927.

85. Renner SM, Natarajan RN, Patwardhan AG, et al. Novel model to analyze the effect of a large compressive follower pre-load on range of motions in a lumbar spine. J Biomech, 2007, 40:1326–1332.

86. Kim HJ, Chun HJ, Lee HM, et al. The biomechanical influence of the facet joint orientation and the facet tropism in the lumbar spine. Spine J, 2013, 13(10):1301-1308.

87. Wilke HJ, Heuer F, Schmidt H. Prospective design delineation and subsequent in vitro evaluation of a new posterior dynamic stabilization system. Spine (Phila Pa 1976), 2009, 34:255-261.

88. Jr. GR. The use of pedicle-screw internal fixation

for the operative treatment of spinal disorders. J Bone Joint Surg Am, 2010, 10:1458-1476.

89. McCormack T, Karaikovic E, Gaines RW. The load sharing classification of spine fractures. Spine (Phila Pa 1976), 1994, 19:1741-1744.

90. Crawford NR, Doğan S, Yüksel KZ, et al. In vitro biomechanical analysis of a new lumbar low-profile locking screw and plate construct versus a standard top-loading cantilevered pedicle screw and rod construct:technical report. Neurosurgery, 2010, 66:E404-406; discussion E406.

91. Stanford RE, Loefler AH, Stanford PM, et al. Multiaxial pedicle screw designs:static and dynamic mechanical testing. Spine (Phila Pa 1976), 2004, 29:367-375.

92. Fogel GR, Reitman CA, Liu W, et al. Physical Characteristics of polyaxial-headed pedicle screws and biomechanical comparison of load with their failure. Spine (Phila Pa 1976), 2003, 28:470-473.

93. Shepard MF, Davies MR, Abayan A, et al. Effects of polyaxial pedicle screws on lumbar construct rigidity. J Spinal Disord Tech, 2002, 15:233-236.

94. Kuklo TR, Potter BK, Polly DW Jr, et al. Monaxial versus multiaxial thoracic pedicle screws in the correction of adolescent idiopathic scoliosis. Spine (Phila Pa 1976), 2004, 30:2113-2120.

95. Huang ZF, Yang JL, Zhu QA, et al. Biomechanical evaluation of rotation torque with polygonal and round rod on pedicle screw fixations. Chinese Journal of Spine and Spinal Cord, 2011, 21:325-328.

96. Slucky AV, Brodke DS, Bachus KN, et al. Less invasive posterior fixation method following transforaminal lumbar interbody fusion:a biomechanical analysis. Spine J, 2006, 6:78-85.

97. Liu Z, Fei Q, Wang B, Lv P, Chi C, et al. A Meta-Analysis of Unilateral versus Bilateral Pedicle Screw Fixation in Minimally Invasive Lumbar Interbody Fusion. PLoS One 9:e111979. doi:10. 1371/journal. pone. 0111979.

98. Wang L, Wang Y, Li Z, et al. Unilateral versus bilateral pedicle screw fixation of minimally invasive transforaminal lumbar interbody fusion (MIS-TLIF):a meta-analysis of randomized controlled trials. BMC Surg, 2014, 14:87. doi:10. 1186/1471-2482-14-87.